胆と膵 38巻臨時増刊特大号

胆膵EUSを極める
―私ならこうする（There is always a better way）―
企画：糸井　隆夫（東京医科大学消化器内科学分野）

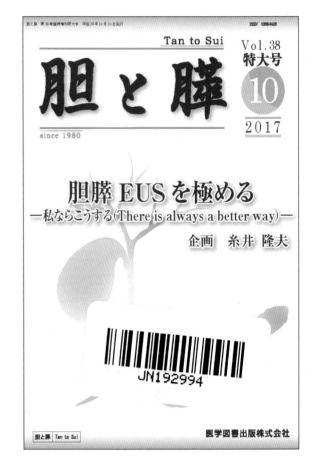

診　断

ラジアル型EUS標準描出法	萬代晃一朗ほか
コンベックス走査型EUSによる標準描出法	佐藤　愛ほか
超音波内視鏡の進歩 直視コンベックス型EUS標準描出法	岩井　知久ほか
造影EUS	今津　博雄ほか
EUSエラストグラフィ	大野栄三郎ほか
胆膵疾患に対するEUS-FNA―われわれはこうしている―	石田　祐介ほか
EUS-FNA　私はこうする	花田　敬士ほか
EUS-FNA―私はこうする―	蘆田　玲子ほか
EUS-FNA―私はこうする―	良沢　昭銘ほか
EUS-FNA―私はこうする―	菅野　敦ほか
EUS-FNA―パターン別　穿刺困難例を克服―	佐藤　高光ほか
EUS-FNA 私ならこうする―確実で臨床に即した組織細胞診をめざして―	深見　悟生ほか

治　療

膵炎に伴う膵および膵周囲液体貯留に対するドレナージ術（含　ネクロセクトミー）―私はこうする―	入澤　篤志ほか
膵周囲液体貯留（PFC）ドレナージ（含むネクロセクトミー）―私はこうする―	金　俊文ほか
膵周囲液体貯留（PFC）ドレナージ（含ネクロセクトミー）―私ならこうする―	向井俊太郎ほか
術後再建腸管症例に対する肝内胆管ドレナージ術（HGS, HJS）―私はこうする―	塩見　英之ほか
肝内胆管ドレナージ（HGS, HJS）―私はこうする―	伊佐山浩通ほか
肝内胆管ドレナージ（HGS, HJS）―私はこうする―	小倉　健ほか
EUSガイド下肝外胆管ドレナージ（EUS-guided choledochoduodenostomy：EUS-CDS）―私はこうする―	原　和生ほか
遠位胆管狭窄に対するEUS-CDS―われわれはこうする―	伊藤　啓ほか
EUSガイド下順行性ステンティング	田中　麗奈ほか
胆管ランデブー	岩下　拓司ほか
胆管結石除去術	土屋　貴愛ほか
胆囊ドレナージ―私はこうする―	三長　孝輔ほか
胆囊ドレナージ―私はこうする―	辻　修二郎ほか
EUSガイド下膵管ドレナージ―私はこうする―	原　和生ほか
EUSガイド下膵管ドレナージ	糸井　隆夫ほか
膵管ランデブー	矢根　圭ほか
EUSガイド下腹腔神経叢ブロック―私はこうする―	安田　一朗ほか
癌性疼痛に対する腹腔神経叢ブロック―私はこうする―	石渡　裕俊ほか

定価（本体5,000円＋税）
ISBN：978-4-86517-237-9

座談会

EUSを極める　―教育法と今後の動向―

糸井　隆夫（司会），入澤　篤志，
安田　一朗，良沢　昭銘，
潟沼　朗生，土屋　貴愛

詳しくは▶URL：http://www.igakutosho.co.jp または、医学図書出版で検索

医学図書出版株式会社

〒113-0033　東京都文京区本郷2-27-18（本郷BNビル2階）
TEL：03-3811-8210　FAX：03-3811-8236
URL：http://www.igakutosho.co.jp
E-mail：info@igakutosho.co.jp

胆と膵

Tan to Sui　May 2018

5

特集 胆道・膵疾患術後の晩期障害

企画：遠藤　格

胆道再建部狭窄・胆管炎・肝内結石 　―経口（内視鏡的）アプローチ―	岩崎　暁人ほか	389
胆道再建部狭窄・胆管炎・肝内結石―経皮アプローチ―	三好　広尚ほか	395
胆道再建部狭窄・肝内結石―外科的アプローチ―	樋口　亮太ほか	403
遺残胆嚢・胆嚢管結石および胆嚢管断端神経腫	山本　淳ほか	409
門脈閉塞による静脈瘤―外科的アプローチ―（Rex shunt）	岡島　英明ほか	415
門脈狭窄による静脈瘤の成人例―経皮的アプローチ―	伊神　剛ほか	421
小児肝移植後の晩期門脈関連合併症に対する 　経皮的カテーテル治療について	平田　義弘ほか	427
膵癌に対する脾静脈合併切除を伴う膵頭十二指腸切除後の 　左側門脈圧亢進症	小野　嘉大ほか	435
膵頭十二指腸切除（PD）後の脂肪肝	坂口　充弘ほか	443
膵性糖尿病と膵性下痢	高野　重紹ほか	449
脾摘後重症感染症について―予防と対策―	橋本　直樹	453
膵・胆管合流異常，先天性胆道拡張症分流手術後の胆道癌	大塚　英郎ほか	459
膵消化管吻合部狭窄に対する内視鏡治療	松波　幸寿ほか	467
膵全摘術後栄養障害とQOL	松本　逸平ほか	475
先天性胆道拡張症術後のAYA世代の管理	松浦　俊治ほか	481
葛西手術後の長期管理	田中　拡ほか	485
慢性膵炎に対するFrey手術後の再燃・発癌	江川　新一ほか	491

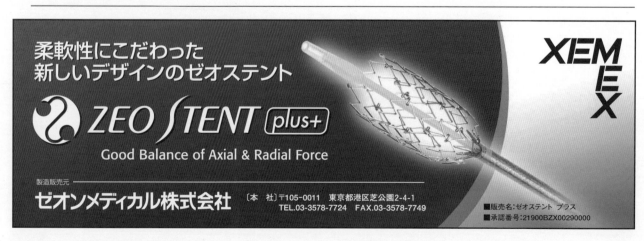

Tan to Sui (Japan)

Vol. 39 No. 5   *May 2018*

CONTENTS

Theme of This Month : Long-term Complications After Surgery of the Biliary Tract and Pancreas
Planner : Itaru Endo

Endoscopic Approach for Biliary Disease After Biliary Reconstruction 389
Akito Iwasaki et al

Percutaneous Transhepatic Management for Postoperative Anastomotic Segment
Benign Biliary Stenosis, Cholangitis and Intrahepatic Stones 395
Hironao Miyoshi et al

Surgical Approach for the Hepaticoenterostomy Stricture (and Intrahepatic Stone)
After Pancreato-Biliary Surgery 403
Ryota Higuchi et al

Remnant Stone in the Gallbladder Remnant or Cystic Duct, and Amputation Neuroma of
the Cystic Duct 409
Jun Yamamoto et al

Rex Shunt : As a Surgical Management for Varices on Gastrointestinal Tract Due to
Portal Vein Obstruction 415
Hideaki Okajima et al

Percutaneous Treatment for Varices Due to Portal Vein Stenosis in Adults 421
Tsuyoshi Igami et al

Percutaneous Intervention for Late-Onset Portal Vein Complication
in Pediatric Liver Transplantation 427
Yoshihiro Hirata et al

Sinistral (Left-Sided) Portal Hypertension After Pancreaticoduodenectomy
with Splenic Vein Ligation for Pancreatic Cancer 435
Yoshihiro Ono et al

Nonalcoholic Fatty Liver Disease After Pancreaticoduodenectomy 443
Mitsuhiro Sakaguchi et al

Pancreatic Diabetes and Steatorrhea 449
Shigetsugu Takano et al

Prevention and Treatment for Overwhelming Postsplenectomy Infection 453
Naoki Hashimoto

Postoperative Cholangiocarcinoma in Conjenital Biliary Dilatation 459
Hideo Ohtsuka et al

Endoscopic Management for Anastomotic Stricture of Pancreaticoenterostomy
After Pancreaticoduodenectomy 467
Yukitoshi Matsunami et al

Malnutrition and Quality of Life After Total Pancreatectomy 475
Ippei Matsumoto et al

Transitional Care in AYA Generation with Congenital Biliary Dilatation 481
Toshiharu Matsuura et al

Long-Term Outcome and Management of Biliary Atresia 485
Hiromu Tanaka et al

Relapse or Development of Pancreatic Cancer After Frey Procedure
for Chronic Pancreatitis 491
Shinichi Egawa et al

IGAKU TOSHO SHUPPAN Co. Ltd.   2-29-8 Ohta Bldg. Hongo Bunkyo-ku, Tokyo 113-0033, JAPAN

胆と膵 37巻臨時増刊特大号

胆膵内視鏡自由自在
～基本手技を学び応用力をつける集中講座～
（企画：東京大学消化器内科　伊佐山浩通）

DVD付

巻頭言：胆膵内視鏡治療をいかに学ぶか，教えるか

I. 内視鏡システムと内視鏡操作に関する基本知識
十二指腸鏡の基本構造と手技の関係
超音波内視鏡 A to Z
ERCP におけるスコープの挿入方法と困難例への対処方法
術後再建腸管に対するバルーン内視鏡挿入操作の基本と挿入のコツ

II. ERCP 関連手技編
◆胆管選択的カニュレーション
カニュレーション手技の種類と使い分け
VTR でみせるカニュレーションの基本とコツ
　　　　　　　　　（Contrast and Wire-guided）【動画付】
VTR でみせる術後再建腸管に対するダブルバルーン内視鏡
　　　を用いた胆管カニュレーションのコツ【動画付】
膵管ガイドワイヤー・ステント留置下カニュレーションの実際とコツ
VTR でみせる私のカニュレーション戦略とテクニック【動画付】
Precut の種類と使い分け
VTR でみせる Precut の実技とコツ【動画付】
コラム①：膵癌早期診断プロジェクト
◆乳頭処置
EST の基本事項を押さえる
EST VTR でみせる私のこだわり（1）【動画付】
EST VTR でみせる私のこだわり（2）【動画付】
VTR でみせる EST 困難例への対応【動画付】
EPBD～VTR でみせる EPBD 後の結石除去手技のコツ～【動画付】
内視鏡的乳頭大径バルーン拡張術（EPLBD）の適応と偶発症予防
◆結石除去
結石除去・破砕用デバイスの種類と使い分け
総胆管結石除去のコツ【動画付】
結石破砕と破砕具使用のコツ，トラブルシューティング
◆胆道ドレナージ術
閉塞性黄疸の病態と病態に応じた治療戦略
ステントの種類と使い分け
VTR でみせる Metallic stent の上手な入れ方【動画付】
Bridge to Surgery：遠位胆道閉塞
非切除悪性遠位胆道閉塞に対するドレナージ戦略
Bridge to Surgery：悪性肝門部領域胆管閉塞
非切除例悪性肝門部胆管閉塞に対するドレナージ戦略
コラム②：ステント開発よもやま話
◆トラブルシューティング
ERCP 後膵炎への対処と予防
ステント迷入への対処
EST 後出血への対処と予防
穿孔への対処と予防
◆膵管 Intervention
膵石に対する内視鏡治療
膵管ドレナージの適応と手技
膵管狭窄困難例への対処

III. EUS 関連手技編
膵領域におけるラジアル式およびコンベックス式 EUS の標準描出法
胆道系の観察　ラジアル型とコンベックス型の描出法と使い分け
胆・膵領域における造影 EUS
EUS-FNA の基本的手技と検体処理
コラム③：EUS-FNA の本邦導入の経緯

IV. Interventional EUS
VTR でみせる EUS-BD の基本手技とコツ【動画付】
EUS-BD を安全に行うために
VTR でみせる胆道疾患に対する EUS-Rendezvous
　　　　　　　technique と Antegrade technique【動画付】
VTR でみせる EUS-GBD の適応と手技のコツ【動画付】
VTR でみせる EUS-PD and
　　　　Pancreatic Rendezvous Cannulation【動画付】
膵仮性嚢胞・WON の病態と治療戦略―診断，治療法選択，タイミング―
Endoscopic necrosectomy の基本と手技の工夫
コラム④：自由自在な胆膵内視鏡のために必要なことは？

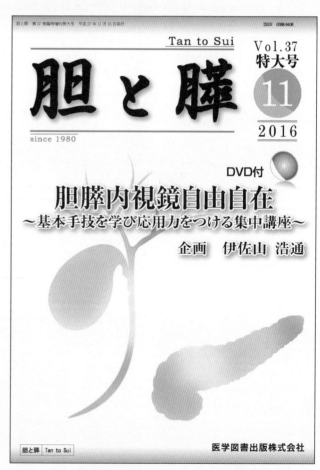

本体価格 5,000 円＋税

ホームページでも販売中！http://www.igakutosho.co.jp　医学図書出版株式会社

特集

胆道・膵疾患術後の晩期障害

胆道再建部狭窄・胆管炎・肝内結石
―経口（内視鏡的）アプローチ―

岩崎　暁人[1]・窪田　賢輔[1]・髙木　由理[1]・佐藤　高光[1]
細野　邦広[1]・谷田恵美子[2]・中島　淳[1]

要約：胆道・膵疾患手術では，胆管空腸吻合のための腸管再建を必要とすることも多い。術後再建腸管を有する胆道疾患で内視鏡治療を行うには，小腸内視鏡を用いた内視鏡的逆行性胆管膵管造影（ERCP）や超音波内視鏡下胆道ドレナージが有用である。しかし，いずれの手技も難易度が高く，その手技や偶発症のリスクを十分に理解してから行われるべきである。

Key words：術後再建腸管，シングルバルーン内視鏡，胆道ドレナージ術，EUS-BD

はじめに

外科手術の発達と，その遠隔成績の改善に伴い，胆道再建術後に合併した胆道疾患を多く経験するようになってきている。胆管空腸吻合を有する症例では，通常の内視鏡的逆行性胆管膵管造影（ERCP）で使用する後方斜視鏡では内視鏡的の処置が困難であり，内科的な治療に難渋することが多い。

シングルバルーン内視鏡（single balloon endoscopy：SBE）やダブルバルーン内視鏡（double balloon endoscopy：DBE）といった小腸内視鏡を使用したERCP関連手技が実用化され，その成功率は64.1～98%とされ，施設間格差が大きい[1]。

さらに，超音波内視鏡下胆道ドレナージ（EUS-guided biliary drainage：EUS-BD）の有用性も報告され，近年その適応が拡大している。EUS-BDは，超音波内視鏡を用いて経消化管的に胆管を穿刺し，胆道ドレナージを行う手技である。日本では2006年に

Yamaoら[2]によってはじめて報告され，その後各専門施設で普及したことによって，2012年には超音波内視鏡下瘻孔形成術として保険収載された。これまで経皮経肝胆道ドレナージ（PTCD）で治療していた症例も，EUS-BDを行うことで内瘻化可能で，患者のQOLが担保される。臨床的に非常に有効な手技であるが，専用デバイスが開発されていないこと，手技の難易度が高いこと，重大な偶発症を引き起こす可能性があることなど，問題点も多い。以上より，ERCP・超音波内視鏡に熟練した胆膵の専門医が，外科のバックアップ体制がとれる高度専門施設で行うことが推奨されている。

本稿では，それぞれの手技について，当科の診療経験を踏まえ，解説する。

I．小腸内視鏡を用いたアプローチ

1．適応

胆道再建後の腸管は，胆管―胆管吻合を行った場合を除き，通常のERCPで使用する後方斜視鏡では胆管アプローチ困難となる。このような症例で内視鏡的胆管ステント留置や結石除去といった処置を行うには，小腸内視鏡が有用である。

胆道空腸吻合部狭窄が疑われる症例や，肝内結石が原因で胆管炎を繰り返す症例で，結石の局在から内視鏡的アプローチが可能と判断された症例では，当院で

Endoscopic Approach for Biliary Disease After Biliary Reconstruction
Akito Iwasaki et al
1）横浜市立大学附属病院肝胆膵消化器病学教室
　（〒236-0004 横浜市金沢区福浦 3-9）
2）町田市民病院消化器内科

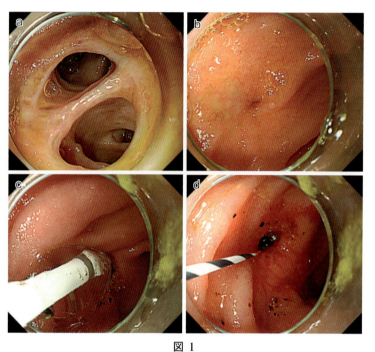

図 1
a：正常な胆管空腸吻合部，b：胆管空腸吻合部狭窄例，c：狭窄部の
バルーン，d：処置後，狭窄の改善がみられる

はSBEを用いた処置を第一選択としている．術後再発による胆管炎をきたした症例も適応となるが，内視鏡処置が困難となることも多く，症例によっては経皮的ドレナージやEUS-BDを第一選択とすることも考慮する[3]．

2．手技の実際

1）挿入法・使用器具

当院では，ほぼ全例でオリンパス社のlong type SBE（SIF-Q260）を使用している．年間約100例の検査を行っており，乳頭または胆管空腸吻合部への到達率は約95％，手技成功率は90％という成績である．

検査前に術式がわかっている症例では，検査前に腸管再建方法を確認し，そのロードマップをモニター横に添付している．

まず，左側臥位で検査を開始する．全例CO_2送気で行っている．空腸に挿入したら伏臥位にするが，屈曲部を越えにくいときは仰臥位にすることもある．スライディングチューブと協調しながら，プッシュ操作を主に用いて内視鏡を進めていく．腸管の吻合部や胆管空腸吻合部付近では，術後の癒着により腸管が高度に屈曲していることもあり，挿入が困難であることも多い．無理なプッシュ操作で穿孔をきたすこともあるため，癒着が強い箇所は慎重に操作する．挿入中に胆管がCO_2造影されることがあり，胆管空腸吻合部を同定する際には透視画像も有用である．

胆管空腸吻合を同定できたら，膵胆管造影手技に移行する．症例によっては，内視鏡が吻合部で安定しなかったり，吻合部の正面視が難しく胆管挿管が困難であったりする．その場合は助手に内視鏡を支えてもらうなどの工夫をして，処置を行っている．SIF-Q260は鉗子口径2.8 mm，有効長200 cmであり，通常のERCPで使用する処置具の多くは適応しない．当院では，カテーテルはロングファイバー対応の250 cm長のMTWカテーテル（MTW Endoskopie 社）を使用している．ガイドワイヤーは550 cm長，0.025インチ径のRevoWave（パイオラックスメディカルデバイス社）をはじめに使用している．近年ではショートタイプの小腸内視鏡も発売されており，術後再建腸管のERCPにおいて有用であるとの報告もされている[4]．

続いて病態別に，各手技について述べる．

2）胆管空腸吻合部狭窄

肝切除術や膵頭十二指腸切除術，胆管損傷などで胆管空腸吻合部を行った症例では，術後に8〜32％で吻合部の狭窄をきたすと報告されている[5]．

胆道再建後，正常の胆管空腸吻合部は図1aのように十分開大している．しかし，狭窄している症例では図1bのような所見となる．吻合部を確認し，続いてwire-guided cannulationで胆管挿管を行い，各枝を造影する．透視上，術後に残っているすべての胆管枝が造影され，かつ吻合部狭窄がなければ処置の必要はないと判断する．一方で，造影されない胆管枝が存在する場合，内視鏡画面では胆管空腸吻合部が十分に開大

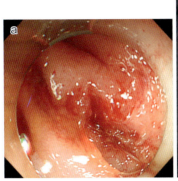
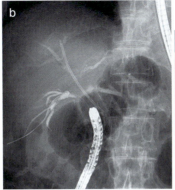
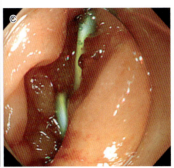

図 2
a：吻合部に腫瘍の再発を認める。
b：造影では前区域枝と後区域枝が泣き別れている。
c：それぞれにプラスチックステントを留置した。

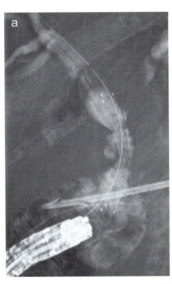
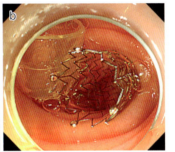

図 3
a：吻合部から肝内胆管に狭窄を認め，金属ステントを留置した。
b：内視鏡画像　内視鏡入れ替え時にフードが脱落するので，抜去時に鉗子で回収する。

しているようにみえても，狭窄した別の開口部が近くに存在する可能性があるので注意が必要である。

吻合部狭窄を確認できた後，胆管にガイドワイヤーを留置し，吻合部をバルーンで拡張する（図1c）。通常の内視鏡的乳頭バルーン拡張術（EPBD）と同様に，胆管径に合わせてバルーンのサイズを選択する。バルーンで十分に拡張が得られれば，ステントの留置は行わずに処置を完了する（図1d）。

3）術後再発

悪性腫瘍の術後に，胆管空腸吻合部から再発すると胆道閉塞をきたし，閉塞性黄疸や胆管炎の原因となる。このような再発例では，内視鏡の挿入は吻合部付近の癒着が強く，難易度も高い症例が多い。吻合部まで到達できれば，胆管空腸吻合部に腫瘍性病変を確認できる（図2a）。ここから胆管挿管を試みるが，周囲の粘膜が浮腫状となり胆管吻合部の同定に難渋することがある。胆管空腸吻合部が確認できれば，wire-guided cannulationで胆管挿管する。胆管造影で狭窄部が確認できれば，次に胆管ステントの留置を検討する。

胆管が泣き別れて，複数のステントが必要である症例についてはプラスチックステントを各枝に挿入する（図2b）。当院ではGEPD（Cook社）の7 Frを使用している。抜去時にフラップにより，抜去不能なケースを経験したため，先端から二つ目の胆管側のフラップをはさみで切断してから挿入している。付属のプッシャーでは長さが足りず，MTWカテーテルをプッ

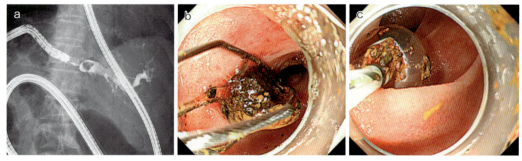

図 4
a：胆管造影で左肝内胆管に透亮像がみられる。
b：クラッシャーで結石を除去。
c：バルーンカテーテルで結石を除去。

シャーとして使用している。リリース時にステント内にカテーテルの先端がはまり込んでしまうことがあるが，小刻みに内視鏡から出し入れすることでほとんどがリリースできる。また，SIF-Q260は鉗子口径が2.8 mmであり，複数のガイドワイヤーを留置した状態でステントを挿入すると，鉗子口からステントが出せないので，1本ずつ胆管に挿入することになる。したがって，なるべく選択が難しい枝から順にステントを挿入する（図2c）。

一方で，1本のステントでドレナージ可能な症例や，EUS-BDとの組み合わせで，右肝管のみドレナージすればよい症例では，金属ステントの留置も考慮する。金属ステントのデバイスのほとんどはlong type SBEの長さに適合しないため，当院ではスライディングチューブを残したまま，内視鏡をオリンパス社のPCF-PQ260L（鉗子口径2.8 mm，有効長168 cm）に入れ替えてからステント留置を行っている。鉗子口径は2.8 mmであるため，当院ではデリバリーが7 FrのZilver 635（COOK社）や6.7 FrのBileRush（パイオラックスメディカルデバイス社）を使用している。透視下と内視鏡画像で確認しながら，通常のERCPと同様にステント留置を行う（図3）。

　4）肝内結石

胆道再建術後の肝内結石は再発が多く，胆管炎や肝膿瘍，肝内胆管癌を合併する[6]。肝内胆管癌の合併が疑われる症例では肝切除術が第一選択だが，そうでない症例では小腸内視鏡を使用した治療も適応となる。

小腸内視鏡を用いた肝内結石の治療では，内視鏡の長さや鉗子口径に適合するデバイスが少ないため，結石除去の手段が制限されることが最大の問題点である。したがって，胆管空腸吻合部までが短い症例では，前述のshort type SBEを使用することで，手技は格段に容易となる。

まずは胆管を造影し，結石の局在を確認する（図

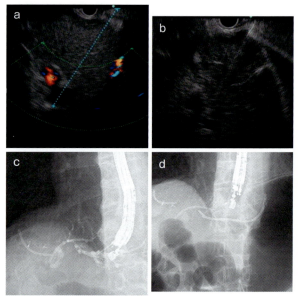

図 5
a：拡張したB3を描出
b：19GのEUS-FNA針で穿刺
c：造影して胆管の形を確認
d：肝内胆管～胃内にプラスチックステント（Flexima）を留置した。

4a）。当院では，long type SBEを使用することが多いため，有効長250 cmのゼメックスクラッシャーカテーテル（ゼオンメディカル社），全長300 cmの胆石除去用バルーンカテーテル（ゼオンメディカル社）を使用して結石除去を行っている（図4b, c）。

3．偶発症

小腸内視鏡を用いたERCPの偶発症率は3.4％で，うち消化管穿孔が1.4～2.3％，膵炎が1.1～1.8％と報告されている[7,8]。癒着した消化管に挿入していくため，消化管穿孔のリスクが高い。また，Vater乳頭が残っている症例では，バルーンによる乳頭部の圧迫により膵炎をきたすことがある。このように，重篤な偶発症を起こすことがあることを十分に理解しておく必要性

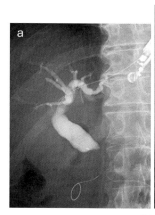
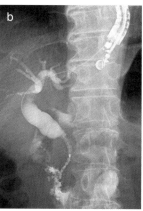

図 6
a：肝内胆管を穿刺。造影で下部胆管狭窄を確認。
b：透視を確認しながら anterograde に一期的に金属ステントを留置した。

がある。

Ⅱ．超音波内視鏡を用いたアプローチ

1．適応

小腸内視鏡を使用して胆管空腸吻合部まで到達不可能だった症例や，あらかじめ到達困難が予想される症例については，EUS-BD も考慮される。非手術例では，右葉の EUS-BD も報告されているが[9]，胆道再建後では基本的に左葉からのアプローチとなる。

2．手技の実際

1）超音波内視鏡下肝内胆管胃吻合術（EUS-guided hepaticogastrostomy：EUS-HGS）

当院では，オリンパス社の内視鏡（GF-UCT260）と観測機器（EU-ME2）を使用している。鎮痛，鎮静下に伏臥位で検査を開始する。食道からの縦隔穿刺を防ぐため，マーキングとして食道胃接合部に内視鏡用クリップを施行する。胃内より肝左葉を描出し（図5a），透視と内視鏡画面で内視鏡先端が胃内であることを確認する。通常は B3 を穿刺するが，胃内から安全に穿刺できる位置であれば B2 を穿刺してもよい。穿刺は 19G の EUS-FNA 針を使用し，内針を抜いた状態で穿刺している（図5b）。胆汁が吸引できれば，造影剤を注入して胆管の走行を確認する（図5c）。続いてガイドワイヤーを挿入していき，胆管の中枢側に誘導する。その後，穿刺針を抜去し，瘻孔を拡張する。瘻孔の拡張は，胆道拡張用バルーンである REN 4〜6 mm（カネカメディックス社）で一期的に行っているが，十分に拡張ができない場合には ES ダイレータ（ゼオンメディカル社）や Soehendra® Biliary Dilation Catheter（Cook 社）を併用する。瘻孔拡張した後は，ステントを留置する。拡張したバルーンは，胆汁の leak を最小限にするようステント展開直前まで，減圧しないでおく。肝内胆管径に合わせた太さで，ステントの腹腔内逸脱を予防するために長めのステントを選択する。当院ではフルカバーの金属ステントまたはプラスチックステントを使用している。左葉のドレナージの場合は B2/B3 分岐部にステントの先端をおき，十分に胃内に長く出るように留置する（図5d）。

2）超音波内視鏡下順行性胆管ステント留置術（EUS-guided antegrade stenting：EUS-AGS）

穿刺までは前述の EUS-HGS と同様に行う。ガイドワイヤー留置後に瘻孔拡張を行うが，穿刺ルートにはステントの留置を行わないため，大きく拡張してしまうと胆汁性腹膜炎を発症してしまう。したがって，留置する金属ステントはなるべく細いデリバリーものを選択し，瘻孔拡張も必要最低限とする。当院では，瘻孔拡張は 7 Fr の ES ダイレータ（ゼオンメディカル社）を使用し，ステントはデリバリーが 6.7 Fr の Bile-Rush（パイオラックスメディカルデバイス社）を使用している（図6）。

EUS-AGS は生理的なルートでドレナージができるという利点があるが，ステント機能不全時に re-intervention が困難になるという問題点もある。また，瘻孔形成を伴わないため，手技点数が獲得できないことも注意しなければいけない。

3．偶発症

Siripun ら[10]は術後再建腸管における EUS-BD の偶発症率を 17.5％と報告している。通常の EUS-BD の偶発症率は 8.65〜20.9％とされており[11,12]，ほぼ同等である。もともと偶発症率が高い手技であり，施行する際には十分な経験と専門スタッフ・設備，外科のバックアップの体制が必要である。

おわりに

術後再建腸管における内視鏡的胆道ドレナージ法について，われわれの経験に基づいて解説した。臨床的に非常に有用な手技ではあるが，その難易度や安全性に課題が残る。今後，内視鏡や専用デバイスの開発により，さらに安全で確立された手技になることが望まれる。

参考文献

1) Inamdar S, Slattery E, Sejpal DV, et al.：Systematic review and meta-analysis of single-balloon enteros-

copy-assisted ERCP in patients with surgically altered GI anatomy. Gastrointest Endosc **82**：9-19, 2015.

2）Yamao K, Sawaki A, Takahashi K, et al.：EUS-guided choledochoduodenostomy for palliative biliary drainage in case of papillary obstruction：report of 2 cases. Gastrointest Endosc **64**：663-667, 2006.

3）安井智明，山中若樹，神野浩樹，ほか：胆管空腸吻合術後狭窄に対する Self-Expandable Metallic Stent 留置の臨床的検討．胆道 **11**：397-402, 1997.

4）Yane K, Katanuma A, Maguchi H, et al.：Short-type single-balloon enteroscope-assisted ERCP in post-surgical altered anatomy：potential factors affecting procedural failure. Endoscopy **49**：69-74, 2017.

5）金子順一，菅原寧彦，國土典宏：生体肝移植における胆道再建—胆管胆管吻合か胆管空腸吻合か—．胆道 **24**：186-191, 2010.

6）甲斐真弘，千々岩一男，大内田次郎，ほか：長期経過からみた肝内結石症の治療方針．胆と膵 **28**：509-515, 2007.

7）Skinner M, Popa D, Neumann H, et al.：ERCP with the overtube-assisted enteroscopy technique：a systematic review. Endoscopy **46**：560-572, 2014.

8）Raithel M, Dormann H, Naegel A, et al.：Double-balloon-enteroscopy-based endoscopic retrograde cholangiopancreatography in post-surgical patients. World J Gastroenterol **17**：2302-2314, 2011.

9）Ogura T, Sano T, Onda S, et al.：Endoscopic ultrasound-guided biliary drainage for right hepatic bile duct obstruction：novel technical tips. Endoscopy **47**：72-75, 2015.

10）Siripun A, Sripongpun P, Ovartlarnporn B：Endoscopic ultrasound-guided biliary intervention in patients with surgically altered anatomy. World J Gastrointest Endosc **7**：283-289, 2015.

11）Dhir V, Itoi T, Khashab MA, et al.：Multicenter comparative evaluation of endoscopic placement of expandable metal stents for malignant distal common bile duct obstruction by ERCP or EUS-guided approach. Gastrointest Endosc **81**：913-923, 2015.

12）Gupta K, Perez-Miranda M, Kahaleh M, et al.：Endoscopic ultrasound-assisted bile duct access and drainage：multicenter, long-term analysis of approach, outcomes, and complications of a technique in evolution. J Clin Gastroenterol **48**：80-87, 2014.

＊　　　＊　　　＊

特集

胆道・膵疾患術後の晩期障害

胆道再建部狭窄・胆管炎・肝内結石
―経皮アプローチ―

三好　広尚[1]・乾　　和郎[1]・片野　義明[1]・山本　智支[1]・小林　　隆[1]・鳥井　淑敬[1]
松浦　弘尚[1]・黒川　雄太[1]・細川千佳生[1]・安江　祐二[1]・大屋　貴裕[1]

要約：胆道再建術後は，経過観察中に吻合部再狭窄，結石再発（遺残結石を含む）や胆管癌の合併を認めるため治療後も長期の経過観察が必要な病態である。胆道疾患に対する経皮アプローチは，従来から行われている確立された治療法および精密検査法である。PTBD により急性胆管炎を治療した後，瘻孔拡張を行い，約2週間の瘻孔形成を待って治療を行う。そのため，経口アプローチと比較して侵襲的であり，治療期間が長期になることが短所である。経口アプローチによる治療が一般に普及しているが，巨大・多発結石，胆管癌合併疑い，併存疾患を有する高齢者などの経口アプローチ困難例および外科治療非適応例などが経皮アプローチの適応になる。胆道再建部狭窄・急性胆管炎・肝内結石症は複雑な病態であり，経口アプローチとのコンビネーション治療も含めた適切な治療選択が重要であると考えられる。

Key words：胆道再建部狭窄，胆管炎，肝内結石，経皮経肝胆管内視鏡

はじめに

胆道再建術後の狭窄は，急性胆管炎・肝内結石症の原因になる場合がある。再手術は患者に大きな負担をかけるため，胆石症診療ガイドライン 2016 では，内視鏡治療は肝萎縮がなく，胆管狭窄がないか軽度の場合に行うことが提案されている[1]。経皮アプローチは，経皮経肝胆管ドレナージ（percutaneous transhepatic biliary drainage：PTBD）チューブを拡張し，その瘻孔から経皮経肝胆管内視鏡（percutaneous transhepatic cholangioscopy：PTCS）により診断，治療を行う治療法である。肝内結石に対しては，従来から実施されてきた唯一の非外科治療であったが，近年より低侵襲で治療期間の短い経口アプローチが行われるよう

になった[2,3]。しかし，経口アプローチは高度な技術を要し，胆道再建部への到達，処置が困難な場合がある。このような場合には，経皮アプローチが選択肢となる。

本稿では，当院で経験した急性胆管炎，肝内結石症を含む胆道再建部狭窄に対する経皮経肝的内視鏡治療について検討した。

I．自験例の概要

1996 年から 2017 年の間に経皮経肝的内視鏡治療を実施した胆道再建部狭窄症例は 4 例である。そのうち 3 例は急性胆管炎と肝内結石で，1 例は急性胆管炎を併存していた。4 例に対して経皮アプローチを行った。年齢は 37〜73 歳（中央値：69 歳），男女比は 3：1 である（表1）。

II．結　果

胆道再建部狭窄に急性胆管炎と肝内結石を発症した 3 例は，先天性胆道拡張症 1 例，胆嚢結石 1 例（胆嚢摘出術の際の術中胆管損傷），下部胆管癌 1 例（stage

---

Percutaneous Transhepatic Management for Postoperative Anastomotic Segment Benign Biliary Stenosis, Cholangitis and Intrahepatic Stones
Hironao Miyoshi et al
1）藤田保健衛生大学坂文種報徳會病院消化器内科
　　（〒 454-8509 名古屋市中川区尾頭橋 3-6-10）

表 1 自験例の概要

症例	年齢	性別	症状	初回手術術式	手術理由	狭窄部位	結石部位	結石治療回数	結石発症までの期間	PTBD内瘻化期間	経過観察期間	結石再発	結石再発までの期間	再建部再狭窄	再手術術式	胆管癌発生	偶発症
1	37	M	心窩部痛,黄疸,軽症胆管炎	胆嚢摘出術（術中損傷）胆管十二指腸吻合	胆嚢結石	胆管十二指腸吻合部	吻合部・肝門部	2回	1年4ヵ月	2ヵ月	4年5ヵ月	有	3年2ヵ月	無	無	無	門脈胆管瘻
2	64	F	心窩部痛,肝機能障害	胆嚢摘出術＋胆管空腸吻合術	先天性胆道拡張症	左右肝管吻合部	右肝内胆管	3回	9年	4ヵ月	6年6ヵ月	有	2年7ヵ月	有	腹腔鏡下肝切除術,左肝管空腸吻合術	無	無
3	70	M	黄疸,中等症胆管炎	肝右葉切除＋左葉肝管空腸吻合術	肝内胆管癌	左葉肝管吻合部	—	—	—	2年6ヵ月	2年5ヵ月	—	—	無	無	無	皮下埋め込み型留置チューブ留置部の皮膚炎
4	67	M	黄疸,軽症胆管炎	膵頭十二指腸切除術＋胆管空腸吻合術	遠位胆管癌（stageⅡ）	胆管空腸吻合部	吻合部・肝門部	2回	1年4ヵ月	3ヵ月	2年1ヵ月	無	–	無	無	胆管癌再発,肝内転移	無

Ⅱ）で外科手術が行われ,再建術として胆管空腸吻合術2例,胆管十二指腸吻合術1例が実施されていた。肝内結石は3例に認められ,結石の存在部位は右肝内胆管1例,肝門部胆管2例であった。術後,肝内結石の発症までの期間は1年4ヵ月～9年（中央値：1年4ヵ月）であった。主訴は心窩部2例,肝機能障害1例,黄疸2例,軽症胆管炎2例に認められた（重複あり）。肝内結石に対してPTCSによる電気水圧式衝撃波結石破砕術（electrohydraulic lithotripter：EHL）を行い除去した。治療回数は2～3回（中央値：2回）であった。偶発症は,1例に門脈胆管瘻孔を認めたが,経皮経肝胆管ドレナージ（percutaneous transhepatic biliary drainage：PTBD）チューブの拡張により閉鎖した。

胆道再建部狭窄は3例ともPTBDドレナージにより内瘻化を行った。内瘻化の期間は2～4ヵ月（中央値：3ヵ月）であった。

経過観察期間は2年1ヵ月から6年6ヵ月（中央値：4年5ヵ月）であった。肝内結石の再発を2例に認めたため,内視鏡的バルーン拡張術1例,PTCS下EHL1例により再治療を行った。胆道再建部の再狭窄は1例に認められたため,再手術が実施され,腹腔鏡下肝切除術および左肝管空腸吻合術が行われた。下部胆管癌の1例は2年1ヵ月後に肝内転移を発症した。

胆道再建部狭窄・急性胆管炎の1例は肝内胆管癌のため外科治療が行われていた。肝右葉切除＋左葉肝管空腸吻合術が実施され,9ヵ月後に胆道再建部狭窄・急性胆管炎を併発した。主訴は黄疸・中等症の急性胆管炎であった。PTBDを実施し,胆管炎が改善したのちに,胆道再建部狭窄に対し,PTBDドレナージにより内瘻化を行った。内瘻化の期間は2年7ヵ月であった。その間,偶発症として皮下埋め込み型留置チューブによる皮膚炎を併発した。外瘻に変更し改善した。PTBDの抜去を試みたが,空腸への胆汁漏出が不良であったため,金属ステントを留置した。PTBD抜去後,再狭窄は認められていない。

Ⅲ. 症 例 提 示

1. 症例1

37歳,男性（胆嚢結石,胆管十二指腸吻合術）。

胆嚢摘出術中胆管損傷のため胆管十二指腸吻合術が行われた。胆道再建部狭窄および肝門部に結石を認めた（図1a）。PTCSによりEHLを実施し（図1b）,肝

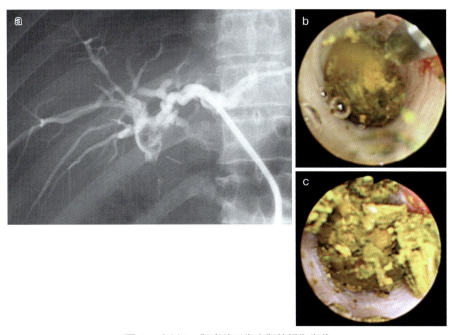

図1 症例1：胆嚢結石術中胆管損傷術後肝内結石治療
a：胆道再建部狭窄・肝内結石に対しPTBD挿入
b：肝内結石に対するPTCS下EHL
c：肝内結石破砕

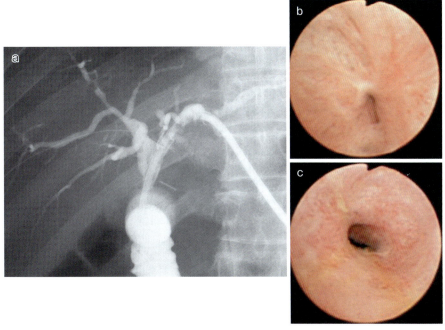

図2 症例1：胆道再建部狭窄部治療
a：PTBDチューブによる内瘻化
b：胆道再建部狭窄部
c：胆道再建部狭窄部内瘻後

内結石を破砕後除去した（図1c）。吻合部は瘢痕狭窄をきたしていた（図2b）。PTBDドレナージにより内瘻化（55日間）を行い（図2a），狭窄は解除されたため抜去した（図2c）。2年7ヵ月後に肝内結石が再発したため，内視鏡的バルーン拡張術を実施し除去した。

2．症例2

64歳，女性（先天性胆道拡張症：胆管空腸吻合術）。肝内結石および胆道再建部狭窄に対して経皮アプ

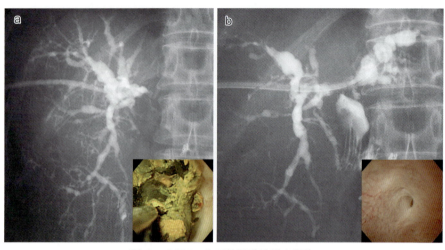

図 3 症例 2：先天性胆道拡張症術後
初回時の胆道再建部狭窄部・肝内結石治療
a：肝内結石に対して PTCS 下 EHL を実施した。
b：胆道再建部狭窄部内瘻術を行った。

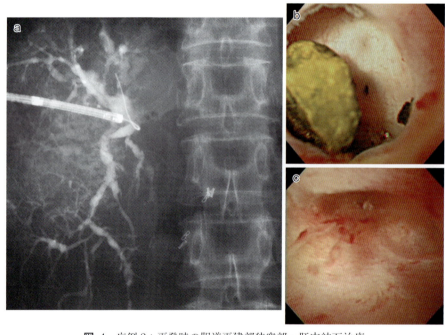

図 4 症例 2：再発時の胆道再建部狭窄部・肝内結石治療
a：胆道再建部狭窄部・肝内結石を再発した。
b：肝内結石に対して PTCS 下 EHL により再治療を実施した。
c：胆道再建部狭窄部の内瘻化が困難なため，手術実施した。

ローチを実施し，経皮アプローチにより治療を行った（図3a, b）。しかし，2年7ヵ月後に肝内結石および再狭窄をきたした（図4a, b）。再度，経皮アプローチを実施し，内瘻化を試みた。しかし，ガイドワイヤーが胆道再建部狭窄を通過せず，内瘻化することが困難であった（図4c）。再手術が実施され，腹腔鏡下肝切除術および左肝管空腸吻合術が行われた。その後，3年7ヵ月間，再燃していない。

3．症例 3

70歳，男性（肝内胆管癌：肝右葉切除，左肝管空腸吻合術）。

術後9ヵ月に胆道再建部狭窄・胆管炎を併発した（図5a）。PTBDを実施し，胆管炎が改善したのち，胆道再建部狭窄に対してPTBDドレナージにより内瘻化を行った（図5b）。PTBDの抜去を試みたが，空腸への胆汁漏出が不良であったため，内科および外科で検

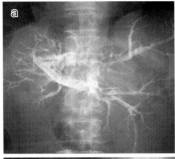
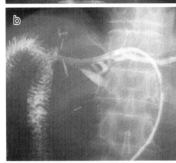
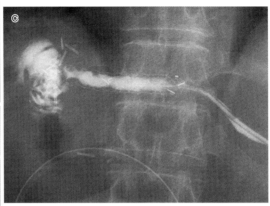

図 5 症例 3：肝内胆管癌術後
a：胆道再建部狭窄による胆管炎
b：PTBD による内瘻化
c：金属ステント挿入

討し，金属ステント留置を提案した．患者にインフォームドコンセントを行い，同意を得たのちに non cover（径 8 mm）金属ステントを留置した（図 5c）．PTBD を抜去後，2 年 6 ヵ月経過するが，再狭窄は認めていない．

IV．考　察

　胆道再建術後狭窄の急性胆管炎・肝内結石に対する緊急内視鏡的治療としては，経皮アプローチまたは経口アプローチにより胆管ドレナージを実施し，まずは急性胆管炎を鎮静化させる必要がある．経口内視鏡での到達困難，吻合部狭窄が高度で胆管挿管が困難な場合には，経皮アプローチが適応となる．
　急性胆管炎が沈静化したら，次に肝内結石の治療を行う．肝内結石の治療には内視鏡的治療（経口アプローチと経皮アプローチ）および肝切除があり，病態に適した治療を選択する．肝内結石症治療については胆石症診療ガイドライン 2016 に肝内結石症治療の指針がある[4]．肝内胆管癌合併例（疑診例），胆管癌の発生母地の可能性が高い萎縮肝にみられる肝内結石に対しては，肝切除が適応となる．両葉肝内結石，肝機能が著しく低下している萎縮肝など肝切除の不適応例，肝萎縮がなく，吻合部狭窄が軽度の場合には，経皮アプローチが推奨されている．
　近年，内視鏡的アプローチとしては，侵襲の少ない経口アプローチが行われ，その有用性についても報告されるようになった[2,3]．しかし，吻合部までの到達，結石除去における手技については，難易度が高く熟練する必要がある[1]．
　経口アプローチが困難な場合や術者が経口アプローチよりも経皮アプローチに熟練している場合には，経皮アプローチが選択肢となる．侵襲性の程度については経口アプローチと肝切除の中間に位置すると考えられる．経皮アプローチは確立された治療法であり，成績について多く報告がある[5〜9]．
　方法としては，PTBD ルートを経皮経肝胆道鏡のサイズ同等以上（12〜18Fr）に段階的に拡張して，瘻孔を介して結石を摘出する．結石は瘻孔から摘出可能な大きさまで，EHL により破砕し，バスケットで結石を摘出する．巨大あるいは多発肝内結石の場合には，体外衝撃波結石破砕療法（extracorporeal shock wave lithotripsy：ESWL）を併用することで，治療期間を短縮できる[8]．その際，多数の破砕片により PTBD チューブが閉塞し，胆管炎，肝膿瘍を形成する場合があるため，注意を要する．
　肝内結石は再発率 35〜53％と高く[5〜10]，再発結石のなかには，遺残結石が 10〜20％に認められる可能性がある[5〜9]．したがって，結石除去後の確認は胆道鏡，胆道造影はもちろんのこと US，CT などでも丹念に確認し，結石がないことを確認して治療を終了する必要がある．

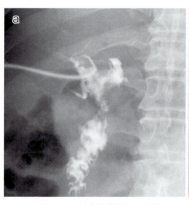
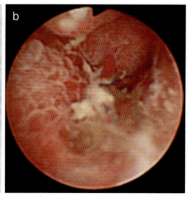

図 6 肝内胆管癌を合併した胆道再建部狭窄部・肝内結石
a：右肝内胆管に肝内結石が認められ，胆道造影では腫瘍は検出困難であった。
b：PTCSで結石除去後に右肝管内に不整顆粒状粘膜を呈する狭窄を認めた。生検にて肝内胆管癌と診断した。

結石を完全に除去したのちに，胆道再建部狭窄を介助する。狭窄介助の方法としてはバルーン拡張[11,12]，PTBDチューブによる拡張術[13〜15]を行う。

経皮的バルーン拡張術の成功率は70〜90％，開存率は平均観察期間3.2年で93％と報告されている[11]。しかし，拡張困難例，再閉塞を繰り返す場合には，頻回なバルーン拡張が必要である[12]。

ステント留置による狭窄解除の奏効率は100％[13]，70％[14]と報告されている。PTBDチューブによる拡張術の留置期間は，20日間から244日間で，平均92.5日間，狭窄解除後の経過観察期間は4〜10年6ヵ月（平均7年8ヵ月間）で，全例良好であったと報告されている[15]。留置期間はさまざまであるが，3ヵ月以上の長期留置が比較的多い。QOLが損なわれないように，皮下埋め込み型留置チューブなどの工夫がなされているが，皮膚下膿瘍を形成する場合があり，注意が必要である。

奏効しない場合には，メタリックステント留置術[16,17]，経口および経皮アプローチを併用した磁石圧迫吻合術[18]などが試みられている。現状においては外科手術の適応がなく，バルーン拡張またはステント留置により解除できない吻合部狭窄あるいは繰り返す再狭窄などに対する特殊な治療法として報告されているが，慎重に行う必要があると考えられる。

胆道再建術後の吻合部再狭窄については，10〜30％と報告されている[19]。また，その多くは5年以内に起こり，その後も起こるため8〜10年の長期観察が必要であると報告されている[20]。さらに，胆管十二指腸吻合部術後の7.6％，胆管空腸吻合術後の1.9％に胆管癌の発生を認めたと報告[21]されており，肝内結石除去後に胆道鏡により，全肝内胆管の観察を行い胆道癌および遺残結石の確認が必要である。

著者らは，胆道再建部狭窄，急性胆管炎，肝内結石に合併した胆管癌を1例経験しており（図6），経過観察中の胆管癌の発生にも注意する必要がある。胆道造影では胆道癌の検出が困難であり，胆道内視鏡で診断する必要があると考えられる。

経皮アプローチは，偶発症として，胆道出血，胆管炎，肝膿瘍，PTBD瘻孔損傷など，1.6〜13.2％と報告されている[5〜9]。また，PTBDおよびPTCSにおけるそれぞれの偶発症として，本邦では7.9％（PTBDおよびPTCS）[22]，海外ではPTBD 32.6％，PTCS 6.9％[23]と報告されておりPTBDによるものが多い。その他，門脈損傷，動脈瘤，胆汁性腹膜炎，肝梗塞，肝膿瘍なども認められる。また，長期間の治療を要し，結石再発や吻合部再狭窄時には，再び経皮経肝胆道ドレナージを実施する必要があり，患者への負担が大きい。

利点としては，主に高齢者や併存疾患により経口アプローチや外科治療が行えない非適応症例に対する治療法の一つと成り得る。また，巨大・多発結石の場合には繰り返し結石治療を行う必要がある。経皮アプローチでは一旦，瘻孔形成が完成すれば患者の負担も少なく比較的安全に繰り返し精査治療が行える。さらに，肝内結石除去後に胆道鏡による肝内胆管内の観察が比較的広範に行えるため，胆管癌の合併や直視下生検，遺残結石の精査が正確に行える。

おわりに

経皮アプローチは有効な精査治療法である。経口アプローチおよび外科治療を含めて，病態にあった適切な治療選択が重要である。

参考文献

1) 日本消化器病学会編：胆石症　診療ガイドライン2016. 3. 治療—③肝内結石 CQ3-18　経皮的内視鏡治療（PTCS）の適応は？，CQ3-19　経口内視鏡治療の適応は？. 95-97, 南江堂, 2016.

2) Shimatani M, Matsushita M, Takaoka M, et al.：Effective "short" double-balloon enteroscopy for diagnostic and therapeutic ERCP in patients with altered gastrointestinal anatomy：a large case series. Endoscopy **41**：849-854, 2009.

3) Tujino T, Yamada A, Isayama H, et al.：Experiences of biliary interventions using short double-balloon enteroscopy in patients with Roux-en-Y anastomosis or hepaticojejunostomy. Dig Endosc **22**：211-216, 2010.

4) 3. 日本消化器病学会編：フローチャート4：肝内結石症治療. 胆石症　診療ガイドライン2016. 95-97, 南江堂, 2016.

5) Huang MH, Chen CH, Yang JC, et al.：Long-term outcome of percutaneous transhepatic cholangioscopic lithotomy for hepatolithiasis. Am J Gastroenterol **98**：2655-2662, 2003.

6) Lee SK, Seo DW, Myung SJ, et al.：Perctaneous transhepatic cholangioscopic treatment for hepatolithiasis：an evaluation of long-term results and risk factors for recurrence. Gastrointest Endosc **53**：318-323, 2001.

7) 神垣充宏，佐々木民人，芹川正浩，ほか：肝内結石に対する経皮的胆道鏡下截石. 消化器内科 **53**：212-218, 2011.

8) 三好広尚，乾　和郎，芳野純治：経皮経肝胆道鏡による結石除去のコツ. Gastroenterol Endosc **53**：1818-1827, 2001.

9) Ozcan N, Kahriman G, Mavili E：Perctaneous transhepatic removal of bile duct stones：result of 261 patients. Cardiovasc Intervent Radiol **35**：621-627, 2012.

10) Chen CH, Huang MH, Yang JC, et al.：The treatment of isolated left-side hepatolithiasis. Hepatogastroenterology **55**：600-604, 2008.

11) Lee MJ, Mueller PR, Saini S, et al.：Percutaneous dilatation of benign biliary strictures：single session therapy with general anesthesia. Am J Roentgenol **157**：1263-1266, 1991.

12) 原田　昇，神津照雄，大島郁也，ほか：良性胆道狭窄に対する内視鏡的治療. 胆道 **6**：73-78, 1992.

13) Aiura K, lmaeda H, Kumai K：Strategy for clinical management of benign biliary strictures. Dig Endoscopy **16**：48-51, 2004.

14) Joel RJ, Peter VD：Endoscopic therapy of benign biliary strictures. World J Gastroenterol **13**：3531-3539, 2007.

15) 佐藤恵美，田中淳一，安藤秀明：術後胆管狭窄症例の臨床的検討. 胆道 **13**：89-95, 1999.

16) 吉岡哲也，森田荘二郎，齋藤博哉，ほか：良性胆管狭窄に対する Expandable Metallic Stent（EMS）の臨床的応用. 胆と膵 **14**：1081-1087, 1993.

17) 山本雅明，山城一弘，大島秀紀：肝内結石再発を繰り返した膵頭十二指腸切除術後胆管空腸吻合部良性狭窄の1例. 胆と膵 **20**：523-528, 1999.

18) 旭吉雅秀，千々岩一男，大内田次郎：肝管空腸吻合部良性狭窄の治療―磁石圧迫吻合法も含めて―. 胆と膵 **29**：99-104, 2008.

19) Born P, Rösch T, Brühl K, et al.：Long-term results of endoscopic and percutaneous transhepatic treatment of benign biliary strictures. Endoscopy **31**：725-731, 1999.

20) Tocchi A, Mazzoni G, Liotta G, et al.：Management of benign biliary strictures：biliary enteric anastomosis vs endoscopic stenting. Arch Surg **135**：153-157, 2000.

21) Tocchi A, Costa G, Lepre L, et al.：The long-term outcome of hepaticojejunostomy in the treatment of benign bile duct strictures. Ann Surg **224**：162-167, 1996.

22) 松永和哉，神谷順一，梛野正人，ほか：経皮経肝胆道鏡（PTCS）に伴う偶発. 消内視鏡 **15**：1509-1511, 2003.

23) Oh HC, Lee SK, TY, et al.：Analaysis of percutaneous transhepatic cholangioscopy-related complications and the risk factors for those complications. Endoscopy **39**：731-736, 2007.

＊　　　＊　　　＊

まだないくすりを
創るしごと。

世界には、まだ治せない病気があります。

世界には、まだ治せない病気とたたかう人たちがいます。

明日を変える一錠を創る。

アステラスの、しごとです。

明 日 は 変 え ら れ る 。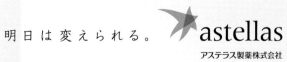

www.astellas.com/jp/

特集

胆道・膵疾患術後の晩期障害

胆道再建部狭窄・肝内結石—外科的アプローチ—

樋口　亮太[1]・谷澤　武久[1]・植村修一郎[1]・出雲　　渉[1]
矢川　陽介[1]・岡野　美々[1]・太田　岳洋[2]・山本　雅一[1]

要約：【目的】胆道再建部狭窄・肝内結石に対する外科治療成績を検討する。【対象と方法】10年間に胆道再建部狭窄・肝内結石に対し外科治療を行った16例の成績を検討し，初回手術適応疾患別背景を比較した。【結果】年齢57歳，男女比7/9，初回手術適応は膵・胆管合流異常症，先天性胆道拡張症（CBD with PBM）10例，術中胆道損傷3例，膵腫瘍3例であった。再手術術式は狭窄部切除/胆管空腸再吻合10例，左肝切除/狭窄部切除/胆管空腸再吻合5例，生体肝移植1例で，CD分類3以上の合併症12.5%，在院死亡0%であった。CBD with PBM群ではそれ以外に比し，初回手術年齢（25.5 vs 59.5歳），再手術年齢（49.0 vs 63.5歳）が若年で，初回から再手術までの期間（260 vs 63月）が長く，初回と再手術術式（各 $P<0.05$）に差を認め，再手術後の複数回治療を30%（3例）に要した。【結語】胆道再建部狭窄・肝内結石に対する外科治療成績は比較的良好であった。CBD with PBM術後の胆道再建部狭窄・肝内結石例では，再手術年齢が若く長期間の観察が必要で30%の症例で複数回の治療を要しており注意が必要であると思われた。

Key words：biliary, pancreatic, complication, late

はじめに

　近年，医療の進歩によって胆道・膵疾患手術の安全性は向上し，術後早期の重篤な合併症発生率や在院死亡率は著明に低下している。また，術前・術後の補助療法の進歩による進行癌症例における長期生存例の増加，良悪性境界病変に対する手術や先天性胆道拡張症などの先天性疾患に対する小児期手術の増加により，胆道・膵疾患手術後の長期経過が改めて重要になっている。日常臨床においても，胆道・膵疾患手術後に長

期間経過してから晩期合併症を発症し，治療が必要となる症例も経験される。こうした症例に対しては，治療のタイミングを含めた適切な対応を怠ると状態を著しく低下させることがある。

　今回，われわれは胆道・膵疾患術後の晩期障害である胆道再建部狭窄・肝内結石に対する外科的アプローチについて述べる。

I．対象と方法

　東京女子医科大学消化器外科で，2008年から2017年の最近10年間に胆道再建部狭窄/肝内結石に対して外科治療を行った症例は16例であった。それらについて，患者背景，短期および長期成績を検討した。次に，初回手術の手術適応疾患別（膵・胆管合流異常症，先天性胆道拡張症（n=10）とそれ以外（n=6））に分けて背景を比較した。さらに治療に難渋した1例を症例提示した。

Surgical Approach for the Hepaticoenterostomy Stricture（and Intrahepatic Stone）After Pancreato-Biliary Surgery
Ryota Higuchi et al
1）東京女子医科大学消化器外科（〒162-8666 新宿区河田町8-1）
2）都立荏原病院外科

表 1　自験例の術後胆道再建部狭窄・胆管炎・肝内結石例に対する外科的アプローチ 16 例

	初回手術		P value*
	CBD with PBM n＝10	Other n＝6	
初回手術時年齢（歳，中央値）	25.5	59.5	0.008＊＊
再手術時年齢（歳，中央値）	49.0	63.5	0.026＊＊
女性	6（60％）	3（50％）	1.0
初回手術　他院	6（60％）	3（50％）	1.0
初回手術から再手術期間（月，中央値）	260	63	0.015＊＊
初回手術術式			＜0.001
肝外胆道切除再建	10（100％）	0	
胆道損傷手術	0	3（50％）	
		胆管空腸 2	
		胆管胆管 1	
PPPD	0	3（50％）	
再手術術式			0.034
狭窄部切除，胆管空腸再吻合	4（40％）	6（100％）	
左肝切除，狭窄部切除，胆管空腸再吻合	5（50％）	0	
生体肝移植	1（10％）	0	
術後合併症 CD 分類 3 以上	2（20％）	0	0.5
	RHA 仮性動脈瘤 1		
	術後出血疑い 1		
在院死亡	0	0	NA
術後在院日数（日，中央値）	18.5	12.5	0.16＊＊
再手術以降複数回治療	3（30％）	0	0.25
最終的経過　良好	10（100％）	6（100％）	NA
治療後観察期間（月，中央値）	59（2～112）	78（22～92）	
疾患内訳	CBD I 型 4	IPMN 2	
	CBD IV A 型 5	pNET 1	
	不明 1	術中胆道損傷	
		（他院） 3	

CBD：先天性胆道拡張症，PBM：膵・胆管合流異常症，PPPD：幽門輪温存膵頭十二指腸切除，CD：Clavien Dindo 分類，RHA：右肝動脈，IPMN：胆管内乳頭粘液性腫瘍，pNET：膵神経内分泌腫瘍，NA：not available
*：Fisher's Exact Test for Count Data，**：Wilcoxon rank sum test with continuity correction

II. 結　果

　対象症例全体では，再手術時年齢中央値 57（最小 22～最大 79）歳，男女比 7/9，初回手術の手術適応は膵・胆管合流異常症，先天性胆道拡張症（CBD with PBM, congenital biliary dilatation with pancreatobiliary maljunction）がもっとも多く 10 例（初回当院手術 5 例，初回他院手術 5 例），術中胆道損傷による胆道再建が 3 例（他院 3 例），膵腫瘍に対する PD が 3 例（当院 3 例）であった。初回手術時の年齢中央値は 48 歳（最小 6～最大 68 歳），初回手術から再手術までの期間の中央値は 156（最小 14～最大 372）ヵ月，再手術術式は狭窄部切除，胆管空腸再吻合術が 10 例，左肝切除，狭窄部切除，胆管空腸再吻合術が 5 例，経挙上空腸的肝内結石切石術後，二期的に生体肝移植を行った症例が 1 例であった。Clavien-Dindo 分類[1] 3 以上の

合併症は 2 例（12.5％，右肝動脈仮性動脈瘤 1 例（コイル塞栓），術後出血疑い 1 例（再開腹））に発生し，術後在院日数中央値は 16.5（最小 10～最大 58）日で，在院死亡例を認めなかった（0％）。

　初回手術の手術適応疾患別に分けて検討すると（膵・胆管合流異常症，先天性胆道拡張症 10 例，それ以外 6 例（膵腫瘍に対する PPPD 3 例，術中胆道損傷に対する胆道再建 3 例）（表 1）），初回手術 CBD with PBM 群で，初回手術年齢（中央値 25.5 vs 59.5 歳，P＝0.008），再手術年齢（中央値 49.0 vs 63.5 歳，P＝0.008）が有意に若年で，初回手術から当院手術までの期間（260 vs 63 月，P＝0.008）が長く，初回手術術式（P＜0.001）と再手術術式（P＝0.018）に有意な差を認めた。

　CBD with PBM 以外の群（n＝6）では，全例再手術の術式は胆腸吻合狭窄部切除，胆腸再吻合術が施行され，再手術後の経過も良好であった（観察期間中央値 78（最小 22～最大 92）ヵ月）。しかし，CBD with PBM

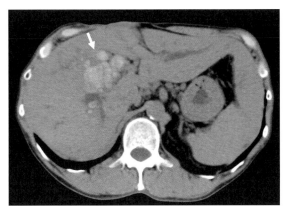

図 1
単純 CT 水平断にて肝内胆管は拡張し，肝門部胆管に結石が充満している（矢印）。

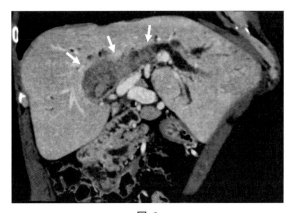

図 2
平行相 CT の冠状断で肝門部胆管を中心に結石が充満している（矢印）。

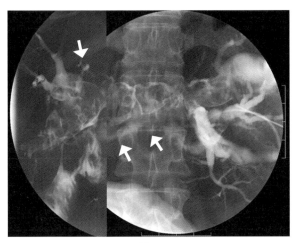

図 3
経皮的な胆管造影で，肝内胆管に結石が充満している。PTCD 挿入時に軽度の胆道出血を認める。

群では，再手術後に複数回の治療を要した症例を 3 例（30％）認めた。胆道再建を行った 1 例が手術 25 ヵ月後に胆腸吻合部再狭窄，胆管炎のため再再建を要した（再再手術後の経過は 85 ヵ月良好）。また，1 例は他院での肝外胆道切除再建後で，約 5 年間肝内結石，胆管炎，黄疸が経過観察され，来院時には胆汁性肝硬変の状態であり生体肝移植を要した（肝移植後 101 ヵ月，大きな問題なく良好）。また別の 1 例は，他院にて肝外胆道切除再建 17 年後に胆道再々建が行われたが，そのさらに 14 年後に肝内結石が再発したため当院初診し，精査で肝内に結石が充満しており治療を要した（治療に難渋した 1 例として後述に症例提示）。

1. 治療に難渋した 1 例

症例提示：50 歳男性。

主訴：黄疸。

現病歴：19 歳時，他院で先天性胆道拡張症に対する肝外胆道切除再建術。

36 歳時，肝内結石に対する胆道再建（総肝管と B5 2 穴の吻合），肝内結石切石術（他医），術後入院中に腹腔内出血（右肝動脈）に対する開腹止血術，挙上空腸瘻閉鎖術。

2013 年，発熱，腹痛にて前医受診し，当院紹介となった。精査にて先天性胆道拡張症，膵・胆管合流異常症術後，肝内結石再手術後の肝内結石再々発と診断した（図 1, 2）。閉塞性黄疸，胆管炎を呈しており，PTCD を挿入した（図 3）。胆管壁の硬化と肥厚が著明で留置に難渋した。また挿入後，PTCD 留置による左肝動脈の仮性動脈瘤を発症し，複数回の肝動脈塞栓術を行い，なんとか止血した。経過中，敗血症，臓器不全の状態となったが，集中治療でなんとか改善した。

全身状態の改善を待って，肝内結石の切石を試みたが，仮性動脈瘤治療後であるため経皮経肝的ルートの使用を断念し，全身麻酔下に挙上空腸の盲端を挙上空腸瘻として，胆道鏡下にて切石した（図 4a）。

ある程度切石したところで，右肝内胆管に嚢腫状拡張を認めたため（図 4a, b），吻合部を大きく形成し直す胆道再建予定で手術を行った。右上腹部 J 字型切開にて開腹し腹腔内中等度の癒着を剥離して，挙上空腸瘻を切離後 CHA，RHA を同定した後に，胆腸吻合部と B5 の吻合部を切離し挙上空腸を自動縫合器にて離断した。B5 と総肝管をゾンデにて確認するとその間の組織が少なく薄いことが確認されたため，総肝管と B5 吻合部との間の組織を切離して胆管口を大きく開放した（図 5a〜c）。途中，前区域肝動脈の腹側枝を back flow を確認して切離した（図 5b, c）。挙上空腸の Y 脚を作成し直し，結腸後経路にて空腸を挙上して，端側で胆管空腸吻合を行った。手術時間 280 分，出血 517 g であった。術前より全身状態の低下を認めたため退院までに時間を要したが（術後在院期間 58 日），

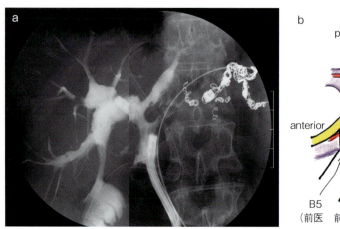
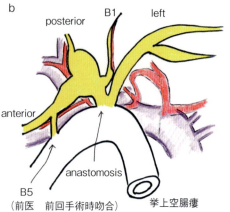

図 4
a：経挙上空腸瘻的な胆道鏡下切石術，b：胆管像と周囲血管像のシェーマ

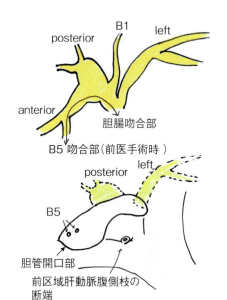
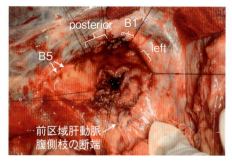

図 5
a：胆腸吻合部とB5吻合部（前医再手術時）が連続するように，その間の組織を切離し，胆管口を大きくした．
b：胆腸吻合部とB5吻合部間の切離後シェーマ
c：胆腸吻合部とB5吻合部間の切離後の術中写真

術後52ヵ月現在，経過良好である．

III. 考　察

PubMedを用いて"hepaticojejunostomy", "biliary reconstruction", "hepaticoenterostomy"と"stenosis", "cholangitis", "intrahepatic stone"をそれぞれkey wordにTitle/Abstractで検索し，胆道・膵疾患術後の胆道再建部狭窄/肝内結石に対する外科治療についてレビューした（表2，同一施設からの方向は除外した）．

Miyanoら[2]は1996年に平均年齢3歳の先天性胆道拡張症患者に対する標準的な胆道再建を行った171例で（肝管空腸吻合169例，肝管十二指腸吻合2例），平均観察期間11.1年にて，4例（2.3％）に術後肝内結石の生じたことを報告している（初回手術から再手術までの期間11, 14, 15, 15年）．そして4例中3例に対して再手術（肝管空腸吻合2，肝管十二指腸吻合1），4例中1例に対して経皮経肝的胆道鏡による切石術を行い，再治療の経過は良好であったと報告している．Shengら[3]も2017年に1995年から2014年までに行った小児の先天性胆道拡張症切除275例のうち16例（5.8％）の晩期再手術例を報告している．初回手術から再手術までの中央値は19.5ヵ月で，内訳は3例の肝

表 2 胆道・膵疾患術後の胆道再建部狭窄/肝内結石に対する外科治療の報告

Author	Year	Disease	n	初回手術年齢(年)	Time interval*	AS/IHS rate	indication	Therapy	Course
Miyano	1996	CBD	174	mean 4.3	median 14.5 年	2.3% (4)	AS 3 Bile stasis by long blind pouch 1	redo HJ 3 (75%) PTCS 1 (25%)	good good
Sheng	2017	CBD	275	children	mean 19.5 月	2.9% (8)	AS 5 肝内胆管狭窄と結石 3	redo HJ 5 (63%) Wide anastomosis 3 (37%)	good good
Rohde	1997	医原性の胆管狭窄	35	NA	NA	NA	AS	reoperation 5 (100%)	60% good
Rose	2013	胆道再建	96	median 54〜57	median 4〜23	11% (11)	AS	redo DJ 1 (9%) PTCD 6 (55%)	NA
Prawdzik	2015	PPPD/HJ	887	NA	median 16 月	3% (23)	AS	redo HJ 14 (61%) redo Whipple 9 (39%)	100% good
Dimou	2016	胆道再建	3,374	mean 75.3	mean 16.8 月	11.9% (403)	AS	4.5%が再手術 other	NA
Okabayashi	2017	胆道再建	583	median 71	mean 22 月	4.6% (26)	AS	ES 3 (12%), PTBD 19 (73%), Revision of HJ 4 (15%)	NA

CBD：先天性胆道拡張症，AS：胆管消化管吻合部狭窄，IHS：肝内結石，PTCS：経皮経肝的胆道鏡，HJ：胆管空腸吻合，DJ：胆管十二指腸吻合，PTCD：経皮経肝的胆道ドレナージ，ES：内視鏡的ステント挿入，PTBD：経皮経肝的バルーン拡張，NA：not available
*：Time interval：初回手術から再手術までの期間

内結石を伴う肝内胆管狭窄，5例の吻合部狭窄，4例の拡張胆管の膵内胆管遺残，3例の癒着性腸閉塞，1例のうちヘルニアであった。吻合部狭窄/肝内結石発生率は2.9%（8例）で，吻合部狭窄5例に対しては再吻合術，肝内結石を伴う肝内胆管狭窄3例に対してはwide anastomosisを行い経過良好であったことを報告している。小児期の先天性胆道拡張症術後にもある一定の割合で，吻合部狭窄，肝内結石が発生し，再手術となる場合には，その年齢も若い[2,3]。自験例の検討でも，先天性胆道拡張症術後の吻合部狭窄/肝内結石例はそれ以外の手術後の胆管空腸吻合部狭窄症例と比較し，有意に若年で（再手術時年齢中央値49歳），初回手術から再手術期間までの期間も有意に長かった（260ヵ月）。小児期手術例の術後の余命が，平均余命までと考えた場合70〜80年と長期に及ぶため，こうした症例では長期の経過観察だけでなく，その必要性の教育も重要と思われる。

Rohdeら[4]は1997年に，術後2年以上経過をみた医原性の胆管狭窄35例の成績を報告し，平均観察期間37ヵ月で，30例では1回の胆道再建，5例では再狭窄に対する1回以上の再再建を要し，1回の胆道再建例の87%（26/30），再狭窄に対する再再建例の60%（3/5）で良好な結果であったことを報告している。Roseら[5]は2013年に，96例の非緩和的な胆道再建を行った96例を検討し，胆管十二指腸吻合（n＝59）と胆管空腸吻合（n＝37）の成績を比較し報告した。観察期間中央値は胆管十二指腸吻合群が28M，胆管空腸吻合が25Mで，胆管十二指腸吻合群のほうが，胆管空腸吻合群よりも吻合部狭窄が少なく（胆管十二指腸吻合3%（2/59），胆管空腸吻合群24%（9/37）），胆管空腸吻合群における多変量解析では，胆管損傷に対する胆道再建が吻合部狭窄発生に軽度相関していたことを報告している。Felderら[6]は2013年に，肝移植例を含めた70例の約20cmと短いshort limbの胆管空腸吻合例の成績を検討し（肝移植30，良性胆管狭窄18，悪性胆管狭窄12，先天性胆道拡張症5，総胆管結石3，胆管炎2），観察期間中央値48.8Mで，3%（2/70）の胆管吻合部狭窄，6%（4/70）の吻合部以外の胆管狭窄が生じたことを報告した。また，short limbの胆管空腸吻合例では100%の症例で内視鏡的に胆管空腸吻合部へアプローチ可能であり，その有用性を報告している。Prawdzikら[7]は2015年に，887例のPPPD（n＝864）or胆管空腸吻合（n＝23）の3%（23/887）に胆管空腸吻合部狭窄に対する再吻合術を要したことを報告した。再手術例の主な症状は繰り返す胆管炎が91%（21/23），黄疸が39%（9/23）で，初回手術から再手術までは中央値が16Mであった。再手術例の在院死亡はなく，再手術後の観察期間中央値49ヵ月で，78%の患者で（18/23），胆管炎が消失し，再々狭窄を生じた症例のなかったことを報告している。Dimouら[8]は

2016年に，1996年から2011年の米国Medicare claims dataを利用し，66歳以上の胆道再建を要した患者3,374例（hepaticojejunostomy（54.33％；N＝1,833），choledochojejunostomy（45.67％；N＝1,541））を検討し，overallで403（12％）例に吻合部狭窄が発生し，術後2年の累積発生率は12.5％であったことを報告している。吻合部狭窄発生までの期間の中央値は8.5ヵ月で胆管炎のための入院を要した患者は23％，4.5％のみが外科治療を要したことを報告している。また，多変量解析にて若年者が吻合部狭窄減少に関連し，endostentの存在が狭窄発生に関与していたとしている。Okabayashiら[9]も2017年に，胆道再建を行った583例のうち，術後平均18.3ヵ月で，45例（7.7％）に胆管炎の生じたことを報告している。この45例中26例（57.8％）で吻合部狭窄が認められたが，経皮的バルーン拡張73.1％，内視鏡的ステント挿入11.5％で，外科的治療が必要であったのは15.4％であったことを報告している。多変量解析ではBMI＞24.3kg/m²，良性疾患に対する手術，術後合併症CD＞Ⅲ[1]が胆道再建後における吻合部狭窄発生の独立危険因子であった。

以上のように胆道・膵疾患術後にはある一定の割合で胆道再建部狭窄/肝内結石が発生し，その対処法の一つとしての胆腸吻合部の再々建の安全性と有用性が報告されている。狭窄が高度の場合や肝内結石が重積しているような場合では，外科治療は有効な治療法である可能性が示唆された。

おわりに

先天性胆道拡張症，膵・胆管合流異常症術後の胆道再建部狭窄・肝内結石例では，初回手術年齢や再手術年齢が比較的若年で観察期間が長くなること，治療に難渋する症例も経験されることから注意が必要である。術後胆道再建部狭窄・肝内結石例に対して治療の時期が遅れると，胆汁性肝硬変を呈し非可逆的となる

ため，早期発見と治療が大切である。術後胆道再建部狭窄・肝内結石に対する外科治療成績は比較的良好であるが，外科治療の利点・欠点を理解して手術適応を決定することが重要と思われた。

参考文献

1) Dindo D, Demartines N, Clavien PA：Classification of surgical complications：a new proposal with evaluation in a cohort of 6336 patients and results of a survey. Ann Surg **240**：205-213, 2004.

2) Miyano T, Yamataka A, Kato Y, et al.：Hepaticoenterostomy after excision of choledochal cyst in children：a 30-year experience with 180 cases. J Pediatr Surg **31**：1417-1421, 1996.

3) Sheng Q, Lv Z, Xu W, et al.：Reoperation After Cyst Excision with Hepaticojejunostomy for Choledochal Cysts：Our Experience in 18 Cases. Med Sci Monit **23**：1371-1377, 2017.

4) Rohde L, Da Costa MS, Wendt LR, et al.：Iatrogenic biliary strictures：surgical experience with 39 patients. HPB Surg **10**：221-227, 1997.

5) Rose JB, Bilderback P, Raphaeli T, et al.：Use the duodenum, it's right there：a retrospective cohort study comparing biliary reconstruction using either the jejunum or the duodenum. JAMA Surg **148**：860-865, 2013.

6) Felder SI, Menon VG, Nissen NN, et al.：Hepaticojejunostomy using short-limb Roux-en-Y reconstruction. JAMA Surg **148**：253-258, 2013.

7) Prawdzik C, Belyaev O, Chromik AM, et al.：Surgical revision of hepaticojejunostomy strictures after pancreatectomy. Langenbecks Arch Surg **400**：67-75, 2015.

8) Dimou FM, Adhikari D, Mehta HB, et al.：Incidence of hepaticojejunostomy stricture after hepaticojejunostomy. Surgery **160**：691-698, 2016.

9) Okabayashi T, Shima Y, Sumiyoshi T, et al.：Incidence and Risk Factors of Cholangitis after Hepaticojejunostomy. J Gastrointest Surg：**22**：676-683, 2018.

＊　　　＊　　　＊

特集

胆道・膵疾患術後の晩期障害

遺残胆囊・胆囊管結石および胆囊管断端神経腫

山本　淳[1]・本間　祐樹[1]・大目　祐介[1]・土井　愛美[1]・本田　五郎[1]

要約：胆囊摘出術後に遺残した胆囊や胆囊管内に結石が存在すると，疼痛や黄疸などの症状をきたすことがあり，有症状の場合は内視鏡的採石や手術が必要となる。良性疾患に対する胆囊摘出術の際には，胆道損傷の回避が最重要課題だが，遺残した胆囊や胆囊管内の結石はできるだけ除去し，断端を閉鎖する前に胆管側からの胆汁流出を確認することが望ましい。胆囊管断端神経腫は胆囊管断端やその周囲で切断された神経線維の増生により生じる肉芽組織である。疼痛や黄疸などの症状をきたすことがあり，しばしば胆管に圧排性狭窄の所見が認められるが，悪性疾患との鑑別に有用な特異的な画像所見に乏しい。鑑別疾患の一つとして念頭におき，胆管切除による術中迅速病理組織診断で確定診断を得ることで，肝切除や膵切除などの過大な手術を避けることができる。

Key words：遺残胆囊，胆囊管結石，胆囊管断端神経腫，胆囊摘出後症候群

はじめに

　胆囊摘出術後に右季肋部痛や疝痛発作，黄疸などの症状が持続することがあり，以前よりこのような病態は胆囊摘出後症候群とよばれて報告されてきた[1,2]。原因となる器質的疾患としては，術後胆道狭窄[3]，乳頭括約筋機能障害[4]，胆囊の不完全切除後の遺残胆囊や胆囊管内に残されたもしくは新たに発生した結石[5,6]，胆囊管断端神経腫[7,8]などが報告されている。遺残結石や胆囊管断端神経腫に起因する胆囊摘出後症候群の報告例は少なく，まれな病態と考えられるが，これらは的確に診断がなされることで過不足のない治療が可能となる。本稿ではこれら二つの病態についてこれまでの報告を参考に解説する。

I. 遺残胆囊・胆囊管結石

1. 病因と病態

　胆囊結石症や胆囊炎などの原疾患に対し胆囊摘出術を施行した際に残存した胆囊の一部や胆囊管をそれぞれ遺残胆囊，遺残胆囊管という。遺残胆囊・胆囊管自体により症状が出現することはないといわれており，森田ら[9]の報告によると，腹腔鏡下胆囊摘出術では，開腹胆囊摘出術と比較して遺残胆囊管が長い傾向があったが，遺残胆囊管症候群の発症率に差はなかった。遺残胆囊・胆囊管の内部に結石を伴う場合に季肋部痛や発熱，黄疸などの症状が出現することがあり，結石のほとんどは術後新たに形成されたものではなく，手術時の見落しや，手技的に摘出不可能であったために遺残したものと考えられている[10]。

　胆囊摘出後に胆囊の一部が遺残する原因としては，高度の炎症や癒着および Mirizzi 症候群による剥離困難や，胆囊管の合流形式の異常による誤認などが考えられる[10]。炎症や線維化が高度で Calot 三角部が剥離困難な症例に対しては，Calot 三角部を剥離せずに意図的に胆囊の一部を残す胆囊亜全摘術（bail-out procedure）が胆道損傷を回避するために有用である[11,12]。そのような手技を要する症例では，遺残結石の有無の

Remnant Stone in the Gallbladder Remnant or Cystic Duct, and Amputation Neuroma of the Cystic Duct
Jun Yamamoto et al
1）がん・感染症センター都立駒込病院肝胆膵外科
　（〒 113-8677 文京区本駒込 3-18-22）

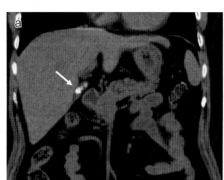
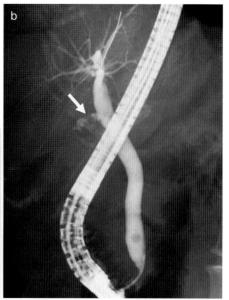

図1
a：腹部単純CT所見　遺残胆嚢管内に高吸収域を認める（矢印）。
b：ERC所見　遺残胆嚢管内に透亮像を認める（矢印）（沖縄協同病院　外科より提供）。

確認が容易ではない場合もあり，胆嚢亜全摘術後における遺残胆嚢結石および遺残胆嚢管結石の頻度は1.1～13％と比較的高頻度である[13～15]。さらに近年では腹腔鏡下胆嚢摘出術でも同様の手技が行われており[12,13,16]，腹腔鏡下胆嚢摘出術では遺残結石の確認はより不十分になるため，遺残結石の頻度は以前よりも高くなる可能性がある。

2．診断

CTやERCPなどの画像検査で遺残した胆嚢，胆嚢管と内部の結石が認められれば診断は確定される（図1）。CTでは検出されない結石も多く，MRCPや超音波内視鏡が遺残胆嚢管結石の診断に有用であるという報告もある[17,18]。実際に行われた胆嚢摘出術の情報も有用である。

3．治療

胆嚢摘出後症候群の症状を呈する場合には治療の適応となるが，遺残結石を認めても無症状であれば治療の適応とはならない。治療の基本は手術療法であり，遺残結石の摘出と遺残した胆嚢や胆嚢管の切除を行う[5,6,19]。初回手術の影響による癒着のため，遺残胆嚢管の同定や周囲組織との剝離が困難であることが予想され，以前は開腹手術が選択されることが多かったが[6]，近年では腹腔鏡下に安全に施行したという報告もみられる[5,19]。また，遺残胆嚢管結石の位置によっては内視鏡的な採石が可能なこともあり，通常の総胆管結石の治療と同様にERCPで乳頭切開とバルーンによって採石を行ったという報告もある[20]。

遺残結石に関しては，胆嚢摘出術前にCTやMRIなどの画像検査で結石の位置を確認し，手技のプランを立てることで遺残を防ぐことも重要である。胆嚢管内に結石がある場合は，胆嚢管を処理する際に，胆嚢管離断予定部の胆嚢側をクリップしたのちに，総胆管側で胆嚢管を切開して胆汁の流出を確認することで，遺残胆嚢管結石の有無を確認することができる。胆汁の流出がない場合は，胆嚢管を胆管側からミルキングしたり，胆嚢管を胆管側にむかって切開して結石の有無を検索する（図2）。ただし，炎症や線維化が高度で，胆嚢亜全摘術を施行するような症例では，可及的に結石を除去するが，無理な胆管側へのアプローチは胆道損傷のリスクがあるため，遺残結石の検索は断念せざるを得ない。術後に胆嚢摘出後症候群に注意した中・長期的なfollow upを行う。

なお，遺残胆嚢管に癌が発生した症例が過去に報告されているが極めてまれであり[21,22]，また遺残胆嚢管の長さと癌の発生頻度の関係も不明である[23]。良性疾患に対する胆嚢摘出術においては，安全な部位で胆嚢管または胆嚢を離断し，胆道損傷を回避することが優先されるべきだと考えられる。

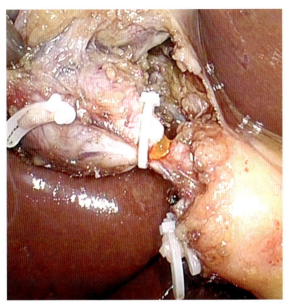

図 2 胆嚢摘出時の胆嚢管遺残結石予防策
胆嚢管離断予定部の胆嚢側をクリップしたのちに，総胆管側で胆嚢管を切開して胆汁の流出を確認することで，遺残胆嚢管結石の有無を確認する。胆汁の流出がない場合は，胆嚢管を胆管側からミルキングしたり，胆管側にむかって切開して結石の有無を検索する。

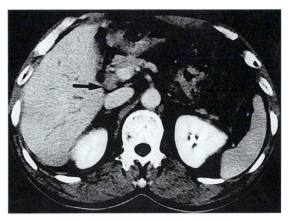

図 3 胆嚢管断端神経腫のCT所見
矢印の部位に内部が比較的均一で淡く造影される境界明瞭な腫瘤影を認める（黒沢治樹先生より提供）。

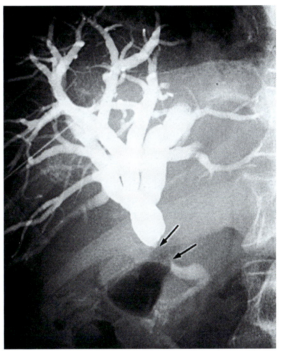

図 4 胆嚢管断端神経腫症例の経皮経肝胆管ドレナージチューブ造影像
矢印の部位で胆管の狭窄像を認める（黒沢治樹先生より提供）。

II．胆嚢管断端神経腫

1．病因と病態

　胆嚢管断端神経腫（本症）は胆嚢管断端やその周囲で切断，挫滅された神経線維の断端部におけるSchwann細胞の増殖と神経軸索の過剰再生により生じる肉芽組織である[24,25]。発生頻度については，胆嚢摘出術の既往のある剖検例の10%に本症を認めたとの報告があり[26]，比較的高頻度に発生するものと考えられる。本症によるおもな臨床症状は疼痛や黄疸であり[8,24,27]，既往手術から症状が出現するまでの期間は平均約8.3～13.4年と比較的長期間である[7,24,28,29]。しかし，多くは無症状であり，胆嚢摘出後に症状が出現して本症と診断される頻度は0.23%と報告されている[24]。

　また，過去の報告によると，胆嚢摘出術後だけでなく，胆管手術後[27,30,31]や胃切除術後[32]にも総胆管や肝管周囲に同様の神経腫が発生することが知られている。それらは胆管断端神経腫とよばれ，過去の報告ではしばしば本症と併せて論じられている。さらに，まれではあるが手術の既往がない場合でも胆嚢に神経腫が発生することがあり，そのような症例のほとんどが胆石を伴っていたと報告されている[33]。

2．診断

　血液検査では，胆管の狭窄や閉塞を伴った場合には一般的な閉塞性黄疸の所見を呈するが，それ以外に本症に特異的な所見はない。画像検査において，腫瘤そのものは末梢神経原発良性腫瘍と同様の所見を呈する[34,35]。腹部エコーでは高エコー腫瘤として[34]，造影CTでは辺縁平滑で濃染する結節として[7]描出される（図3）。MRIではT2強調像で高信号を呈し，造影で著明な造影効果を伴う境界明瞭な腫瘤として描出される。実際に画像検査でこのように明らかな腫瘤として

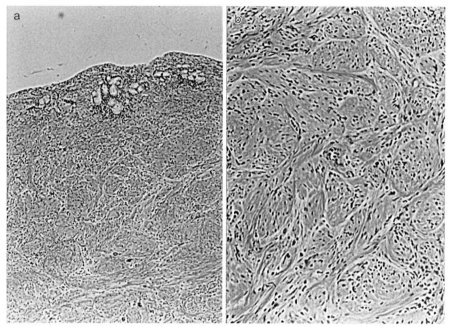

図 5 胆嚢管断端神経腫の病理組織像（HE 染色）
胆管壁周囲に膠原線維が増生し，これに取り囲まれるように神経線維が束状に増殖している（a：10 倍，b：100 倍）（黒沢治樹先生より提供）。

描出されることはまれであり，しばしば胆管狭窄や上流胆管の拡張などの随伴所見のみが認められる[7]（図4）。そのため，胆道癌を強く疑って診断が進められることが多いが[7,8,30,36]，近年では内視鏡技術の発展に伴い，直接経口胆道鏡を用いて術前に本症を診断しえたという報告もみられる[37]。

本症の診断確定には病理組織学的検索が必須であるため，悪性疾患を否定するためにも切除して診断を行わざるを得ないのが現状である。病理組織学的所見としては胆管周囲に神経線維束が不規則に増生した像を認め（図5），免疫染色で神経線維マーカーである NSE や S100 が陽性となる。なお，本症は良性疾患であり，これまでに悪性化したという報告はない。

3．治療

前述のように本症は胆道癌を強く疑って診療が進められることが多く，また，診断確定には病理組織学的検索が必須であることから，耐術可能な場合は手術が行われる。本症は良性疾患であることから，神経腫を狭窄した胆管とともに切除し，胆道再建を行う術式がもっとも適切な選択肢と考えられる。しかしながら，しばしば悪性疾患が否定できないまま膵頭十二指腸切除術，肝切除といった過大な侵襲を伴う術式が行われている[38,39]。このような過大な手術を回避するためには，胆嚢摘出術の既往がある患者で術前に画像診断および病理組織学的診断によって悪性疾患の確定が得られない場合，本症を鑑別疾患の一つとして念頭におき，ひとまず神経腫を狭窄した胆管とともに切除して術中迅速病理組織診断を行うことが肝要である。病理組織診断に際しては免疫染色などの特殊な手段を用いる必要はなく，術中迅速病理組織診断で悪性疾患を否定するのは比較的容易であるとされている[29]。

本症の外科的治療後の再発に関しては，これまでに報告例はなく，術後再発頻度は不明である。しかし病態的には本症の手術後に再度断端神経腫が形成される可能性は十分にあるため，良性疾患といえども長期的な経過観察は必要であろう。

謝辞：写真を提供していただいた黒沢クリニック 黒沢治樹先生，沖縄協同病院外科の皆様に深謝いたします。

参 考 文 献

1) 亀田治男：胆嚢摘出後症候群．日臨 **40**：1146-1147, 1982.
2) 田中竜彦，斎藤洋一：胆石症 胆嚢摘出後症候群．臨と研 **62**：2478-2484, 1985.
3) 森園剛樹，山口真彦，松野成伸，ほか：遺残胆嚢管に慢性炎症が発生し，これが原因となって惹起されたと考えられる腹腔鏡下胆嚢摘出術後の良性胆道狭窄の1例．胆と膵 **35**：671-675, 2014.
4) 福岡英志，黒田大介，浦出剛史，ほか：超音波内視鏡により乳頭括約筋機能障害が疑われた胆嚢摘出後症候群の1例．胆と膵 **38**：1321-1324, 2017.
5) 後藤　崇，谷口正次，山本　淳，ほか：術中ENBD

チューブ造影が有用であった腹腔鏡下遺残胆嚢摘出術の2例. 日内視鏡外会誌 9：433-438, 2004.

6）楜澤壯樹, 熊野秀俊, 森 和亮, ほか：腹腔鏡下胆嚢摘出術10年後に生じた遺残胆嚢管結石による閉塞性黄疸の1例. 外科 75：1135-1138, 2013.

7）金丸 洋, 多田真和, 堀江良彰, ほか：強い腹痛を主訴とした胆嚢摘出後断端神経腫の1例. 胆と膵 23：971-975, 2002.

8）岡田克也, 宮澤光男, 合川公康, ほか：胆嚢摘出術後に閉塞性黄疸にて発症した amputation neuroma の2切除例. 日臨外会誌 70：2128-2134, 2009.

9）森田眞照, 石橋孝嗣, 原 均, ほか：腹腔鏡下胆嚢摘出術における合併症の検討 開腹胆摘と腹腔鏡下胆摘の比較検討. 胆道 14：99-104, 2000.

10）大谷泰雄：【肝・胆道系症候群（第2版） 肝外胆道編 その他の肝・胆道系疾患を含めて】胆嚢 その他 遺残胆嚢管および遺残胆嚢. 新領域別症候群シリーズ, 別冊日本臨牀 425-428, 日本臨牀社, 2011.

11）Cottier DJ, McKay C, Anderson JR：Subtotal cholecystectomy. Br J Surg 78：1326-1328, 1991.

12）Wakabayashi G, Iwashita Y, Hibi T, et al.：Tokyo Guidelines 2018：surgical management of acute cholecystitis：safe steps in laparoscopic cholecystectomy for acute cholecystitis（with videos）. J Hepatobiliary Pancreat Sci 25：73-86, 2018.

13）Beldi G, Glättli A：Laparoscopic subtotal cholecystectomy for severe cholecystitis. Surg Endosc 17：1437-1439, 2003.

14）Palanivelu C, Rajan PS, Jani K, et al.：Laparoscopic cholecystectomy in cirrhotic patients：the role of subtotal cholecystectomy and its variants. J Am Coll Surg 203：145-151, 2006.

15）Rohatgi A, Singh KK：Mirizzi syndrome：laparoscopic management by subtotal cholecystectomy. Surg Endosc 20：1477-1481, 2006.

16）小松俊一郎, 長谷川洋, 白子隆志, ほか：高度胆嚢炎症例に対する腹腔鏡下胆嚢亜全摘術の安全性と問題点. 日消外会誌 41：1758-1764, 2008.

17）Girometti R, Brondani G, Cereser L, et al.：Post-cholecystectomy syndrome：spectrum of biliary findings at magnetic resonance cholangiopancreatography. Br J Radiol 83：351-361, 2010.

18）Mohamadnejad M, Hashemi SJ, Zamani F, et al.：Utility of endoscopic ultrasound to diagnose remnant stones in symptomatic patients after cholecystectomy. Endoscopy 46：650-655, 2014.

19）小野 武, 加藤航司, 比嘉 聡, ほか：ENBDT を併用し腹腔鏡下遺残胆嚢管切除術を施行した1例. 日臨外会誌 78：1590-1593, 2017.

20）Beyer KL, Marshall JB, Metzler MH, et al.：Endoscopic management of retained cystic duct stones. Am J Gastroenterol 86：232-234, 1991.

21）飛永修一, 山口広之, 中島正洋：胆嚢摘出後に発生した遺残胆嚢管癌の1例. 胆道 29：131-137, 2015.

22）中村広太, 池田直也, 金村哲宏, ほか：胆嚢摘出40年後に発症した遺残胆嚢管癌の1例. 日臨外会誌 78：1091-1096, 2017.

23）漆原正一, 渡邉淨司, 畑田智子, ほか：腹腔鏡下胆嚢摘出後に発生した遺残胆嚢管癌の1例. 日臨外会誌 74：776-779, 2013.

24）岩佐 真, 中村菊洋, 北村 純, ほか：胆摘後閉塞性黄疸を来した断端神経腫の1例 本邦報告例の検討. 胆と膵 9：225-232, 1988.

25）山内英生, 柿崎健二：肝外胆管神経腫, 胆管断端神経腫. 日臨：37-39, 1996.

26）Peison B, Benisch B：Traumatic neuroma of the cystic duct in the absence of previous surgery. Hum Pathol 16：1168-1169, 1985.

27）黒沢治樹, 仲野 明, 関 文雄, ほか：胆管損傷後に発生した amputation neuroma の1例. 胆と膵 15：287-292, 1994.

28）鈴村和大, 飯室勇二, 黒田暢一, ほか：腹腔鏡下胆嚢摘出術後15年目に胆道狭窄を来した手術クリップ胆管壁内迷入を伴う断端神経腫の1例. 日消外会誌 42：192-197, 2009.

29）後藤 航, 金沢景繁, 塚本忠司, ほか：術中迅速組織診が有用であった胆管断端神経腫の1例. 日臨外会誌 76：2510-2515, 2015.

30）高橋英治, 吉田 洋, 松尾吉庸, ほか：胆管胆管吻合部に発生した断端神経腫の1例. 日臨外会誌 65：1031-1035, 2004.

31）大塚亮太, 丸山尚嗣, 清水辰一郎：胆管損傷修復術後に発生した胆管断端神経腫の1例. 日外科系連会誌 39：297-301, 2014.

32）柿崎健二, 菊地安徳, 山内英生：胃切除術後総胆管に発生した断端神経腫の1例. 日消外会誌 25：2393-2396, 1992.

33）吉田 徹, 下沖 収, 馬場祐康, ほか：手術既往のない胆嚢 traumatic neuroma の1例. 日臨外会誌 66：1156-1160, 2005.

34）Ueno Y, Ikeda K, Maehara M, et al.：Traumatic neuroma of the bile duct. Abdom Imaging 33：560-562, 2008.

35）Boutin RD, Pathria MN, Resnick D：Disorders in the stumps of amputee patients：MR imaging. AJR Am J Roentgenol 171：497-501, 1998.

36）清住雄希, 高森啓史, 堀野 敬, ほか：胆管癌との鑑別に難渋した胆管断端神経腫の1例. 胆道 25：774-778, 2011.

37）玉置 大, 松山希一, 加藤仁司：注目の画像 細径内視鏡を用いた直接経口胆道鏡にて術前観察し得た胆管神経腫の1例. Gastroenterol Endosc 58：189-190, 2016.

38）猪瀬悟史, 鈴木修司, 原田信比古, ほか：総肝管十二指腸吻合術後の遺残胆管断端神経腫の1例. 胆道 20：629-634, 2006.

39）飯澤祐介, 安積良紀, 佐藤梨枝, ほか：肝門部胆管癌との鑑別に難渋した外傷性神経腫による良性胆道狭窄の1手術例. 肝胆膵治研誌 11：57-63, 2013.

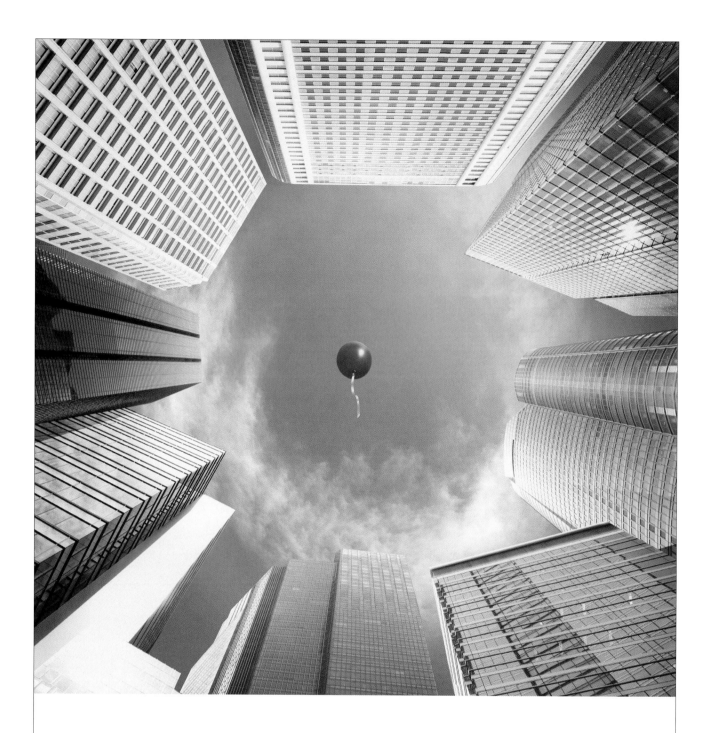

特集

胆道・膵疾患術後の晩期障害

門脈閉塞による静脈瘤
―外科的アプローチ―（Rex shunt）

岡島　英明[1]・鈴木久美子[1]・金城　昌克[1]・上林エレーナ幸江[1]
小川　絵里[1]・岡本　晋弥[1]・海道　利実[1]・上本　伸二[1]

要約：門脈閉塞による消化管静脈瘤に対する外科的治療にRex shuntがある。適応は肝移植術後の急性ならびに慢性の門脈閉塞症および肝外門脈閉塞症（EHPO）で，必須条件としてバイパスを作成しようとする門脈臍部を含んだ肝内門脈および上腸間膜静脈や脾静脈などが開存していること，肝臓が正常もしくは線維化があっても極軽度であること，がある。肝内門脈の開存性を評価するために逆行性門脈造影を行う。バイパスに必要な血管グラフトは内頸静脈，外腸骨静脈など種々報告されている。内頸静脈を用いた症例の開存性が良好であったとの報告があるが，整容性と開存性との両面から外腸骨静脈を用いている。Rex shuntは門脈閉塞に起因する門脈圧亢進症からの静脈瘤治療において単に門脈圧を低下させ静脈瘤の治療となるだけでなく，生理的に血流を肝臓へ誘導し，血行動態を正常化することができる有効な術式である。

Key words：門脈閉塞，静脈瘤に対する外科治療，バイパス手術，Rex shunt

はじめに

　1992年にde Ville de Goyet Jが3歳女児の小児肝移植後門脈閉塞をきたした症例に術後67日後に左門脈（Rex recess）と上腸間膜静脈とを脳死ドナーからの腸骨静脈を用いてバイパスし（図1），門脈血流を再疎通させることをはじめて報告した[1]。その後，この術式がRex shuntとよばれるようになり，小児肝移植症例の門脈閉塞のみならず，肝外門脈閉塞症（extrahepatic portal obstruction：EHPO）のため門脈圧亢進症をきたし，静脈瘤を形成し，消化管出血を繰り返すような症例に対する外科治療として行われるようになった[2～6]。成人領域では膵癌に対して門脈再建を伴う膵

Rex Shunt：As a Surgical Management for Varices on Gastrointestinal Tract Due to Portal Vein Obstruction

Hideaki Okajima et al

1) 京都大学大学院医学研究科肝胆膵・移植外科/小児外科（〒606-8507 京都市左京区聖護院川原町54）

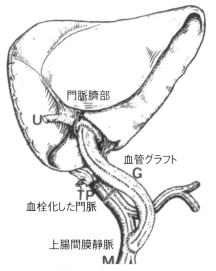

図1　上腸間膜静脈-左門脈バイパス（文献1より引用改変）

頭十二指腸切除術後に門脈閉塞をきたした症例に対して，Rex shuntを行い有効であったことが報告されている[7]。本稿ではRex shuntについて適応，手技，

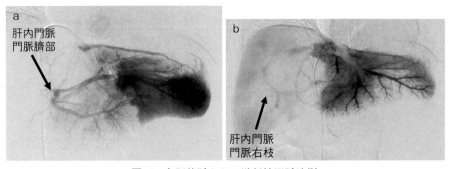

図2 左肝静脈からの逆行性門脈造影
a：左肝静脈末梢枝からの造影，b：左肝静脈根部からの造影

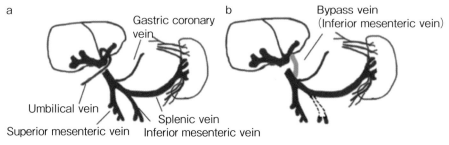

図3 下腸間膜静脈を用いたシャント（文献10より引用）

成績について紹介する。

I. 適 応

1. 疾患・病態

Rex shuntが適応となる疾患は肝移植術後の急性ならびに慢性の門脈閉塞症および肝外門脈閉塞症（EHPO）である。病態としてはバイパスを作成しようとする門脈臍部を含んだ肝内門脈および上腸間膜静脈や脾静脈などが開存していること，肝臓が正常もしくは線維化があっても極軽度であること，が必須である。

2. 術前評価

門脈の閉塞部位から腸管側の上腸間膜静脈や脾静脈の開存性の評価は造影CTで行うことができる。血流が十分に得られ，技術的に吻合可能な部分を3D画像なども用いて考慮する。一方，肝内門脈の開存性については造影CTやMRIでの評価は困難であり，通常は左肝静脈をバルーンカテーテルで閉塞させた状態で行う逆行性門脈造影で行う。左肝静脈の下大静脈起始部でバルーン閉塞を行うと，ときに肝内門脈評価が困難となることがある。左肝静脈のより末梢でバルーン閉塞を行ったほうが造影剤の量はもとより，注入圧もそれほど強い圧でなくても門脈の評価が可能である（図2a, b）。

肝臓の組織学的評価は肝生検が事前に行うことができればそれに勝るものはないが，目的が静脈瘤の治療のために門脈圧を低下させることなので，肝線維化の程度が評価できればよい。Mac-2 binding protein（M2BP）糖鎖修飾異性体といった血清学的評価や，超音波検査による肝の線維化に起因する硬度の評価法などが進歩してきており，こられを組み合わせて評価することも可能である。

II. 手 技

1. 血管グラフト

脳死ドナーからの臓器移植が日常的に行われている欧米では脳死ドナーから血管（腸骨静脈など）をグラフトとして採取して用いることもある。そのなかで血液型不適合の脳死ドナーから採取された血管グラフトは早期に硬化性変化をきたし開存性が失われ，血流が維持できなくなったことが報告されている[8]。一方，自家静脈としては内頸静脈，外腸骨静脈を用いることが多いが，大伏在静脈[9]や下腸間膜静脈[10]を用いたものもある（図3）。血管グラフトの開存性では内頸静脈を用いるのがよいとの報告もあるが[11]，頸部に血管グラフト採取に伴う傷が残り，整容性の面も考慮するとわれわれは外腸骨静脈を第一選択としている。さらに遊離血管グラフトを用いず，左胃静脈を用いて左門脈へ吻合する方法[12]（図4）や脾静脈を遊離し，左門脈へ吻合しバイパスを作成する症例も報告されている[13]

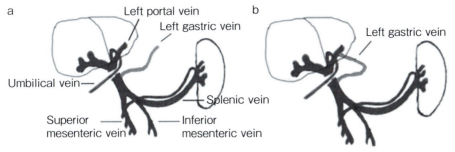

図 4 左胃静脈を用いたシャント（文献12より引用）

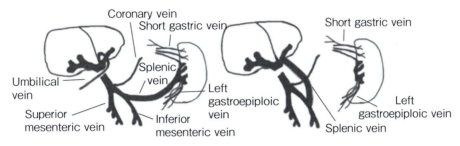

図 5 脾静脈を用いたシャント（文献13より引用）

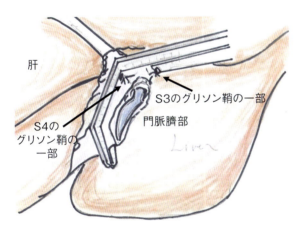

図 6 肝臓側吻合部（門脈臍部）の露出

（図5）。その際脾臓は小児症例が多いこともあり，温存されることが多い。

2．手術の実際

1）皮切

小児症例が多いため臍上部横切開で行っている。成人例ではバイパスの作成とグラフト血管(外腸骨静脈)採取とは別の手術創で行うか，長い正中切開をおくことが必要となるが，小児例の多くは臍上部横切開の同じ創でグラフト血管採取とバイパス術を行うことができる。

2）肝臓側吻合部（門脈臍部）の露出

肝円索を牽引し，門脈臍部を十分に露出する。鉗子をかけるスペースを確保するため，必要であればS3，S4のグリソンを一部結紮・切離することが必要となることもある（図6）。

3）腸管側吻合部の露出

あらかじめ術前CTで評価されていた血管ならびに吻合部位を露出する。あまり血管に近づくと血管壁が薄くなり，吻合が困難となる一方，不十分な露出では吻合口を十分確保することが困難となるので注意を要する。

4）血管グラフト採取

右外腸骨静脈を第一選択として採取している。内腸骨静脈との分岐部より末梢にむかって必要な長さを採取する。外腸骨静脈は採取しても閉鎖静脈などから内腸骨静脈領域への側副路があるため採取側の下肢の浮腫はないか，あっても軽度である。採取後の血管断端は年齢にもよるが，5-0 prolene もしくは 6-0 prolene を用いて連続縫合で閉鎖する。

5）左門脈臍部―血管グラフト吻合

左門脈臍部にサイドクランプをかけ血管グラフトと 6-0 prolene で連続縫合で吻合する。Shinkaiら[14]は肝円索から臍静脈を肝側へ剝離・露出し，門脈臍部の遠位端と端々吻合する方法で良好な成績が得られたことを紹介している。

6）血管グラフト―上腸間膜静脈（脾静脈）吻合

上腸間膜静脈（脾静脈）にサイドクランプをかけ，血管グラフトと 6-0 prolene を用いて吻合する。血管壁が薄くなっている際には 7-0 prolene を用いる（図7a, b）。

あらかじめ門脈圧測定のため門脈カテーテルを挿入

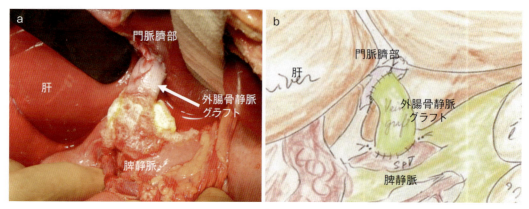

図 7 シャント作成, reflow 後
a：術中写真　肝臓は色調, 硬度, 表面など正常肝である。
b：シェーマ　本症例では脾静脈と左門脈臍部とにバイパスを置いた。

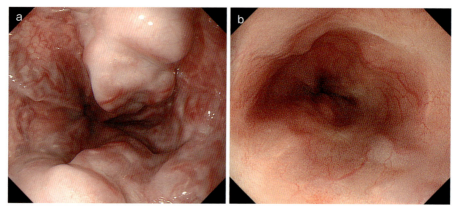

図 8
a：術前食道内視鏡所見　著明に怒張した食道静脈瘤を認める。
b：術後食道内視鏡写真　静脈瘤はほぼ消退している。

しておき, バイパス作成後血流再開での門脈圧がバイパス作成前の門脈圧と比較して低下していることを確認する。

超音波ドップラー検査で血流が十分であることを確認して手術を終了する。

III. 術後経過・成績

門脈閉塞による門脈圧亢進症に起因する静脈瘤に対する外科的治療として従来から行われている脾腎シャント術, 回結腸静脈-総腸骨静脈端側吻合術, 門脈—下大静脈Hシャントといったporto-systemic shuntがある。これとRex shuntを比較すると静脈瘤の制御という点ではporto-systemic shuntが100％であるのに対し, Rex shuntでは60～96％と報告により多少異なるがやや劣る[15,16]。また, 新生児期の臍静脈カテーテルに起因する肝外門脈閉塞症はRex shuntでの開存性について満足いく結果が得られていない[17]。しかしながらporto-systemic shuntでは術後長期においては肝性脳症のリスクが懸念されるのに対し, Rex shuntでは生理的な門脈血行動態に戻すために対象に小児症例が多いことを考慮すると適応症例には積極的に考慮されるべきと考える。

シャントの開存性に大きく影響する要因にグラフト血管の選択がある。de Ville de Goyet Jら[11]は内頸静脈を用いた症例での開存性が良好であったと報告している。

われわれは傷の整容性も考慮し, 頸部に新たな手術を要する内頸静脈グラフトではなく, 腹部の同一創から採取可能な外腸骨静脈を用いている。

シャントを作成したグラフト血管の狭窄・閉塞は約17％に起こるといわれており[18], 部位としてはグラフト血管と門脈臍部との吻合部がもっとも多いといわれている。グラフト血管が閉塞した場合の治療としてはカテーテル治療のバルーン拡張やステント留置が主流であるが[19], 再度血管グラフトを用いて上腸間膜静脈

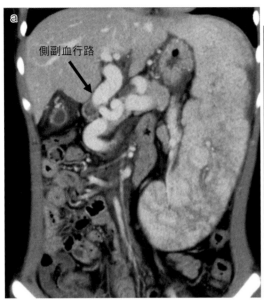
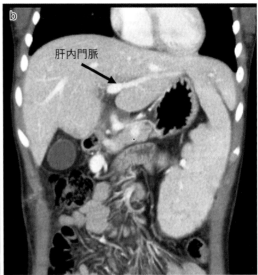

図 9
a：術前腹部造影CT　発達した側副血行路を認める。
b：術後腹部造影CT　肝内門脈は良好に描出され、肝門部の側副血行路は消退している。

と右門脈とを吻合する手技も報告されている[20]。

静脈瘤の評価は内視鏡所見で行われるが、比較的早期に改善が得られる。図8aは吐血を初発症状として診断された肝外門脈閉塞症12歳女児のRex shunt術前の食道内視鏡写真であるが、著明に発達した静脈瘤を認めた。術後2週間での食道内視鏡写真では図8bのごとく静脈瘤は著明な改善を認めている。同じ症例であるが、肝門部に発達していたcavernous formation（図9a）も術シャント血流が安定してくるとcavernous formationを呈していた肝門部門脈側副路は消退してくる（図9b）。

おわりに

Rex shuntは適応を慎重に評価・判断し、手技を確実に行えば門脈閉塞に起因する門脈圧亢進症からの静脈瘤治療において単に門脈圧を低下させ静脈瘤の治療となるだけでなく、生理的に血流を肝臓へ誘導し、血行動態を正常化することができる有効な術式である。しかしながら長期にわたる開存性ひいては門脈圧制御における有効性については手技の工夫も含めこれからも検討が必要となる。

参考文献

1) de Ville de Goyet J, Clapuyt P, Otte JB：Extrahilar mesenterico-left portal shunt to relieve extrahepatic portal hypertension after partial liver transplant. Transplantation 53：231-232, 1992.
2) Krebs-Schmitt D, Briem-Richter A, Grabhorn E, et al.：Effectiveness of Rex shunt in children with portal hypertension following liver transplantation or with primary portal hypertension. Pediatr Transplant 13：540-544, 2009.
3) Gibelli NEM, Tannuri ACA, Tannuri U, et al.：Rex shunt for acute portal vein thrombosis after pediatric liver transplantation in children with biliary atresia. Transplant Proc 43：194-195, 2011.
4) de Ville de Goyet J, Alberti D, Clapuyt P, et al.：Direct bypassing of extrahepatic portal venous obstruction in children：a new technique for combined hepatic portal revascularization and treatment of extrahepatic portal hypertension. J Pediatr Surg 33：597-601, 1998.
5) Superina R, Bambini DA, Lokar J, et al.：Correction of extrahepatic portal vein thrombosis by the mesenteric to left portal vein bypass. Ann Surg 243：515-521, 2006.
6) Dasgupta R, Roberts E, Superina RA, et al.：Effectiveness of Rex shunt in the treatment of portal hypertension. J Pediatr Surg 41：108-112, 2006.
7) Yamamoto S, Sato Y, Oya H, et al.：Splenic-intrahepatic left portal shunt in an adult patient with extrahepatic portal vein obstruction without recurrence after pancreaticoduodenectomy. J Hepatobiliary Pancreat Surg 16：86-89, 2009.
8) de Ville de Goyet J, Gibbs P, Clapuyt P, et al.：Original extrahilar approach for hepatic portal revascularization and relief of extrahepatic portal hypertension

related to later portal vein thrombosis after pediatric liver transplantation. Long term results. Transplantation **62** : 71-75, 1996.

9) Query JA, Sandler AD, Sharp WJ : Use of autogenous saphenous vein as a conduit for mesenterico-left portal vein bypass. J Pediatr Surg **42** : 1137-1140, 2007.

10) Zhang JS, Li L, Cheng W : A New Procedure for the Treatment of Extrahepatic Portal Hypertension in Children : Portal Cavernoma-Rex Shunt with Interposition of Grafted Portal Vessel. J Am Coll Surg **222** : e71-e76, 2016.

11) de Ville de Goyet J, Lo Zupone C, Grimaldi C, et al. : Meso-Rex bypass as an alternative technique for portal vein reconstruction at or after liver transplantation in children : review and perspectives. Pediatr Transplant **17** : 19-26, 2013.

12) Zhang JS, Li L, Liu SL, et al. : Gastroportal shunt for portal hypertension in children. J Pediatr Surg **47** : 253-257, 2012.

13) Zhang JS, Li L, Hou WY, et al. : Spleen-preserving proximal splenic-left intrahepatic portal shunt for the treatment of extrahepatic portal hypertension in children. J Pediatr Surg **50** : 1072-1075, 2015.

14) Shinkai M, Mochizuki K, Kitagawa N, et al. : Usefulness of a recanalized umbilical vein for vascular reconstruction in pediatric hepatic surgery. Pediatr Surg Int **32** : 553-558, 2016.

15) Guérin F, Bidault V, Gonzales E, et al. : Meso-Rex bypass for extrahepatic portal vein obstruction in children. Br J Surg **100** : 1606-1613, 2013.

16) Lautz TB, Keys LA, Melvin JC, et al. : Advantages of the meso-Rex bypass compared with portosystemic shunts in the management of extrahepatic portal vein obstruction in children. J Am Coll Surg **216** : 83-89, 2013.

17) Gibelli NE, Tannuri AC, Pinho-Apezzato ML, et al. : Extrahepatic portal vein thrombosis after umbilical catheterization : is it a good choice for Rex shunt? J Pediatr Surg **46** : 214-216, 2011.

18) Lautz TB, Kim ST, Donaldson JS, et al. : Outcomes of percutaneous interventions for managing stenosis after meso-Rex bypass for extrahepatic portal vein obstruction. J Vasc Interv Radiol **23** : 377-383, 2012.

19) Ketelsen D, Warmann SW, Schaefer JF, et al. : Percutaneous revascularization of reoccluded meso-Rex shunts in extrahepatic portal vein obstruction. J Pediatr Surg **47** : E23-E28, 2012.

20) Long L, Jinshan Z, Zhen C, et al. : Portal-to-right portal vein bypass for extrahepatic portal vein obstruction. J Pediatr Surg : 2017 [Epub ahead of print].

* * *

特集

胆道・膵疾患術後の晩期障害

門脈狭窄による静脈瘤の成人例―経皮的アプローチ―

伊神　　剛[1]・江畑　智希[1]・横山　幸浩[1]・水野　隆史[1]
山口　淳平[1]・尾上　俊介[1]・渡辺　伸之[1]・梛野　正人[1]

要約：門脈狭窄に起因する静脈瘤の経皮的治療として，術後再発症例や高度進行非切除癌では，門脈内ステント留置が推奨される。胆道・膵疾患に対する術後晩期合併症としての門脈狭窄に起因する静脈瘤の治療に対しては，門脈内ステントは抗凝固療法の必要性が議論されており，その適応は慎重に判断する必要がある。門脈狭窄に起因する静脈瘤の治療として，門脈内ステントが必ずしも有効でない病態が散見されるため，症例によって慎重に判断する必要がある。

Key words：門脈狭窄，門脈内ステント，門脈閉塞，静脈瘤出血

はじめに

胆道・膵疾患術後の晩期合併症として門脈狭窄により静脈瘤を経験するが，多くの場合は，特別な治療を必要とせず経過観察のみで対処可能である。しかし，まれではあるが，門脈圧亢進の症状とともに，静脈瘤からの出血で治療に難渋する症例を経験する。本稿では，当科で経験した胆道癌術後の晩期合併症として門脈狭窄に起因する静脈瘤からの出血症例を紹介し，その治療法について考察する。

I．門脈狭窄に対する門脈内ステント留置術

一般的に，血管狭窄に対するステント留置術は非常に有用である。最近では，胆道癌および膵臓癌の再発による門脈狭窄に対する門脈内ステント留置術の有効性の報告も散見される[1～8]。当科では，術後合併症としての門脈狭窄に対する門脈内ステント留置術の経験はないが，胆道癌再発例に対する治療の経験があるの

Percutaneous Treatment for Varices Due to Portal
Vein Stenosis in Adults
Tsuyoshi Igami et al
1）名古屋大学大学院医学系研究科腫瘍外科（〒466-
8550 名古屋市昭和区鶴舞町65）

で，その概要を説明する[9]。

経皮経肝門脈塞栓術の要領で，肝内門脈穿刺を行い，門脈造影像を撮影する。門脈狭窄長を計測し，適切なステントを選択する。門脈狭窄部にステントを留置し，門脈穿刺部をコイルで塞栓する（図1）。本治療を行った，胆道癌再発例は10例経験しているが，全例合併症なく良好な結果を得ている。

最近，当科では高度進行非切除胆道癌の門脈狭窄に対しても門脈内ステント留置を行い良好な結果を得ている。よって，門脈狭窄に対する門脈内ステント留置は標準的な治療に成り得ると考えている。しかし，門脈内ステント留置後には，抗凝固療法の必要性も論じられている[1,10,11]。胆道癌術後晩期合併症としての門脈狭窄に対する門脈内ステント留置の適応に関しては，無担癌状態であり，長期の抗凝固療法の必要性も否定できないことから慎重に判断する必要がある。

II．選択的空腸静脈塞栓術により止血しえた胆管空腸吻合部静脈瘤の1例[12]

症例は40歳代の男性で，他院で生後5ヵ月時に先天性胆管拡張症に対して，肝外胆管切除，胆管空腸吻合術が施行されていた。下血，貧血の精査・加療目的で当科に紹介された。

腹部造影CT，経皮経肝門脈造影，経皮経肝胆道鏡検査を行った（図2）。門脈本幹に明らかな狭窄は認め

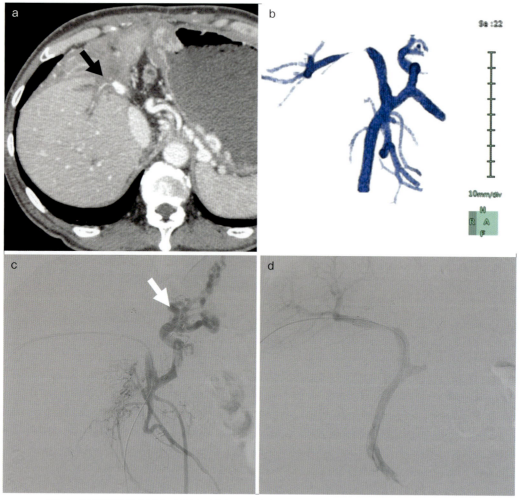

図 1 肝門部胆管癌術後再発例に対する門脈内ステント留置術（文献9より引用改変）
a：腹部造影 CT で，再発巣（黒矢印）により門脈は狭窄していた。
b：3D 門脈像では門脈本幹で狭窄していた。
c：経皮経肝門脈造影では，肝内門脈の描出が不良で左胃静脈瘤（白矢印）が描出された。
d：門脈内ステント留置後，肝内門脈の描出は良好で左胃静脈瘤は描出されなくなった。

ず，左門脈の描出は良好であったものの，左胃静脈瘤と胆管空腸吻合部静脈瘤から右門脈へのシャントを認めた。右門脈狭窄を伴う胆管空腸吻合部静脈瘤からの出血であると診断した。

経皮経肝胆道鏡下で，胆管空腸吻合部静脈瘤に対して，無水エタノールによる硬化療法を行った。しかし，およそ1ヵ月に1回程度，下血，貧血をきたし，胆道鏡下の硬化療法を繰り返す必要があった。6回の治療にもかかわらず，完全止血が得られなかったため，全身麻酔下に小開腹し，回腸末端の静脈から小腸静脈および門脈像を撮影し，胆管空腸吻合部静脈瘤の塞栓術を施行した（図3）。以後は，下血，貧血を認めず，治療後20年経過している。

本症例では，出血源の同定ができており，門脈圧亢進症による食道静脈瘤の標準的治療である硬化療法を参考に，胆管空腸吻合部静脈瘤に対して硬化療法を第一選択とした。結果的に硬化療法は完全止血が得られなかったが，静脈瘤塞栓術を行うことで完全止血が得られた。本症例に対して，門脈内ステントを留置しても，治療前から門脈本幹の狭窄は認めなかったため，胆管空腸吻合部静脈瘤を介した右門脈へのシャントは消失させることはできなかったと考えられる。

III．肝門部胆管癌術後，放射線照射後，門脈閉塞に伴う下血の治療に難渋した1例

症例は70歳代の男性で，肝門部胆管癌に対し，肝左葉切除，尾状葉切除，門脈合併切除，胆道再建術を施行した。術後病理検索でT4N0M0，門脈断端が浸潤癌陽性であり，R1切除であった。術後62日目から門脈吻合部に50 Gyの放射線照射を施行した。放射線照射後4ヵ月目に下血，貧血をきたし，精査・加療目的で

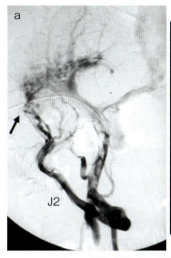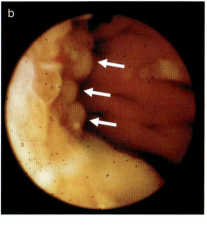

図 2 胆管空腸吻合部静脈瘤からの出血症例（治療前）
a：経皮経肝門脈造影で，門脈本幹の狭窄は認めず左門脈枝の描出は良好であったが，左胃静脈瘤の描出を認めた。第2空腸静脈（J2）から描出された胆管空腸吻合部静脈瘤（黒矢印）を介し右門脈枝が描出された。
b：経皮経肝胆道鏡検査では，胆管空腸吻合部静脈瘤（白矢印）を認めた。

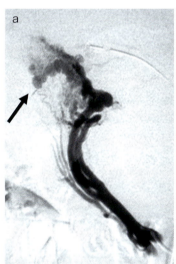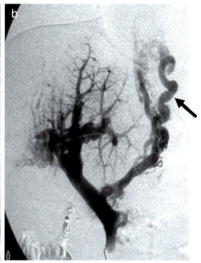

図 3 胆管空腸吻合部静脈瘤からの出血症例（治療中）
a：回腸末端静脈から造影し，胆管空腸吻合部静脈瘤（黒矢印）を無水エタノールと金属コイルで塞栓した。
b：塞栓後の造影で，胆管空腸吻合部静脈瘤の描出は認めない。左胃静脈瘤（黒矢印）も無水エタノールと金属コイルで塞栓した。

再入院した。

腹部造影CT（図4）および3D門脈像（図5）では，門脈吻合部を中心に肝門部から膵頭部にかけて門脈は完全閉塞していた。遠肝性の側副血行路の発達が著明であった。門脈吻合部再発による門脈閉塞，遠肝性側副血行路からの消化管出血と診断した。当時は，門脈内ステントの留置経験がなく，また，門脈の完全閉塞であることから，絶食，輸血による保存的治療を選択した。抗がん剤治療は，本人が拒否したため施行しなかった。貧血，下血はすみやかに改善し，退院となった。

その後，およそ1ヵ月に1回程度，下血，貧血をきたし，入退院を繰り返すこととなった。この間に，上部消化管内視鏡，下部消化管内視鏡，胆管空腸吻合部の観察も含めた小腸内視鏡，出血シンチを繰り返し行ったが，遂に出血部を同定することができなかった。絶食により，簡単に止血が得られることから，患者の同意のもと，在宅高カロリー輸液を導入し，液体栄養剤を経口摂取することにした。下血はほとんど認

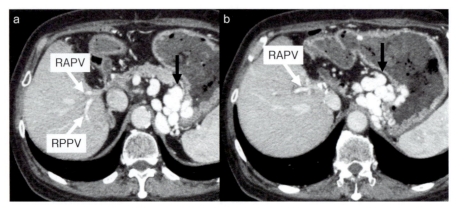

図 4 肝門部胆管癌術後，放射線照射後，門脈完全閉塞症例
a，b：肝左葉切除，尾状葉切除，門脈合併切除後で，右門脈前枝（RAPV），右門脈後枝（RPPV）の描出は良好であった。遠肝性の側副血行路（黒矢印）の発達が著明であった。

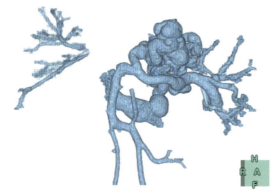

図 5 図 4 症例の 3D 門脈像
門脈本幹は完全に途絶し，遠肝性の側副血行路の発達が著明である。肝内門脈への側副路は描出されなかった。

めなくなり，貧血は半年から1年に1回程度の入院加療を必要としたが，術後約3年が経過した。もはや，再発はないと判断し，患者の希望もあり経口摂取を通常の食事へと切り替えていった。その後も，下血はほとんど認めず，半年から1年に1回程度，貧血のため入院加療を行っているが，QOLは保たれている。結果的に術後14年，無再発で経過している。

本症例では，後方視的に考えると，門脈閉塞の原因は放射線照射による急性門脈閉塞であったと推測される。明らかな出血源を同定できなかったが，急性門脈閉塞に対し，一定期間の下血が発症しない状況を作り出すことにより，肝硬変による慢性的な門脈圧亢進症と似た病態となり，静脈瘤からの出血が鎮静化してきたものと考えている。なお，本症例は門脈完全閉塞であったため，門脈内ステント留置は現状でも困難であると考えている。

おわりに

胆道・膵疾患術後の晩期合併症として門脈狭窄により静脈瘤からの出血に対する治療に関して概説した。本稿が，今後の治療に役立てば幸いである。

参考文献

1) Yamakado K, Nakatsuka A, Tanaka N, et al.：Portal venous stent placement in patients with pancreatic and biliary neoplasms invading portal veins and causing portal hypertension：initial experience. Radiology 220：150-156, 2001.

2) Novellas S, Denys A, Bize P, et al.：Palliative portal vein stent placement in malignant and symptomatic extrinsic portal vein stenosis or occlusion. Cardiovasc Intervent Radiol 32：462-470, 2009.

3) Zhou ZQ, Lee JH, Song KB, et al.：Clinical usefulness of portal venous stent in hepatobiliary pancreatic cancers. ANZ J Surg 84：346-352, 2014.

4) Nio Y, Iguchi C, Itakura M, et al.：Placement of an expandable metallic stent improves the efficacy of chemoradiotherapy for pancreatic cancer with malignant portal vein stenosis or obstruction. Anticancer Res 29：3329-3335, 2009.

5) Kim KR, Ko GY, Sung KB, et al.：Percutaneous transhepatic stent placement in the management of portal venous stenosis after curative surgery for pancreatic and biliary neoplasms. AJR Am J Roentgenol 196：W446-W450, 2011.

6) Tsukamoto T, Hirohashi K, Kubo S, et al.：Percutaneous transhepatic metallic stent placement for malignant portal vein stenosis. Hepatogastroenterology 50：453-455, 2003.

7) Watanabe Y, Sato M, Abe Y, et al.：Metallic stents for low invasive recanalization of the portal veins with cancerous invasion-first case report. Hepatogastroenterology **45**：551-553, 1998.

8) Hwang S, Sung KB, Park YH, et al.：Portal vein stenting for portal hypertension caused by local recurrence after pancreatoduodenectomy for periampullary cancer. J Gastrointest Surg **11**：333-337, 2007.

9) Mizuno T, Ebata T, Yokoyama Y, et al.：Percutaneous transhepatic portal vein stenting for malignant portal vein stenosis secondary to recurrent perihilar biliary cancer. J Hepatobiliary Pancreat Sci **22**：740-745, 2015.

10) Hyodo R, Suzuki K, Ebata T, et al.：Assessment of percutaneous transhepatic portal vein embolization with portal vein stenting for perihilar cholangiocarcinoma with severe portal vein stenosis. J Hepatobiliary Pancreat Sci **22**：310-315, 2015.

11) Yamakado K, Nakatsuka A, Tanaka N, et al.：Malignant portal venous obstructions treated by stent placement：significant factors affecting patency. J Vasc Interv Radiol **12**：1407-1415, 2001.

12) Sasamoto A, Kamiya J, Nimura Y, et al.：Successful embolization therapy for bleeding from jejunal varices after choledochojejunostomy：report of a case. Surg Today **40**：788-791, 2010.

＊　　　　＊　　　　＊

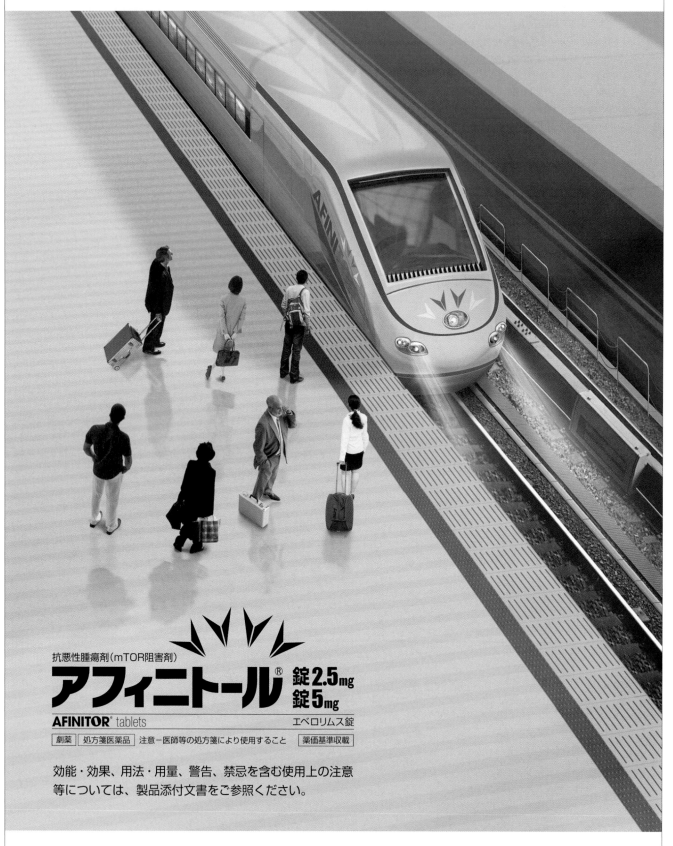

特集

胆道・膵疾患術後の晩期障害

小児肝移植後の晩期門脈関連合併症に対する
経皮的カテーテル治療について

平田　義弘[1]・阪本　靖介[1]・佐々木健吾[1]・福田　晃也[1]
宮嵜　治[2]・野坂　俊介[2]・笠原　群生[1]

要旨：小児肝移植の晩期合併症の一つに門脈関連合併症（門脈狭窄，門脈血栓，側副血行路の発達）がある。臨床症状が出現した時点では高度狭窄，閉塞をきたしていることが多く，症状出現前の早期発見，治療が重要である。門脈関連合併症に対する治療の第一選択は経皮的カテーテル治療である。門脈狭窄に対してはバルーン拡張術を施行するが，狭窄を繰り返す症例や門脈の捻れ，屈曲を認める症例に対してはステント留置を考慮する。長距離にわたる門脈完全閉塞症例に対し，経皮経肝および経上腸間膜静脈アプローチを併用した rendezvous technique により再開通を得ることができる。門脈大循環短絡を形成した側副血行路に対してはバルーン下逆行性経静脈的塞栓術（B-RTO）による治療が選択肢となる。外来診療において定期的に血液検査，腹部ドップラー超音波検査を行い門脈関連合併症を早期発見することが小児肝移植のさらなる長期予後改善につながる。

Key words：小児肝移植，門脈関連合併症，カテーテル治療

はじめに

　小児肝移植は手術手技，免疫抑制剤を含めた術後管理の改善により非常に良好な成績を得るようになり，5年生存率は90%である[1]。長期生存例が増加するとともに，さまざまな晩期合併症の存在が明らかとなってきた。晩期合併症の一つに門脈狭窄，門脈血栓などの門脈関連合併症があり，グラフト肝不全を起こしうる重大な合併症である。晩期門脈関連合併症は無症状に進行し，消化管出血，肝肺症候群，門脈肺高血圧などの門脈圧亢進による症状が顕在化した際には門脈の強度の狭窄または閉塞をきたしていることが多く，症

状出現前の早期発見，治療が重要である。
　本稿では小児肝移植後の晩期門脈関連合併症を概説し，早期発見に対する対策および経皮的カテーテル治療について，当院で経験した症例を提示し解説する。

I．小児肝移植後の晩期門脈関連合併症について

　小児肝移植後の晩期門脈関連合併症発生率は3%から17.2%とされる[2~4]。小児肝移植では成人肝移植より門脈関連合併症の発生率が高く，その原因としてレシピエント門脈とグラフト門脈のサイズミスマッチが報告されている[5]。また，径が4 mm以下の門脈，10 cm/秒以下の門脈血流，間置グラフトによる門脈形成が門脈関連合併症の危険因子と報告されている[6]。手術の際には門脈に捻れがないように吻合し，吻合部に緊張がかからないようにすることが重要である。門脈の口径差がある場合には左右門脈分岐部を用いたbranch-patch technique や門脈本幹の斜切開でレシピエント門脈吻合口を拡大し，さらに胆道閉鎖症症例

Percutaneous Intervention for Late-Onset Portal Vein Complication in Pediatric Liver Transplantation
Yoshihiro Hirata et al
1) 国立成育医療研究センター臓器移植センター
　（〒157-8535 世田谷区大蔵2-10-1）
2) 同　放射線科

など壁が硬化し狭細化した門脈の場合には血管グラフトでレシピエント門脈を置換し門脈再建を行うことが重要である[2]。吻合の際に門脈の front flow が弱い場合には側副血行路を遮断することにより front flow を増加させることで肝内門脈血流を確保する[7]。

小児肝移植後の門脈関連合併症には門脈狭窄症，門脈血栓症，側副血行路の発達がある。また発症時期により，術後3ヵ月以内に発症する早期合併症と術後3ヵ月以降に発症する晩期合併症に分類される[8]。門脈血栓症は術後早期に発症する頻度が高く，門脈狭窄症，側副血行路の発達は術後晩期に発症する頻度が高い[8]。このため，外来経過観察中は門脈狭窄症の早期発見を主眼に検査を行うが，門脈血栓症も常に留意して検査を施行しなければならない。

門脈関連合併症の早期発見のためには外来診察で画像検査，とくに腹部ドップラー超音波検査による門脈の形態および血流の評価が重要である。肝内門脈が紡錘形や球形の拡張を示している場合は post-stenotic dilatation を疑い，肝外門脈，とくに吻合部において明らかな狭窄所見がないかを確認する。肝内門脈血流が15〜20 cm/秒の定常波であれば問題ないが，吻合部付近での急速な血流（jet flow）や乱流を認めた場合には狭窄を疑う。腹部ドップラー超音波検査で以上の所見を認めた場合にはさらに腹部造影 CT 検査による門脈の形態，および側副血行路の発達や脾腫などの評価を行う。

血液検査において，門脈関連合併症患者では血小板の減少が報告されている[9,10]。門脈圧亢進症に伴う症状の一環であり，10万/μL 以下が目安とされるが，個々の患者で血小板の減少傾向がないかどうかを注意深く観察していくことが重要である。また，当院では門脈血流がシャントすることにより上昇しうる総胆汁酸，アンモニアを計測し門脈関連合併症の指標としている。

Ⅱ．門脈関連合併症の治療について

小児肝移植後晩期門脈関連合併症の治療は経皮的カテーテル治療が第一選択となる。門脈へのアプローチは経皮経肝アプローチ，経上腸間膜静脈アプローチ，経皮経脾アプローチがある。小児肝移植後の治療では経皮経肝アプローチがもっとも施行されている。これは低侵襲であること，病変部へのアプローチのしやすさ，また，肝移植後は肝臓と腹壁が癒着しているため腹腔内出血の危険性が低いためである。短所は門脈吻合部に対し逆行性のアプローチとなるため，カテーテ

ル操作が困難になる可能性があることである。肝内門脈まで血栓が伸展している場合は経皮経肝アプローチが難しく，経皮経脾もしくは経上腸間膜静脈アプローチを行う。経皮経脾アプローチは脾損傷や脾臓内血腫の危険性が高いためほとんど施行されていない[11]。経上腸間膜静脈アプローチは門脈に順行性にアプローチできる利点があるが，小開腹下に血管を露出せねばならない。さらに，腹腔内は癒着のため剥離が必要であり，侵襲が大きくなるという欠点がある。経皮経肝アプローチおよび経上腸間膜静脈アプローチどちらかのみではすべての門脈関連合併症には対応できず，両側からアプローチできるように準備が必要である。

1．門脈狭窄症（portal vein stricture：PVS）

門脈狭窄症に対してはバルーン拡張術，ステント留置術による経皮的血管形成術が施行される。通常経皮経肝アプローチでまず門脈造影を施行し，狭窄部および前後の門脈径を計測する。また，狭窄部前後の門脈圧を測定し圧格差を測定する。小児肝移植後門脈狭窄症に対し，第一選択はバルーン拡張術であり，初回治療ではステント留置術を施行しない。小児においては今後の成長に伴いステントが逸脱したり，ステント部が相対的狭窄をきたしたりする危険性があるためである[12,13]。

術後は抗凝固薬を使用し再狭窄を予防する。抗凝固薬として，術直後はヘパリンの持続投与を行い，ワーファリン経口投与に切り替えるのが一般的である[14]。成人では経口抗凝固薬としてワーファリンよりも管理が簡便な新世代抗凝固薬（novel oral anticoagulant：NOAC）が用いられるが，小児においては使用経験が少ない。

1）バルーン拡張術

バルーンの選択であるが，狭窄前後の血管径より20〜25%太いバルーンを選択する。狭窄部がバルーンの中央になるようにバルーンを固定しバルーンを拡張する。狭窄部のくびれ（notch）の消失を確認し，通常10〜12気圧で30秒拡張し，30秒休止の治療サイクルを3回繰り返す。最後に再度狭窄部および前後の門脈径を測定し，30%以上の狭窄がないことを確認して狭窄が解除されていると判断する。また，狭窄部前後の圧格差を計測し，5 mmHg 以下になっていることを確認する[15]。

門脈狭窄症に対するバルーン拡張術では30%程度で再発を認めると報告されている[12,15〜17]。このため，バルーン拡張術後も外来において腹部ドップラー超音波検査を施行し注意深く経過観察することが必要である。

2）ステント留置術

小児におけるステント留置の明確な基準は定められ

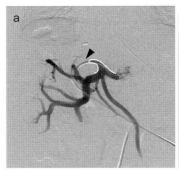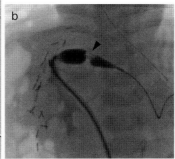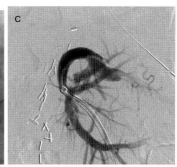

図 1 バルーン拡張術
a：経皮経肝アプローチで上腸間膜静脈側から門脈造影を施行した。矢印の部位で狭窄を認める。
b：バルーン拡張術。狭窄部位にくびれを認める（矢印）。
c：狭窄はバルーン拡張術で解除され，上腸間膜静脈から肝内門脈までが造影されている。

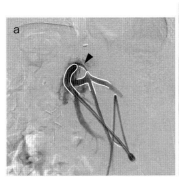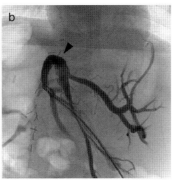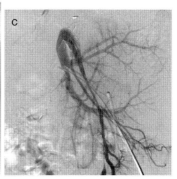

図 2 ステント留置術
a：前回解除された狭窄部位に再度狭窄を認める。
b：バルーン拡張術を施行すると狭窄は解除され，肝内門脈まで造影される。門脈の屈曲が明らかとなり（矢印），この部位が原因で狭窄を起こしていると考えられた。
c：門脈屈曲部にステントを留置した。

ていないが，さまざまな報告をまとめると以下の基準となる。①繰り返す狭窄により頻回のバルーン拡張術が必要な症例。門脈狭窄においては2回以内のバルーン拡張術で80％以上の患者が治癒しており，3回以上のバルーン拡張が必要な患者においてステント留置を考慮するという報告がある[15]。②バルーン拡張術で狭窄が残存する症例。狭窄の残存の基準として，上腸間膜静脈側の門脈径と比較して30％以上の狭窄が残存すること，圧格差が5 mmHg以上であることが報告されている[4]。③門脈の捻れ，屈曲により門脈の狭窄をきたしている症例（elastic recoil症例）。以上がステント留置術の適応とされる。

留置するステントについても明確な基準は設けられていない。今後の成長を考慮して，上腸間膜静脈側の門脈径の40～50％オーバーサイズのステントを選択する[12,18]。

当院で施行したステント留置症例を提示する。患者は1歳3ヵ月女児。胆道閉鎖症に対し10ヵ月時に肝外側区域グラフトを用いた生体肝移植を施行された。門脈は門脈本幹とグラフト左門脈を端々で吻合した。術後3ヵ月で門脈狭窄に対しバルーン拡張術を施行し，狭窄は解除された（図1）。バルーン拡張術後2ヵ月で再狭窄を認めたため，再度カテーテル治療を行った。再度バルーン拡張術で狭窄は解除されたが，短期間での狭窄再発で，原因が門脈の屈曲であることから，ステント留置術を施行した（図2）。ステント留置後はヘパリンをAPTTが40～60秒になるように持続投与し，術後1週間でワーファリン内服に切り替え，PT-INRが1.5～2で管理した。ステント留置後5年経過したが，再狭窄は認めていない。

2．門脈血栓症（portal vein thrombosis：PVT）

門脈血栓症は術後3ヵ月以内の早期に発症する頻度が高く，晩期発症の頻度は低い。早期の門脈血栓症に対する治療は肝内門脈血流の有無により治療法が決定される。肝内門脈血流が微弱，あるいは血流を認めない場合には，手術による血栓除去が第一選択となる。肝内門脈血流が維持されている場合には血栓溶解薬（ウロキナーゼ）による血栓溶解を施行する。晩期発症

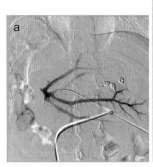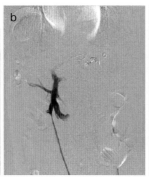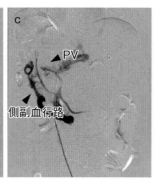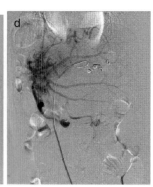

図3 門脈完全閉塞症例　血管造影
a：経皮経肝アプローチで肝内門脈を造影した。上腸間膜静脈は造影されない。
b：経上腸間膜静脈アプローチで上腸間膜静脈からの造影を施行した。
c：門脈本幹は途絶している。側副血行路の発達を認める。
d：側副血行路から肝内門脈が造影される。
PV：門脈

のPVTは無症候性に進行し，強度の門脈狭窄をきたし門脈圧亢進症状が顕著になり認識されることが多い。とくに完全閉塞をきたしている症例では治療に難渋する。

PVTで完全閉塞をきたしている症例においても，cavernous transformationやmeso-portal shuntを形成し肝内門脈血流が保たれ，門脈圧亢進症を認めない症例の報告を認める[19]。このような症例においては外来経過観察が可能であるが，今後門脈大循環短絡を形成し門脈圧亢進症状が出現，増悪する可能性があるため注意深く経過観察する必要がある。

外科的治療としてWarren shunt, Meso-Rex shunt, 肝再移植術がある。Warren shuntは人工的に脾腎シャントを形成することにより門脈圧は低下するが，肝内門脈血流は増加しないため推奨されない[10]。

Meso-Rex shuntは上腸間膜静脈と門脈臍部をグラフト血管で吻合し，門脈血流を再開させる方法である。報告例は散見され，いずれも経過は良好である[20,21]。上腸間膜静脈から門脈臍部へ短絡するために十分な長さのグラフト血管が必要であり，小児症例においては十分な長さのグラフトの確保が難しく，また，免疫抑制剤を内服していること，今後成長することを考慮すると人工血管の使用は避ける必要がある。

長距離にわたる門脈血栓による完全閉塞をきたしている症例に対してはカテーテル治療による再開通は困難とされ，再肝移植術の対象であった。しかし，rendezvous techniqueにより肝内門脈側と上腸間膜側からカテーテルで長距離に閉塞した門脈を再開通させることができ，再肝移植を回避できる[22～24]。Rendezvous techniqueの手技詳細について下記に解説する。

1) Rendezvous technique

症例は8歳男児。B型肝炎による急性肝不全に対し2ヵ月時に肝外側区域グラフトを用いた生体肝移植術を施行された。8歳時に大量下血し，ショック状態となり近医に救急搬送された。腹部造影CT検査で門脈本幹の閉塞と側副血行路の発達を認め，Roux-en-Y挙上脚からの出血と診断された。門脈圧低下の目的で脾動脈塞栓術を施行し出血のコントロールを行った後，rendezvous techniqueによる閉塞した門脈本幹再開通を試みた。腹部超音波ガイド下に肝内門脈を穿刺，カニュレーションを行い，肝内門脈造影では肝内門脈の開存が確認できた（図3a）。次に小開腹下に上腸間膜静脈の末梢枝にカニュレーションを行った。上腸間膜静脈からの造影では，門脈の閉塞および側副血行路から肝内門脈が造影されることが確認された（図3b～d）。腸間膜側および肝臓側より透視下にガイドワイヤーを進め，最終的に両側からのガイドワイヤーを交通させた（図4）。門脈本幹の閉塞部位は7cm長であった。ここにメタリックステントを留置し門脈本幹の開通を得た（図5）。施行後3年経過し，門脈本幹は開存している。

3．側副血行路に対するカテーテル治療，B-RTO

門脈圧亢進状態を基に側副血行路が形成され，門脈大循環短絡が発達すると種々の臨床症状をきたす。側副血行路に対するカテーテル治療は門脈側からのアプローチと大循環側からのアプローチが可能である。大循環側からのアプローチで側副血行路を閉鎖するのがバルーン下逆行性経静脈的塞栓術（balloon-occluded retrograde transvenous obliteration：B-RTO）である。B-RTOは門脈圧亢進症に伴う胃静脈瘤に対して日本で開発された治療法であり，非侵襲的かつ優れた

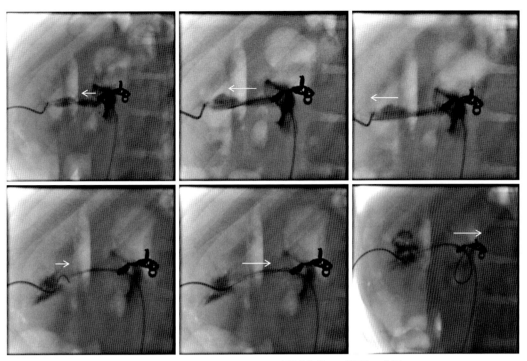

図4 Rendezvous technique，門脈本幹の再開通の手順
まず上腸間膜静脈側からガイドワイヤーを門脈本管内に通していく（上段）。
肝内門脈までガイドワイヤーが到達したところで，今度は肝内門脈側からガイドワイヤーを上腸間膜静脈側まで開通させる（下段）。

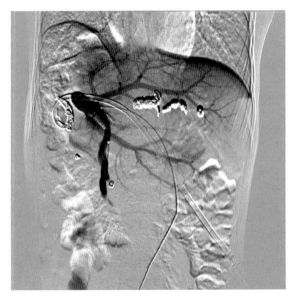

図5 Rendezvous technique，ステント留置後門脈造影
上腸間膜静脈から肝内門脈まで造影され，狭窄を認めない。

治療成績が報告されている[25]。しかし，肝移植後に行われた症例の報告は極めて少ない[26,27]。肝移植後に門脈大循環短絡を形成する原因として，移植肝機能不全や門脈狭窄による門脈圧亢進，移植手術の際に処理しなかった側副血行路の残存があげられる[28]。

肝移植後に施行したB-RTOを提示する。患者は23歳女性，胆道閉鎖症に対して肝移植後10年経過した患者である。高アンモニア血症，総胆汁酸高値を指摘され，門脈大循環短絡が疑われた。腹部造影CT検査で腸間膜静脈-右腎静脈短絡が指摘され，高アンモニア血症，総胆汁酸高値の原因であると考えられた（図6a）。大腿静脈から右腎静脈にアプローチし短絡部の造影を行った。さらにカテーテルを進め，上腸間膜静脈から門脈には狭窄がないことを確認した（図7）。通常のB-RTOでは門脈の評価は必須ではないが，肝移植後の場合は門脈狭窄の評価は必須である。その後短絡血管内にコイルを留置し，オルダミンによる硬化療法を施行した（図8）。治療後10年経過したが短絡血管の再発は認めていない（図6b）。

III．当院での成績

当院では2017年11月までに477例の18歳以下の小児肝移植を施行した。14例で晩期門脈関連合併症を認めており，門脈狭窄が12例（2.5％），門脈血栓症が2例（0.4％）である。門脈狭窄症例に対しては全例バルーン拡張術を施行し10例でバルーン拡張術のみで狭窄解除可能であった。1例で2回のバルーン拡張術を必要としたが，その他の9例では1回のバルーン拡

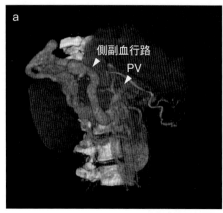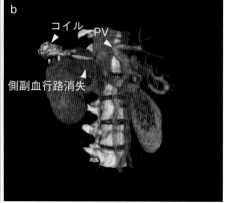

図 6 側副血行路 B-RTO 前後の造影 CT 画像
a：B-RTO 前 巨大な側副血行路を認める。門脈は開存している。
b：B-RTO 後 側副血行路は消失した。塞栓に使用したコイルを認める。

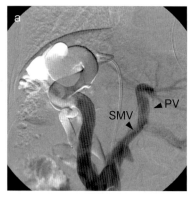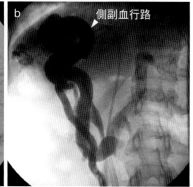

図 7 血管造影
a：上腸間膜静脈からの造影 肝内門脈まで造影され，門脈の狭窄を認めない。
b：右腎静脈から造影 上腸間膜静脈と交通する巨大な短絡血管を認める。
SMV：上腸間膜静脈

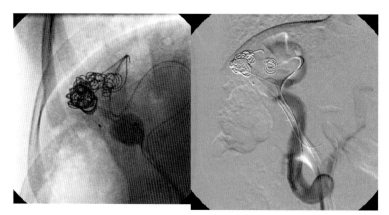

図 8 B-RTO
右腎静脈から 20 mm バルーンカテーテルを留置した。バルーン閉塞下にシャント血管内にコイルを留置し，5% ethanolamine oleate with iopamidol を 20 mL 注入した。バルーンは 24 時間留置した。

張のみで再狭窄をきたしていない。ステント留置術を2例で施行しており，1例は門脈屈曲部の狭窄で短期間に再発した症例で，1例はバルーン拡張術で狭窄が解除されなかった症例である。門脈血栓症症例に対しては全身抗凝固療法を施行している。

おわりに

小児肝移植後門脈関連合併症について症例を提示し，その血管内治療について概説した。定期的に血液検査，腹部ドップラー超音波検査を施行し，門脈圧亢進症状が顕在化する前に門脈関連合併症を早期発見することが肝要であり，小児肝移植患者の更なる長期予後改善につながる。

参 考 文 献

1）Kasahara M, Umeshita K, Inomata Y, et al.：Long-term outcomes of pediatric living donor liver transplantation in Japan：an analysis of more than 2200 cases listed in the registry of the Japanese Liver Transplantation Society. Am J Transplant **13**：1830-1839, 2013.

2）Ueda M, Oike F, Kasahara M, et al.：Portal vein complications in pediatric living donor liver transplantation using left-side grafts. Am J Transplant **8**：2097-2105, 2008.

3）Takahashi Y, Nishimoto Y, Matsuura T, et al.：Surgical complications after living donor liver transplantation in patients with biliary atresia：a relatively high incidence of portal vein complications. Pediatr Surg Int **25**：745-751, 2009.

4）Patel R, Mahaveer J, Tahir N, et al.：Outcomes of Percutaneous Portal Vein Intervention in a Single UK Paediatric Liver Transplantation Programme. Cardiovasc Intervent Radiol **41**：96-103, 2018.

5）Moon JI, Jung GO, Choi GS, et al.：Risk factors for portal vein complications after pediatric living donor liver transplantation with left-sided grafts. Transplant Proc **42**：871-875, 2010.

6）Cheng YF, Ou HY, Yu CY, et al.：Section 8. Management of portal venous complications in pediatric living donor liver transplantation. Transplantation **97**：S32-S34, 2014.

7）Sakamoto S, Sasaki K, Kitajima T, et al.：A novel technique for collateral interruption to maximize portal venous flow in pediatric liver transplantation. Liver Transpl：2018［Epub ahead of print］.

8）Kyoden Y, Tamura S, Sugawara Y, et al.：Portal vein complications after adult-to-adult living donor liver transplantation. Transpl Int **21**：1136-1144, 2008.

9）Gao H, Wang H, Chen G, et al.：Intervention Therapy for Portal Vein Stenosis/Occlusion After Pediatric Liver Transplantation. Ann Transplant **22**：222-229, 2017.

10）Jensen MK, Campbell KM, Alonso MH, et al.：Management and long-term consequences of portal vein thrombosis after liver transplantation in children. Liver Transpl **19**：315-321, 2013.

11）Bertram H, Pfister ED, Becker T, et al.：Transsplenic endovascular therapy of portal vein stenosis and subsequent complete portal vein thrombosis in a 2-year-old child. J Vasc Interv Radiol **21**：1760-1764, 2010.

12）Funaki B, Rosenblum JD, Leef JA, et al.：Percutaneous treatment of portal venous stenosis in children and adolescents with segmental hepatic transplants：long-term results. Radiology **215**：147-151, 2000.

13）Ko GY, Sung KB, Yoon HK, et al.：Early posttransplantation portal vein stenosis following living donor liver transplantation：percutaneous transhepatic primary stent placement. Liver Transpl **13**：530-536, 2007.

14）Sanada Y, Kawano Y, Mizuta K, et al.：Strategy to prevent recurrent portal vein stenosis following interventional radiology in pediatric liver transplantation. Liver Transpl **16**：332-339, 2010.

15）Yabuta M, Shibata T, Shibata T, et al.：Long-term outcome of percutaneous transhepatic balloon angioplasty for portal vein stenosis after pediatric living donor liver transplantation：a single institute's experience. J Vasc Interv Radiol **25**：1406-1412, 2014.

16）Ueda M, Egawa H, Ogawa K, et al.：Portal vein complications in the long-term course after pediatric living donor liver transplantation. Transplant Proc **37**：1138-1140, 2005.

17）Kamran Hejazi Kenari S, Mirzakhani H, Eslami M, et al.：Current state of the art in management of vascular complications after pediatric liver transplantation. Pediatr Transplant **19**：18-26, 2015.

18）Uller W, Knoppke B, Schreyer AG, et al.：Interventional radiological treatment of perihepatic vascular stenosis or occlusion in pediatric patients after liver transplantation. Cardiovasc Intervent Radiol **36**：1562-1571, 2013.

19）Vannevel G, Clapuyt P, Reding R, et al.：Spontaneous meso-portal shunt following orthotopic liver transplantation in a child. Pediatr Radiol **40**：S92-S94, 2010.

20）Soejima Y, Shirabe K, Yoshizumi T, et al.：Rex shunt for portal vein thrombosis after adult living donor liver transplantation. Fukuoka Igaku Zasshi＝Hukuoka Acta Medica **104**：464-468, 2013.

21）Han D, Tang R, Wang L, et al.：Case report of a modified Meso-Rex bypass as a treatment technique for late-onset portal vein cavernous transformation with portal hypertension after adult deceased-donor liver transplantation. Medicine (Baltimore) **96** : e7208, 2017.

22) Nosaka S, Isobe Y, Kasahara M, et al. : Recanalization of post-transplant late-onset long segmental portal vein thrombosis with bidirectional transhepatic and transmesenteric approach. Pediatr Transplant **17** : E71-E75, 2013.

23) Chen CY, Tseng HS, Lin NC, et al. : A bidirectional approach for portal vein stent placement in a child with complete portal vein occlusion after living donor liver transplantation. Pediatr Transplant **17** : E137-E140, 2013.

24) Carnevale FC, Santos AC, Seda-Neto J, et al. : Portal vein obstruction after liver transplantation in children treated by simultaneous minilaparotomy and transhepatic approaches : initial experience. Pediatr Transplant **15** : 47-52, 2011.

25) Park JK, Saab S, Kee ST, et al. : Balloon-Occluded Retrograde Transvenous Obliteration (BRTO) for Treatment of Gastric Varices : Review and Meta-Analysis. Dig Dis Sci **60** : 1543-1553, 2015.

26) Nagao Y, Akahoshi T, Uehara H, et al. : Balloon-occluded retrograde transvenous obliteration is feasible for prolonged portosystemic shunts after living donor liver transplantation. Surg Today **44** : 633-639, 2014.

27) Shigeta T, Kasahara M, Sakamoto S, et al. : Balloon-occluded retrograde transvenous obliteration for a portosystemic shunt after pediatric living-donor liver transplantation. J Pediatr Surg **46** : e19-e22, 2011.

28) Kinjo N, Kawanaka H, Tomikawa M, et al. : B-RTO for ectopic variceal bleeding after living donor liver transplantation. Hepatogastroenterology **55** : 241-243, 2008.

*　　*　　*

特集

胆道・膵疾患術後の晩期障害

膵癌に対する脾静脈合併切除を伴う膵頭十二指腸切除後の左側門脈圧亢進症

小野　嘉大[1]・井上　陽介[1]・田中　真之[1]・佐藤　崇文[1]・高橋　　祐[1]
三瀬　祥弘[1]・石沢　武彰[1]・伊藤　寛倫[1]・齋浦　明夫[1]

要約：膵癌に対して門脈および脾静脈合併切除を伴う膵頭十二指腸切除術を施行した場合，術後に消化管静脈瘤を形成して出血をきたす左側門脈圧亢進症を生じることがある。しかしその病態についてはいまだ不明なことが多く，対策もそれぞれの施設によって異なっているのが現状である。そこでわれわれは，過去の報告に加えてがん研有明病院で脾静脈合併切除を伴う膵頭十二指腸切除術を施行した症例をもとに，左側門脈圧亢進症の病態およびその予防と対策法について検討した。その結果，脾臓からの静脈還流路である左胃静脈・中結腸静脈を残せなかった症例や生理的な脾腎シャントが発達していない症例において，結腸辺縁静脈を介する還流路が重要であることがわかった。左側門脈圧亢進症では，脾臓からの静脈還流路を理解することが重要であり，そのうえで予防対策方法を検討する必要がある。

Key words：左側門脈圧亢進症，静脈瘤，消化管出血，膵癌

はじめに

　悪性腫瘍や膵炎に伴い，脾静脈が閉塞して脾臓から血液が環流できなくなることで，肝機能と門脈血流が正常であるにもかかわらず消化管静脈瘤や脾腫を引き起こす病態を，左側門脈圧亢進症という。時に静脈瘤の破綻に起因する消化管出血などを引き起こすことが知られているが，この病態は膵頭十二指腸切除と同時に門脈・脾静脈合流部を合併切除する症例においても引き起こされることが最近になって明らかとなり，注目されている。膵癌に対する外科治療において，適切な切除マージンを確保することは非常に重要であり，門脈に接するあるいは浸潤を認める膵癌に対する門脈

合併切除術も安全に施行されるようになってきた。また，化学療法や放射線療法の進歩によって長期生存例が増えたことに伴い，左側門脈圧亢進症も無視できない問題として報告されるようになってきたが，その発生機序や病態はいまだ明らかでない部分が多い。本稿では，がん研有明病院での症例解析と過去の論文報告をもとに，左側門脈圧亢進症の病態およびその予防と対策法について最新の見解を解説する。

I．左側門脈圧亢進症の病態

　膵癌手術に伴う左側門脈圧亢進症に関する最初の記載は，Memorial Sloan-Kettering Cancer Center からの報告であろう。1985 年に Fortner ら[1]は，膵癌に対する門脈・脾静脈合併切除を伴う膵頭十二指腸切除（PD）により，まれではあるが胃がうっ血のため易出血となることや，脾臓がうっ血のため出血して脾臓摘出術を余儀なくされる症例が存在することを報告した。脾静脈を合併切除することで術後に生じる左側門脈圧亢進症については言及していなかったが，その後の複数の報告で，術後に消化管出血をきたす症例があ

Sinistral (Left-Sided) Portal Hypertension After Pancreaticoduodenectomy with Splenic Vein Ligation for Pancreatic Cancer
Yoshihiro Ono et al
1) がん研有明病院消化器外科（〒 135-8550 江東区有明 3-8-31）

ることがわかってきたものの，その機序についての検討は少ない。ここでは，われわれの報告を含めた脾臓からの還流路について検討している五つの文献をもとに，左側門脈圧亢進症の病態と機序を解説する。

1．下腸間膜静脈を通る還流路の検討

Misuta ら[2]は，脾静脈合併切除を伴う膵頭十二指腸切除術を施行した29症例において，脾静脈と下腸間膜静脈との関係にとくに注目して検討している。29症例のうち，生理的な脾静脈（SV）-下腸間膜静脈（IMV）合流部が残存した症例が13例，SV-IMV 吻合を行った症例が7例，SV-上腸間膜静脈（SMV）吻合を行った症例が4例，SV-左腎静脈（LRV）吻合を行った症例が1例，IMV とのつながりがないまたは不明で他の吻合も行わなかった症例が4例であった。彼らはこれらの症例のうち12例に対して術後に詳細な血管造影検査を行い，SV-IMV の血流方向を検討している。その結果，12例中9例において血流はSV から IMV 方向に流れ（downward flow），残り3症例においては IMV から SV 方向に流れる（upward flow）ことを確認した。術後の血管拡張や巨脾は upward flow 症例の2例と，IMV 合流部を残していない1例にのみ認め，downward flow 症例では生じなかったと報告しており，術中に SV-IMV の flow を超音波で確認することを推奨している。

Pilgrim ら[3]は SV-IMV 合流部を温存した3症例を用いて，左側門脈圧亢進症に関する IMV-SV 合流部の温存の意義について報告している。3症例のうち，2症例に消化管出血を認めており，そのうち1例は IMV が後腹膜線維症のために閉塞することによって胃静脈瘤を形成し，そこから出血している。もう1例は，SV-IMV 合流部は開存しているものの右側結腸に静脈瘤を形成し，そこから出血している。いずれの症例も脾動脈塞栓術で治療を行い，良好な経過をたどっている。一方で，3例目は SV-IMV 合流部からの血流が結腸辺縁静脈へ流入し，そこから SMV に流れることで左側門脈圧亢進症を回避しており，脾臓からの還流路として IMV の合流部を残すことが重要であると報告している。ただし，2症例目では IMV の流れが残っているにもかかわらず静脈瘤を形成しており，IMV だけでは脾臓からの還流量を戻せない場合があることについても言及している。

2．左胃静脈と下腸間膜静脈を通る還流路についての検討

Tanaka ら[4]は，脾静脈合併切除を伴う膵頭十二指腸切除術を施行した29例を詳細に検討し，とくに左胃静脈（LGV）の合流部（LGV-PV/LGV-SV）と SV-IMV 合流部が温存できたかという点に注目して左側門脈圧亢進症との関連を検討している。その結果，LGV-PV と IMV-SV 合流部の両方を温存できなかった症例のみに食道静脈瘤を認め（3/6症例），IMV-SV を温存するも LGV-PV を温存できなかった症例では術中に胃うっ血を認めたと報告している。術中に胃うっ血の悪化を認めた場合に関しては，脾腎シャントなどの血管吻合術，幽門側胃切除，脾動脈結紮などの追加処置を行うべきであると報告している。その他，脾臓からの還流路として結腸辺縁静脈から SMV に流入するルートと，脾静脈から膵腸吻合部を介して空腸静脈に入るルートが発達した症例を紹介している。しかし，彼らの症例のなかには消化管出血や血球減少を認める症例はなかったとしており，脾静脈再建の難易度が高いことも考慮し，LGV-PV 合流部と IMV-SV 合流部の温存が重要であり，SV 再建は通常必要ないと結論付けている。

3．Superior collateral pathway と inferior collateral pathway

Strasberg ら[5]は，脾静脈合併切除を伴う膵頭十二指腸切除を施行した5例を詳細に検討し，脾臓からの還流路として superior collateral pathway（superior route）と inferior collateral pathway（inferior route）の二つがあることを報告した。前者は，LGV-PV 合流部を残すことにより脾臓からの血流が胃を通り左胃静脈からドレナージされる経路である。後者は，大網のアーケード（arc of Barkow）を通って SMV に注ぐルートである。その後，同じグループが症例数を15症例に増やして，とくに inferior route に関する詳細な検討を追加している[6]。Inferior route とはすなわち脾結腸側副血行路であり，脾臓からの血流が IMV または大網を通して結腸辺縁静脈へ流入して右結腸静脈または回結腸静脈に注いだ後に SMV に到達するという経路である。彼らはほとんどの症例で IMV を切断していたが，IMV を残すことで結腸ルートへの合流がより確実となるため，可能であれば温存することを推奨している。

4．静脈瘤ルートと非静脈瘤ルート

われわれは，脾静脈・門脈合併切除を伴う膵頭十二指腸切除術を施行した43症例において，脾臓からの静脈還流路および術前と比較した脾臓の体積変化（脾容積比）に関する検討を行った[7]。その結果，脾臓からの血液還流路に静脈瘤を生じる症例が少なからず存在することが明らかとなったため，還流路として非静脈瘤ルート（n＝16）と静脈瘤ルート（n＝27）の二つに大別した。非静脈瘤ルート（図1a）には脾結腸側副血

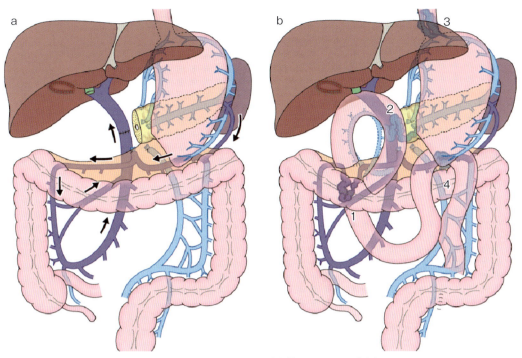

図1 脾臓からの還流路（文献7より引用改変）
a：脾結腸側副血行路：脾臓からの血流は矢印の方向に進み，最終的に上腸間膜静脈，門脈に流入する。
b：静脈瘤ルート（1：結腸静脈瘤，2：膵空腸吻合部静脈瘤，3：食道静脈瘤，4：胃空腸吻合部静脈瘤）

行路（87.5％）と生理的な脾腎シャント（12.5％）の2系統があり，静脈瘤ルート（図1b）には結腸静脈瘤（100％）・膵空腸吻合部静脈瘤（56％）・食道静脈瘤（52％）・胃空腸吻合部静脈瘤（30％）の4系統が認められた。治療を要する静脈瘤を認めたのは静脈瘤ルート群の3例のみで，2例は消化管出血のため脾臓摘出術を，1例は食道静脈瘤に対する内視鏡的静脈瘤結紮術を行った。IMVを温存した症例は16症例で，そのうち10症例（63％）で静脈瘤を形成していた。IMVを温存しなかった27症例では17症例（63％）に静脈瘤を形成しており，われわれの検討ではIMVの温存の有無で静脈瘤の形成率は変わらなかった。

次いで脾臓の体積変化（脾容積比）を，IMV切除の有無と静脈瘤形成の有無で比較した（表1）。IMV切除の有無では脾容積比に差を認めなかったが，静脈瘤ルートを介する症例では非静脈瘤ルート症例に比べて明らかに脾容積比が増大しており，静脈瘤ルートにより脾臓からの静脈還流圧が上昇していること，すなわち左側門脈圧亢進症の存在が示唆された。一方で，IMV温存の有無によって静脈瘤ルートの発生率と脾容積比は変わらず，IMVの温存は左側門脈圧亢進症の発生に関連していないと考えられた。実際に脾静脈・門脈合併切除を行った症例における脾臓からの還流路を検討すると，図2に示すようにLGVと中結腸静脈（MCV）が還流路として重要であることがわかる（図2a）が，IMVに関しては温存したか否かにかかわらず結腸辺縁静脈あるいはMCV（まれに左結腸静脈）に還流しているため，MCVが切離されている症例では最終的に肝弯部辺縁静脈が還流路となる。当科の手術では標準的にLGVとMCVを切離しており（図2b），この術式ではIMVを脾静脈門脈合流部より脾臓側で温存した場合でも脾臓からの還流路にはなり得ない。すなわち，脾腎シャントがない限り，脾結腸側副血行路の発達が脾臓からの還流路としてもっとも重要であり（図1a），そのルートを保つためには，肝弯におけるsuperior right colic vein（SRCV）のアーケードを温存することが重要だと考えられた（図3）。

II. 考　察

Misutaら[2]は腫瘍浸潤によるというよりも上腸間膜動脈周囲神経叢の郭清のためにSVを切離しており，高率にSV-IMV合流部が温存されている（13/29）が，Strasbergら[5,6]の報告ではIMV合流部が温存された症例はほとんどなく（1/15），われわれと同様に彼らの検討でもIMVを残すことが左側門脈圧亢進症を予防す

表 1 脾静脈合併切除を伴う膵頭十二指腸切除後の脾容積比の検討

		n	脾容積比（対術前）	P 値
IMV 切除	有	27	1.34（0.65〜2.59）	0.45
	無	16	1.49（0.74〜1.97）	
還流路	非静脈瘤ルート	16	0.94（0.65〜1.67）	<0.001
	静脈瘤ルート	27	1.52（0.88〜2.59）	

脾容積比の値：中央値（範囲）
IMV：inferior mesenteric vein

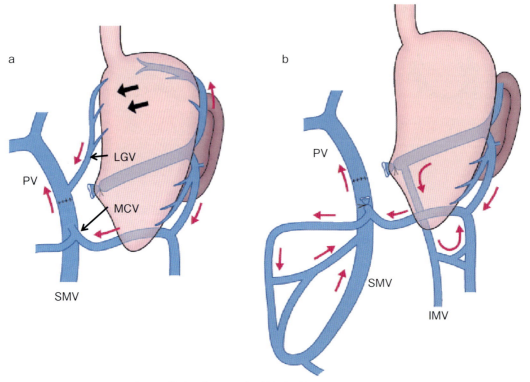

図 2 静脈温存時の血行動態（文献 7 より引用改変）
a：左胃静脈（LGV）および中結腸静脈（MCV）温存時
　LGV は門脈（PV）に，MCV は上腸間膜静脈（SMV）に流入。
b：下腸間膜静脈（IMV）温存時
　IMV からの血流は結腸辺縁静脈より SMV，PV に流入。

るとは限らないと結論付けている。われわれの施設では腫瘍に近づかず切除マージンを保つことが重要であると考えているため，SV-IMV 合流部を温存することを通常考慮しておらず，また SV-IMV 吻合を行うこともない。

　Strasberg らの提唱する superior route として，PV-LGV は重要な還流路となると考えられるが，当科では通常 LGV を切離している。したがって，生理的な脾腎シャントが発達していない限り，脾結腸側副血行路がもっとも重要な還流路となり，これは Strasberg らの提唱する inferior route に相当する。ただし，同ルート上の静脈瘤発生率には差がある。われわれの検討では，脾結腸側副血行路に 63％（27 例）の症例で結腸静脈瘤を形成しており，そのうち 3 例に治療を必要としているが，Strasberg らの報告ではわずか 13％（2 例）にのみ結腸静脈瘤が発生し，出血をきたした症例はないと報告されている。その理由として Strasberg らは，大網を温存することで大網枝を通っての静脈還流（arc of Barkow）が温存されることが重要で，大網を外さずに温存することを推奨している。また，門脈吻合のために右結腸を授動することにより，門脈-体循環側副経路を潰す可能性があることについても言及している。その他，Strasberg らは，われわれの報告にある SRCV を温存している可能性が高いと思われる。

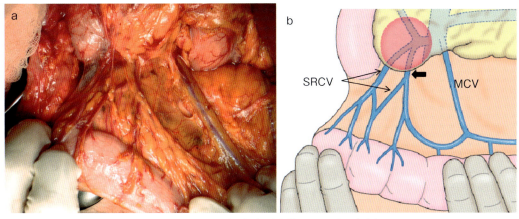

図3 右結腸静脈の解剖(文献7より引用改変)
a:術中写真
b:シェーマ
SRCV:superior right colic vein, MCV:middle colic vein, 太矢印:中結腸辺縁静脈とSRCVの合流部

III. 左側門脈圧の予防と治療

1. 脾静脈温存・再建は必要ないとする報告

Tamuraら[8]は1997年に、SV-IMVの合流部を温存あるいはSV-IMV再建することにより脾臓からの血流がSMVに流れるため、SV再建は必要ないと報告した。その後、Misutaらの検討により、SV-IMV合流部あるいは吻合を行っても、血流が脾臓方向へむかう症例があること(3/12症例)がわかった。その後もSV-IMVが左側門脈圧亢進症の予防に重要であるとの報告がある[3,4,9]。その他、門脈に流入するLGVの温存が左側門脈圧亢進症の予防に重要という報告もあり[4,10]、術中のPV-LGV・SV-IMV合流部の温存が静脈瘤形成抑止に有用で、再建を必要としないとの報告もある。

ただし、前項で記載した通り、LGV-PV合流部は還流路として重要であるが、SV-IMV合流部の温存は脾臓からの血流を結腸辺縁静脈に送るうえでは重要(ルートの一部)ではあるものの、直接的な静脈瘤の予防対策とはならない。

また、Gyotenら[11]は、脾動脈合併切除を伴うPD(PD-SAR)で左側門脈圧亢進症が減ると報告している。同グループは、脾静脈切除かつ脾動脈温存症例では67.2%(39症例)で静脈瘤が発生したのに対し、脾動静脈切除群での静脈瘤発生率は35.7%(5症例)であり、有意に静脈瘤の発生を減少させたと記載しているが、それでも1/3程度の症例に静脈瘤を形成したという結果である。

2. 脾静脈を温存する方法

1994年にCusackら[12]は脾静脈合併切除を伴うPD術後に上部消化管出血をきたす症例があるため、門脈と脾静脈の合流部を温存して外腸骨静脈グラフトを用いた脾静脈温存門脈再建が有用だと報告した。それに引き続き、脾静脈合併切除に伴う左側門脈圧亢進症と消化管出血を予防することを目的として、グラフトを用いた脾静脈温存門脈再建を推奨する報告が続いた[13〜15]。グラフトを用いない方法としては、1999年にClavienら[16]が脾静脈合流部の対側で門脈・上腸間膜静脈を楔状に切離して再建することにより脾静脈を温存する術式を推奨している。しかし、これらの脾静脈合流部の温存術式は、腫瘍とのマージンが十分に取れる場合にのみ適応とすべきで、静脈浸潤を疑うような膵癌で切除マージンが重要であることを考えると[17]、適応となる症例は限定的である。

3. 脾静脈再建を行う方法

脾静脈切除後の再建に関しては、2001年にBachellierら[18]が、門脈合併切除を行った31症例のうち6症例に対して脾静脈合併切除を行い、消化管出血を予防する目的でその全例に脾静脈と再建門脈・上腸間膜静脈の吻合(SV-PV/SMV)を施行したと報告している。Weitzら[9]は、PVに流入する左胃静脈(LGV)が温存できない場合、同様にSV-PV/SMVの端側吻合を行ったと報告し、近年ではSVと左腎静脈(LRV)吻合による体循環シャントによる脾静脈再建も報告されている[2,19,20]。

ただし、実際に出血して臨床的に問題となる症例が少ないことや、技術的に高難度な手技であり血栓を形成するリスクなどを考慮して、これらの吻合を行わないとする施設も少なくない[4]。

4. 左側門脈圧亢進症の治療

脾静脈合併切除を伴う膵癌の術後に、左側門脈圧亢

進症のため静脈瘤から出血する症例の多くは術後1年以上が経過している。治療としては，局所の静脈瘤治療で出血のコントロールが不良であった場合，脾臓摘出術あるいは脾動脈塞栓術が選択される[3,21~23]。

当科においては，過去の検討で静脈瘤を形成した27症例中3例に治療を行った。その後も別の3症例に消化管出血を認めたため，2017年12月までで計6症例に治療を行っている。そのうち4症例では脾臓摘出術を施行しており，2症例では食道静脈瘤の内視鏡的結紮術を行った。脾臓摘出術を行った症例のうち1例は，初回治療として部分的脾動脈塞栓術を行ったもののその後に再度消化管出血をきたしたため，手術に踏み切った。脾臓摘出術を行った症例においては静脈瘤の消失を確認できたが，食道静脈瘤を形成した2症例については他部位にも静脈瘤を認めており，今後も出血のリスクはあると考えている。

おわりに

脾静脈・門脈合併切除を伴う膵癌患者において，術後の左側門脈圧亢進症の症状が発現するまでに通常は1年以上かかることが多く，静脈瘤出血が問題とならない場合も多い。しかし，術前・術後の化学療法や放射線療法および手術手技の進歩により，門脈の合併切除を必要とするような膵癌の予後も徐々に改善することが期待される現在においては，左側門脈圧亢進症は今後無視できない病態となるであろう。まず静脈還流ルートを正しく理解することが重要であり，病態を考慮に入れた予防策を行うべきである。当科では2013年より積極的に脾静脈再建を行っており，再建後の吻合部開存症例においては静脈瘤の形成を予防できているが，全例に必要な手術手技であるかどうかについては結論が出ていないため，今後はどういった症例に再建術を付加すべきかについて，さらなる検討が必要である。

参考文献

1) Fortner JG：Technique of regional subtotal and total pancreatectomy. Am J Surg **150**：593-600, 1985.
2) Misuta K, Shimada H, Miura Y, et al.：The role of splenomesenteric vein anastomosis after division of the splenic vein in pancreatoduodenectomy. J Gastrointest Surg **9**：245-253, 2005.
3) Pilgrim CH, Tsai S, Tolat P, et al.：Optimal management of the splenic vein at the time of venous resection for pancreatic cancer：importance of the inferior mesenteric vein. J Gastrointest Surg **18**：917-921, 2014.
4) Tanaka H, Nakao A, Oshima K, et al.：Splenic vein reconstruction is unnecessary in pancreatoduodenectomy combined with resection of the superior mesenteric vein-portal vein confluence according to short-term outcomes. HPB (Oxford) **19**：785-792, 2017.
5) Strasberg SM, Bhalla S, Sanchez LA, et al.：Pattern of venous collateral development after splenic vein occlusion in an extended Whipple procedure：comparison with collateral vein pattern in cases of sinistral portal hypertension. J Gastrointest Surg **15**：2070-2079, 2011.
6) Rosado ID, Bhalla S, Sanchez LA, et al.：Pattern of Venous Collateral Development after Splenic Vein Occlusion in an Extended Whipple Procedure (Whipple at the Splenic Artery) and Long-Term Results. J Gastrointest Surg **21**：516-526, 2017.
7) Ono Y, Matsueda K, Koga R, et al.：Sinistral portal hypertension after pancreaticoduodenectomy with splenic vein ligation. Br J Surg **102**：219-228, 2015.
8) Tamura K, Sumi S, Koike M, et al.：A splenic-inferior mesenteric venous anastomosis prevents gastric congestion following pylorus preserving pancreatoduodenectomy with extentive portal vein resection for cancer of the head of pancreas. Int Surg **82**：155-159, 1997.
9) Ferreira N, Oussoultzoglou E, Fuchshuber P, et al.：Splenic vein-inferior mesenteric vein anastomosis to lessen left-sided portal hypertension after pancreaticoduodenectomy with concomitant vascular resection. Arch Surg **146**：1375-1381, 2011.
10) Weitz J, Kienle P, Schmidt J, et al.：Portal vein resection for advanced pancreatic head cancer. J Am Coll Surg **204**：712-716, 2007.
11) Gyoten K, Mizuno S, Nagata M, et al.：Significance of Simultaneous Splenic Artery Resection in Left-Sided Portal Hypertension After Pancreaticoduodenectomy with Combined Portal Vein Resection. World J Surg **41**：2111-2120, 2017.
12) Cusack JC Jr, Fuhrman GM, Lee JE, et al.：Managing unsuspected tumor invasion of the superior mesenteric-portal venous confluence during pancreaticoduodenectomy. Am J Surg **168**：352-354, 1994.
13) Fuhrman GM, Leach SD, Staley CA, et al.：Rationale for en bloc vein resection in the treatment of pancreatic adenocarcinoma adherent to the superior mesenteric-portal vein confluence. Pancreatic Tumor Study Group. Ann surg **223**：154-162, 1996.
14) Leach SD, Lee JE, Charnsangavej C, et al.：Survival following pancreaticoduodenectomy with resection of the superior mesenteric-portal vein confluence for adenocarcinoma of the pancreatic head. Br J Surg **85**：611-617, 1998.
15) Bold RJ, Charnsangavej C, Cleary KR, et al.：Major

vascular resection as part of pancreaticoduodenectomy for cancer : radiologic, intraoperative, and pathologic analysis. J Gastrointest Surg **3** : 233-243, 1999.

16) Clavien PA, Rüdiger HA : A simple technique of portal vein resection and reconstruction during pancreaticoduodenectomy. J Am Coll Surg **189** : 629-634, 1999.

17) Strobel O, Hank T, Hinz U, et al. : Pancreatic Cancer Surgery : The New R-status Counts. Ann Surg **265** : 565-573, 2017.

18) Bachellier P, Nakano H, Oussoultzoglou PD, et al. : Is pancreaticoduodenectomy with mesentericoportal venous resection safe and worthwhile ? Am J Surg **182** : 120-129, 2001.

19) Katz MH, Lee JE, Pisters PW, et al. : Retroperitoneal dissection in patients with borderline resectable pancreatic cancer : operative principles and techniques. J Am Coll Surg **215** : e11-e18, 2012.

20) Christians KK, Riggle K, Keim R, et al. : Distal splenorenal and temporary mesocaval shunting at the time of pancreatectomy for cancer : Initial experience from the Medical College of Wisconsin. Surgery **154** : 123-131, 2013.

21) Ozaki K, Sanada J, Gabata T, et al. : Severe intestinal bleeding due to sinistral portal hypertension after pylorus-preserving pancreatoduodenectomy. Abdom Imaging **35** : 643-645, 2010.

22) Evans GR, Yellin AE, Weaver FA, et al. : Sinistral (left-sided) portal hypertension. Am Surg **56** : 758-763, 1990.

23) Cakmak O, Parildar M, Oran I, et al. : Sinistral portal hypertension ; imaging findings and endovascular therapy. Abdom Imaging **30** : 208-213, 2005.

* * *

胆と膵 36巻臨時増刊特大号

医学図書出版ホームページでも販売中
http://www.igakutosho.co.jp

ERCPマスターへのロードマップ（DVD付）

企画：糸井　隆夫

序文：ERCPマスター，マイスター，マエストロ

【処置具の最新情報】
- 診療報酬からみた胆膵内視鏡手技と ERCP 関連手技処置具の up-to-date

【基本編】
- 主乳頭に対するカニュレーションの基本—スタンダード法，Wire-guided Cannulation 法，膵管ガイドワイヤー法—
- 副乳頭へのカニュレーション Cannulation of the Minor Papilla
- 内視鏡的乳頭括約筋切開下切石術
  （Endoscopic Sphincterotomized Lithotomy：EST-L）
- EPBD（＋EST）＋胆管結石除去
- EPLBD（＋EST）＋胆管結石除去
- 経乳頭的胆管・膵管生検　細胞診
- 膵石除去・膵管ドレナージ
- 胆管ドレナージ（良悪性）（ENBD，PS）
- 胆管ドレナージ（MS）
- 急性胆嚢炎に対する経乳頭的胆嚢ドレナージ

【応用編】
- スコープ挿入困難例に対する対処法
- プレカット
- 電子スコープを用いた経口胆道鏡検査
- POCS（SpyGlass）（診断・治療）
- 経口膵管鏡（電子スコープ，SpyGlass）
- 内視鏡的乳頭切除術
- 十二指腸ステンティング（ダブルステンティングも含めて）
- Roux-en-Y 再建術を中心とした，術後腸管再建症例に対するシングルバルーン内視鏡を用いた ERCP
- 術後腸管の胆膵疾患に対するダブルバルーン内視鏡治療

【トラブルシューティング編】
- スコープ操作に伴う消化管穿孔
- デバイス操作に伴う後腹膜穿孔—下部胆管の局所解剖も含めて—
- EST 後合併症（出血，穿孔）
- 胆管，膵管閉塞困難例（SSR，Rendez-vous 法）
- 胆管内迷入ステントの回収法
- 胆管メタルステント閉塞（トリミング，抜去）
  —十二指腸ステントとあわせて—
- 膵管プラスチックステント迷入に対する内視鏡的回収法
- 胆管結石嵌頓
- 膵管結石嵌頓
  —膵管結石除去時のバスケット嵌頓に対するトラブルシューティング—

【座談会】
- ERCP マスターへのロードマップをこれまでどう描いてきたか，これからどう描いていくのか？

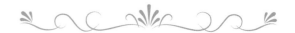

今回の胆と膵臨時増刊特大号のメニューは、
ERCP マスターへのロードマップ（DVD付）
でございます。

＊前　菜：処置具の最新情報
＊メインディッシュ：
　基本編、応用編、トラブルシューティング編
　　～28名のエキスパートによる動画（DVD）解説付～
＊デザート：
　座談会「ERCP マスターへのロードマップを
　　これまでどう描いてきたか，
　　これからどう描いていくのか？」
～ページの向こうに広がる ERCP の世界を
　　　　　　　　　　　　どうぞご堪能下さい！

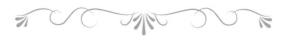

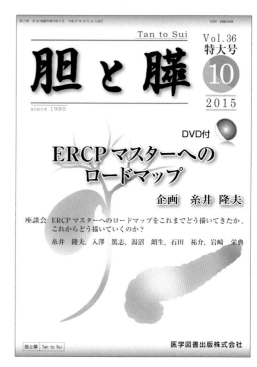

本体 5,000 円＋税

医学図書出版株式会社

特集

胆道・膵疾患術後の晩期障害

膵頭十二指腸切除（PD）後の脂肪肝

坂口　充弘[1]・飯澤　祐介[1]・藤井　武宏[1]・加藤　宏之[1]・伊佐地秀司[1]

要約：膵頭十二指腸切除（PD）術後の患者において，非アルコール性脂肪性肝疾患（NAFLD）が発生することが知られており，その頻度は 20～40％と非常に多く，なかには非アルコール性脂肪性肝炎（NASH）を経て肝不全へ進行する症例もある。NAFLD は術後の膵外分泌機能不全や栄養障害を背景に発症すると考えられており，その危険因子として，若年，女性，膵癌，膵の性状，膵切除量，術後早期の感染，術後下痢，摂食障害などがあげられる。NAFLD の治療では高力価・高用量の膵酵素補充療法に加え，栄養療法が重要な役割をはたす。NAFLD の予防においても，術後早期からの膵酵素療法の効果が期待されるが，その文献報告は少ない。

Key words：膵頭十二指腸切除，非アルコール性脂肪性肝疾患，NAFLD，膵酵素補充療法

はじめに

　近年，生活習慣病の増加に伴い，非アルコール性脂肪性肝疾患（nonalcoholic fatty liver disease：NAFLD）は増加している[1]。NAFLD の中には，炎症を起こし線維化が進行して非アルコール性脂肪性肝炎（NASH：nonalcoholic steatohepatitis）となるものがある。NASH は，非飲酒者にもかかわらず，アルコール性肝炎に類似した病理所見を認め，進行性に肝硬変から肝不全にいたる疾患である[2]。一方，膵頭十二指腸切除（PD）後にも NAFLD が発生する。1980 年台に CT が普及したことと，多くの施設で膵頭部領域癌に対して PD や膵全摘（TP）が行われるようになったことで，注目されるようになった[3]。NAFLD は PD において，20～40％と高頻度で発生すると報告されている[4~6]。しかしながら，そのメカニズムが不明であったことに加え，当時は NAFLD により高度の肝障害をきたすことは知られておらず，また適当な治療法もなかったために，膵広範切除後の脂肪肝の病態について

研究した報告はほとんどなかった。近年，PD 後に NAFLD が発生した症例のなかには，肝性脳症をきたしたり，NASH に進行し肝不全で死亡するなどの重篤化例の報告も散見される[7,8]。また PD 後の膵酵素補充療法の重要性が高まるなかで，NALFD は再度，注目されるようになっている。

I．PD 術後の NAFLD/NASH の発生とその危険因子

　通常の NAFLD は，他の生活習慣病と同様，遺伝的素因に加えて生活習慣などの環境因子によるエピジェネティック制御が組み合わさって発症すると考えられている。従来は，肝細胞への脂肪沈着を生じる第一段階と炎症・線維化が進展する第二段階に区分する，いわゆる two-hit theory で説明されてきたが，実際にはこれらのステップは不可分であり，近年は多因子が同時並行で病態形成に関与する multiple-parallel hit hypothesis が広く受け入れられている[9]。一方，PD 術後に発生する NAFLD は，その発生機序は不明な部分が多いが，膵内外分泌不全による栄養障害，術後下痢による bacterial translocation や胆管炎などの炎症など，多くの因子が関与していると考えられている。

　NAFLD の危険因子としてはこれまでさまざまな報告がなされているが，2010 年に当科の Kato ら[4]は，①膵癌，②膵切離線（膵切除量），③術後下痢の程度を独

Nonalcoholic Fatty Liver Disease Aafter Pancreatico-duodenectomy

Mitsuhiro Sakaguchi et al

1）三重大学肝胆膵・移植外科（〒 514-8507 津市江戸橋 2-174）

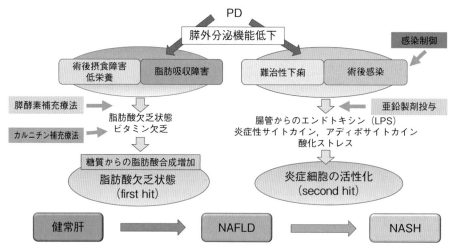

図1 NAFLD/NASH の発生機序（文献17より改変引用）

立したNAFLDの危険因子と報告した。これらに④膵の硬さ，⑤術後摂食障害を加えた5因子を用いて，PD後NAFLDスコア（2×5=10点）を策定したところ，NAFLD発生率はスコア0～3点：0%（0/22），4～6点：35.2%（6/17），スコア7点以上：93.3%（14/15）であった。その後，当科のSatoら[10]が，PD 110例において多変量解析したところ，若年，女性，残膵体積量10 ml未満がNAFLD発生の有意な危険因子であった。さらに，残膵体積が10 ml以上でも術後感染をきたすとNAFLD発生率が有意に高くなるため，周術期の感染コントロールの重要性を述べている。Mignotら[11]はPD 90例の検討にて，門脈合併切除と広範なリンパ節郭清が多変量解析にて独立したNAFLDの危険因子であったと述べている。さらにNishikawaら[12]は，PD 154例において，NAFLDの危険因子は残膵体積と術後補助化学療法の有無であったとしており，さらに，Gemcitabineベースのレジメンに比べてS-1レジメンの方がNAFLD発生がより高率であったと報告した。当科は膵広範囲切除後に生じる亜鉛欠乏状態がNAFLDの発生に関与していることを報告した[13]。亜鉛は膵液中の亜鉛結合蛋白により，その大部分が十二指腸から近位空腸で吸収される。PDではその腸管の一部が切除されることに加え，膵外分泌機能低下により食物から分離されるため，亜鉛量も低下する。加えてPD後のインスリン分泌低下が亜鉛の尿中排泄を増加させるそのため，亜鉛欠乏が起こる。これにより，亜鉛のもつ腸管粘膜保護作用の低下が起こり，腸管透過性が亢進してエンドトキシンが流入し，肝に脂肪沈着をきたすと考えられる[14]。Ishikawaら[15]は，マウスの実験の脂肪肝モデルにおいてNAFLD/NASHの治療にカルニチンが有効であることを示し，Nakamuraら[16]は，膵切除とカルニチンの関係において，PDあるいはTP術後の21例中13例に血清カルニチン値の低下を認め，アシルカルニチン/遊離カルニチン比がPD術後NAFLDの独立した危険因子であるとしている。

以上のようにさまざまな危険因子の報告があり，PD術後のNAFLD/NASH発生の機序としては，術後摂食障害や脂肪吸収障害により肝臓での脂肪酸欠乏状態が惹起され（first hit），これに伴い糖質から脂肪酸合成が増加し肝細胞内に中性脂肪が蓄積しNAFLDが発生する。さらに難治性下痢や胆管炎などの感染症に起因する腸管粘膜からのエンドトキシン・トランスロケーション，炎症性サイトカイン，酸化ストレスなどの複合的な要因が術後早期から同時進行で起こることによって（multiple-parallel hit hypothesis），NASHへ進展するものと考えられる[17]（図1）。

II．PD術後のNAFLDに対する膵酵素補充療法

1．治療を目的とした膵酵素補充療法

PD術後のNAFLD発生には，術後の消化吸収障害が深く関与しており，その治療，あるいは予防に膵酵素補充療法が有用であると考えられている。

われわれは，PD術後にNAFLDが発生した20例を膵酵素大量投与群12例と通常投与群8例に分けて，NAFLD寛解率（CT値が40以上に改善した率）と治療後の栄養状態を比較検討した[1]。膵酵素大量投与群ではパンクレチンもしくはベリチーム6～12 g，通常投与群では1.5～3 gとした。膵酵素大量投与群の

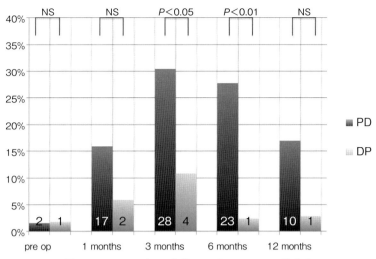

図2 PDおよびDP術後におけるNAFLD発生率
PD術後1年間のNAFLD発生は，DPと比較して有意に高率である
(37.7% vs 7.14%，$P<0.001$)。

NAFLD寛解率は91.7%（11/12）とほとんどの症例で改善を認めたのに対して，通常投与群では12.5%（1/8）にすぎなかった（$P<0.001$）。さらに総アルブミン値，総コレステロール値などの栄養学的指標は，大量投与群で有意な改善が得られたが，通常投与群では投与前後でほとんど改善が認められなかった。

Nagaiら[18]はPD後361例のうちNAFLDが発生した30例にパンクレリパーゼ1,800 mg/日を投与したところ，約60%にCT値の改善がみられ，さらに下痢の改善，AST・ALTの低下，栄養状態の改善をもたらしたと報告している。さらにNAFLD非改善群には女性が多かったとしており，PD術後NAFLD発症や治療抵抗性に性差が関係している可能性がある。

2．予防を目的とした膵酵素補充療法

羽鳥ら[19]は膵全摘例においてパンクレリパーゼ製剤を投与した群（n=14）と従来のパンクレアチン含有製剤を投与した群（n=20）の比較検討をしている。パンクレリパーゼ製剤を投与した群ではNAFLDの発生を認めなかったのに対し，従来のパンクレアチン含有製剤を投与した群ではNAFLDが20%に認められ，パンクレリパーゼがNAFLD予防に有用であることを示している。また，このNAFLD発生例にパンクレリパーゼ製剤を導入したところ，いずれの症例もNALFDの改善を認めたとしている。また，Satoiら[6]は膵癌におけるPD 57例に対するRCTで，パンクレリパーゼ製剤と従来のパンクレアチン含有製剤の比較検討を行っている。パンクレリパーゼ投与群の21%（6/29）にNAFLD発生を認めたのに対し，従来のパンクレアチン含有製剤投与群では39%（11/28）にNAFLD発生を認め，有意差を認めなかった。従来のパンクレリパーゼ含有製剤投与群のうちNAFLD発生を認めた11例のうち10例においてはパンクレリパーゼ製剤への変更が行われ，そのうち5例においてNAFLDの改善を認めた。一方で，パンクレリパーゼでの治療を開始しても治療抵抗性を示すものが20%であったと報告している。Yamazakiら[20]はPD 122例において，術後4日目から高用量パンクレリパーゼに加えて分岐鎖アミノ酸製剤（BCAA）含有成分栄養剤を投与した31例と，コントロール群91例と比較したところ，BCAA付加群の方が術後3ヵ月目の肝CT値が有意に高く，ALTの値が有意に低かったと報告している。またBCAA付加群においては，総蛋白，アルブミンが有意に高かった。このことから，高用量パンクレリパーゼとBCAA含有成分栄養剤の併用が，NAFLDを予防する可能性が期待される。

3．当科におけるPD術後の膵酵素補充療法とNAFLDの発生

当科において2005年4月から2011年9月に施行したPD 130例と膵体尾部切除術（DP）56例において，NAFLDの発生率について比較検討した。NAFLDはCT値が40 HU以下となったものと定義した。PD術後1年間のNAFLD発生は，DPと比較して有意に高率であった（37.7% vs 7.14%，$P<0.001$）（図2）。また，その発生は術後3〜6ヵ月目に多く，肝のCT値の経時的変化をみると，PDではDPと比較して有意に肝CT値が低値であった。DPでは，肝CT値に経時的な変化を認めなかった（図3）。PDとDPで膵切除のvolumeは同等であり，PD術後NAFLDの発生には十二指腸〜上部空腸が切除されることに伴う消化吸収障害，消化管再建に伴う摂食障害や神経郭清の程度の

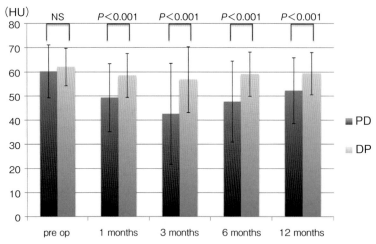

図3 PDおよびDP後における肝CT値の変化
　肝のCT値の経時的変化をみると，PDではDPと比較して有意に肝CT値が低値である．DPでは，肝CT値に経時的な変化を認めない．PD術後1年間の肝CT値の最小値は，DPと比較して有意に低値である（40.2±20.5 vs. 55.5±11.1，$P<0.001$）．

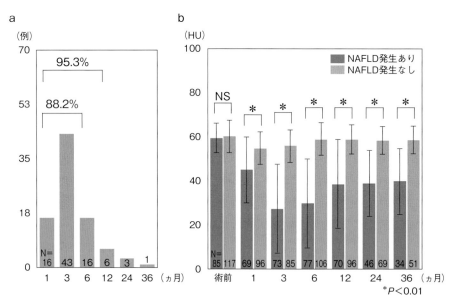

図4 PD後のNAFLD発生時期（a）とCT値の変化（b）
a：NAFLD発の発生時期とその頻度をみると，術後1ヵ月に16例（18.8％），術後3ヵ月に43例（50.6％），術後6ヵ月に16例（18.8％）であった．88.2％は術後6ヵ月以内，95.3％は術後12ヵ月以内と比較的早期に発生している．
b：CT値の経時的変化を比較すると，術後1〜36ヵ月でNAFLD発生例のCT値は，非発生例と比較して有意に低値であった．

違いなどが大きく関与していると考えられる．
　当科ではPD後の膵酵素補充療法を，2011年3月まではパンクレアチン，2011年4月からはパンクレリパーゼを用い積極的に行ってきた．当科におけるPD術後の膵酵素補充療法とNAFLD発生についての検討を示す．2007年4月から2015年12月に標準化した膵空腸吻合を用いPDを施行した263例のうち，術後6ヵ月以上経過を観察でき，NAFLDの評価が可能であった205例を対象とした．男性122例，女性83例，年齢（中央値）68歳で，術後の観察期間（中央値）27.2ヵ月であった．NAFLD発生は41.5％（85/205）に認めた．発生時期とその頻度をみると，術後1ヵ月に16例（18.8％），術後3ヵ月に43例（50.6％），術後6ヵ月に16例（18.8％）であった．NAFLD発生例のうち88.2％は術後6ヵ月以内，95.3％は術後12ヵ月以内と比較的早期に発生していた（図4a）．発生例，非発生例のCT

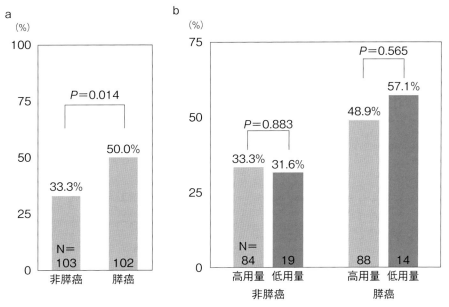

図 5 膵癌と非膵癌における PD 後の NAFLD の発生率（a），膵酵素補充療法高用量 vs. 低用量（b）
a：膵癌における NAFLD 発生率は，非膵癌と比較して有意に高率である（50.0% vs. 33.3%，P=0.014）
b：膵癌においては，低用量群の NAFLD 発生率は高用量群と比較して，有意ではないものの高率である（57.1% vs. 48.9%，P=0.565）。一方，非膵癌においては，NAFLD 発生率は両群でほぼ同等である（31.6% vs. 33.3%，P=0.883）。

値の経時的変化を比較すると，術後1～36ヵ月で発生例の CT 値は，非発生例の CT 値と比較して有意に低値であった（図 4b）。NAFLD 発生例の CT 値は，術後3ヵ月でもっとも低値となり，以後は緩やかに改善していた。膵癌（n＝102）と非膵癌（n＝103）で NAFLD 発生率を比較したところ，膵癌における NAFLD 発生率は非膵癌と比較して有意に高率であった（図 5a）。膵酵素補充療法に関して，パンクレアチン6g未満もしくはパンクレリパーゼ900 mg 未満を低用量，パンクレアチン6g以上もしくはパンクレリパーゼ900 mg 以上を高用量とし，膵癌，非膵癌例のそれぞれにおいて，膵酵素補充療法と NAFLD 発生との関係について検討した（図 5b）。膵癌においては，低用量群の NAFLD 発生率は高用量群と比較して，有意ではないものの高率であった。一方，非膵癌においては，NAFLD 発生率は両群でほぼ同等であった。

おわりに

PD 術後の NAFLD は膵外分泌不全，低栄養を背景に発症すると考えられるが，その機序についてはいまだ不明である点が多い。PD 術後の NAFLD の治療では膵酵素補充療法は重要であり，高力価パンクレアチンであるパンクレリパーゼの投与が望ましい。しかし，術後の NAFLD 発生においては，栄養障害や神経叢郭清に伴う下痢などが複雑に関連しているため，止痢薬や整腸剤の投与に加え，栄養療法，栄養指導が重要な役割を果たす。また，亜鉛欠乏やカルニチン欠乏が背景にある可能性もあり，これらに対する評価・介入も必要である。PD 術後の NAFLD の予防における膵酵素補充療法では，その効果がいまだはっきりしない部分もあるので，今後の臨床研究が望まれる。

参 考 文 献

1) 伊佐地秀司：【膵臓疾患診断・治療の進歩と近未来】膵機能低下に伴う NAFLD・NASH の成因．クリニシアン **58**：1017-1022，2011．
2) Ludwig J, Viggiano TR, McGill DB, et al.：Nonalcoholic steatohepatitis：Mayo Clinic experiences with a hitherto unnamed disease. Mayo Clin Proc **55**：434-438, 1980.
3) 伊佐地秀司：【胆・膵疾患診療の最前線　新しいガイドラインによる有用な実地診療】トピックス　膵切除後の NAFLD（非アルコール性脂肪肝）．Medical Practice **29**：101-105，2012．
4) Kato H, Isaji S, Azumi Y, et al.：Development of nonalcoholic fatty liver disease（NAFLD）and nonalcoholic steatohepatitis（NASH）after pancreaticoduodenectomy：proposal of a postoperative NAFLD scoring system. J Hepatobiliary Pancreat Sci **17**：296-304,

2010.

5) Sato T, Matsuo Y, Shiga K, et al.：Factors that predict the occurrence of and recovery from non-alcoholic fatty liver disease after pancreatoduodenectomy. Surgery **160**：318-330, 2016.

6) Satoi S, Sho M, Yanagimoto H, et al.：Do pancrelipase delayed-release capsules have a protective role against nonalcoholic fatty liver disease after pancreatoduodenectomy in patients with pancreatic cancer? A randomized controlled trial. J Hepatobiliary Pancreat Sci **23**：167-173, 2016.

7) Sim EH, Kwon JH, Kim SY, et al.：Severe steatohepatitis with hepatic decompensation resulting from malnutrition after pancreaticoduodenectomy. Clin mol hepatol **18**：404-410, 2012.

8) Miura H, Ijichi M, Ando Y, et al.：A rapidly progressive and fatal case of nonalcoholic steatohepatitis following pancreaticoduodenectomy, Clin J Gastroenterol **6**：470-475, 2013.

9) Tilg H, Moschen AR：Evolution of inflammation in nonalcoholic fatty liver disease：the multiple parallel hits hypothesis. Hepatology **52**：1836-1846, 2010.

10) Sato R, Kishiwada M, Kuriyama N, et al.：Paradoxical impact of the remnant pancreatic volume and infectious complications on the development of nonalcoholic fatty liver disease after pancreaticoduodenectomy. J Hepatobiliary Pancreat Sci **21**：562-572, 2014.

11) Mignot A, Ayav A, Quillot D, et al.：Extensive lymph node dissection during pancreaticoduodenectomy：a risk factor for hepatic steatosis? Abdom Radiol **42**：1880-1887, 2017.

12) Nishikawa M, Aosasa S, Moriya T, et al.：The impact of postoperative adjuvant chemotherapy on the development of nonalcoholic fatty liver disease after pancreatoduodenectomy. J Surg Res **205**：127-135, 2016.

13) Kato K, Isaji S, Kawarada Y, et al.：Effect of zinc administration on pancreatic regeneration after 80% pancreatectomy. Pancreas **14**：158-165, 1997.

14) 岸和田昌史, 加藤宏之, 伊佐地秀司：【胆膵診療における薬物療法のすべて―予防的投与から治療まで―】膵頭十二指腸切除術における周術期・術後管理の薬物治療. 胆と膵 **30**：591-595, 2009.

15) Ishikawa H, Takaki A, Tsuzaki R, et al.：L-Carnitine Prevents Progression of Non-Alcoholic Steatohepatitis in a Mouse Model with Upregulation of Mitochondrial Pathway. PLoS One **9**：e100627, 2014.

16) Nakamura M, Nakata K, Matsumoto H, et al.：Acyl/free carnitine ratio is a risk factor for hepatic steatosis after pancreatoduodenectomy and total pancreatectomy. Pancereatology **17**：135-138, 2017.

17) 伊佐地秀司：膵機能低下と NAFLD/NASH 発生―膵頭十二指腸切除例での危険因子解析と治療経験から―. 酸化ストレスと肝疾患 **8**：119-129, 2012

18) Nagai M, Sho M, Satoi S, et al.：Effects of pancrelipase on nonalcoholic fatty liver disease after pancreaticoduodenectomy. J Hepatobiliary Pancreat Sci **21**：186-192, 2014.

19) 羽鳥　隆, 大島奈々, 山本雅一, ほか：【ヘリコバクター・ピロリ感染症に挑む】膵切除後の脂肪肝の予防と治療. クリニシアン **60**：778-782, 2013.

20) Yamazaki Y, Takayama T, Higaki T, et al.：Pancrelipase with branched-chain amino acids for preventing nonalcoholic fatty liver disease after pancreaticoduodenectomy. J Gastroenterol **51**：55-62, 2016.

＊　　＊　　＊

特集

胆道・膵疾患術後の晩期障害

膵性糖尿病と膵性下痢

高野　重紹[1]・吉富　秀幸[1]・古川　勝規[1]・高屋敷　吏[1]・久保木　知[1]・鈴木　大亮[1]
酒井　望[1]・賀川　真吾[1]・野島　広之[1]・三島　敬[1]・大塚　将之[1]

要約：膵切除後の晩期障害では，栄養吸収障害に伴った体重減少が問題となり，とくに膵内・外分泌機能不全に伴う障害は，さまざまな病態が複合的に影響し，外来診察時に治療に難渋するケースをしばしば経験する。膵切除による膵内・外分泌機能不全に伴って起こる膵性糖尿病はインスリンとグルカゴン両方の分泌低下をもたらすため，血糖値の日内変動が大きく，低血糖に陥りやすい。十分な消化酵素補充による食後の血糖上昇と，生理的分泌に類似したパターンによる強化インスリン療法により血糖コントロールを行うことが重要である。膵性下痢（脂肪便）は水様下痢である小腸性下痢とは異なり，泥状や固形であることが多く，脂肪便の濃度が高い。対策には，食事指導，栄養剤および十分量の消化酵素剤（腸溶性・高力価膵酵素補充薬）を投与することが重要となる。手術・化学療法の進歩により，長期生存症例が出てきていることからも，今後術後晩期合併症に対する適切なマネージメントがますます重要視されてくると思われる。

Key words：膵性糖尿病，膵性下痢，膵内・外分泌機能不全

はじめに

膵切除後の晩期障害には，栄養障害，糖尿病，下痢，脂肪肝，吻合部狭窄や潰瘍などがある。膵切除の術後には，栄養吸収障害に伴う体重減少が問題となり，とくに膵内・外分泌機能障害は，さまざまな病態が複合的に影響しているため，治療が困難であることをしばしば経験する。そこで本稿では，外来診療時に臨床上考慮すべき重要な病態である「糖尿病と下痢」に焦点をあて，その病態と発症時の対策について述べる。

Ⅰ．膵切除後の膵内・外分泌機能障害

膵臓は内分泌機能と外分泌機能を有する臓器であ

Pancreatic Diabetes and Steatorrhea
Shigetsugu Takano et al
1）千葉大学大学院医学研究院臓器制御外科学（〒260-8670 千葉市中央区亥鼻 1-8-1）

り，膵切除により起こるそれらの機能低下が臨床上問題となる。とくに晩期障害として，膵内・外分泌障害により引き起こされる膵切除後糖尿病（膵性糖尿病）と，膵外分泌障害による膵性下痢（脂肪便）が重要であり，これらの病態を把握し適切な対応を行うことが，外来通院時の患者のQOLを良好に保つためには非常に大切である。

Ⅱ．膵性糖尿病

糖尿病とそれに関連する耐糖能低下は，①「1型」：膵β細胞に対する自己免疫やβ細胞の破壊により起こる絶対的インスリン欠乏によるもの，②「2型」：インスリン分泌低下を主体とするものと，インスリン抵抗性が主体で，それにインスリンの相対的不足を伴うもの，③「その他特定機序・疾患によるもの」：A）遺伝子因子として遺伝子異常が同定されたもの，B）他の疾患，条件に伴うもの，④「妊娠糖尿病」に分類される。膵性糖尿病の診断基準は現在まで明確なものはないが，膵切除後の糖尿病は「その他特定機序・疾患に

よるもの」の範疇に入り[1]，米国糖尿病学会（American Diabetes Association：ADA）の分類では TypeⅢ-C（膵炎，膵外傷・摘出術，悪性腫瘍，嚢胞線維症，膵ヘモクロマトーシス，fibrocalculous pancreatopathy，その他）に分類されている[2]。

膵性糖尿病は慢性膵炎非代償期や，膵全摘を含む膵切除後が主な要因であり，膵ランゲルハンス島の破壊や減少のため，膵β細胞からのインスリン分泌低下により糖尿病が出現し，さらにインスリン分泌能の低下のみでなく，膵α細胞からのグルカゴン分泌低下も伴っている。その結果，通常の1型および2型糖尿病と異なった病態や臨床像を呈し，高血糖と低血糖を繰り返すなどの血糖値の日内変動が大きく，低血糖に陥りやすいことが特徴である。加えて，膵切除後では消化管再建およびそれに伴う消化吸収障害や外分泌機能不全による低栄養状態が持続することもしばしばで，血糖管理に難渋する場合もある。

2007年の膵癌登録報告によると，約25％に糖尿病の既往歴があり，術後合併症として新規または明らかに増悪する糖尿病は，頭部（8.5％），体尾部（12.5％）と尾側膵切除後に頻度が高いことが報告されている[3]。

膵切除後は消化管再建に伴う吸収障害や，次項にあげる膵性下痢により，栄養障害および体重減少を伴うことがしばしばである。そのため，発症時の対策としては食事指導のもと，十分な栄養状態改善に留意しながら，血糖変動の安定化に努めることが重要となる。食事指導により血糖コントロール不良の場合は，経口糖尿病薬ないしはインスリンを用いた治療を行う。

糖尿病治療ではインスリンの分泌能と抵抗性の二つの要素により治療法が選択されるが，膵性糖尿病では分泌能の低下が重要な要素となるため，主にインスリンを用いた治療が行われることが多い[4]。その際，消化酵素の投与が不十分であった場合は，炭水化物の消化吸収障害が起こり，食後血糖上昇不足に陥る。そうしてインスリン投与による食後低血糖が惹起される可能性があるため，インスリン治療を行う際には，十分な消化酵素補充療法後に行うことが肝要である。十分な消化酵素補充による食後の血糖上昇と，外因性インスリンの作用時間とを一致させるために，インスリン製剤を超速効型と持続型を併用（強化インスリン療法）し，生理的分泌に類似したインスリン分泌パターンを得られるようになった[4]。これにより，低血糖になる頻度を抑え，良好な血糖コントロールを行えるようになっている。最近ではインスリン持続皮下注入療法を膵性糖尿病のコントロールに用いることもある。糖尿病コントロールの設定目安としては，HbA1c 7.5％前

後，空腹時血糖値80～150 mg/dL，食後2時間値150～250 mg/dL を目標とし，1型，2型糖尿病よりやや緩く設定することにより，低血糖にならないように注意することが大切である[5]。

膵切除後，とくに膵全摘術後（残膵全摘術を含む）の血糖コントロール不良は，患者のQOLを著しく損なう可能性がある。竹山[6]は1型糖尿病と膵全摘術後症例の必要インスリン量を持続皮下インスリン療法を用いて比較検討したところ，1日の総インスリン注入量の平均値は，膵全摘術後では19.9単位で1型の36.4単位と比較し有意に少なかった。これらの結果から，膵全摘後の血糖コントロールの難しさを報告している。また，Barbierら[7]は膵全摘56症例についての検討で，術後晩期（66ヵ月後）の膵性糖尿病の合併症として，40％の患者で低血糖による意識消失が起きた経験を有し，HbA1c値の中央値は7.8％であったと報告している。当科において，膵全摘術（n＝12）もしくは残膵全摘術（n＝22）を施行した，浸潤性膵管癌（n＝24），膵管内乳頭粘液性腺癌（IPMC）（n＝10）における術後耐糖能の推移を検討すると，術前HbA1c値（中央値：6.4％）と比較し，膵全摘では術後半年（7.7％），術後1年（7.9％）で有意に上昇した。一方残膵全摘では術前と比較し，術後半年，1年とHbA1c値では有意差は認めなかった（図1）。膵性糖尿病の重症度は癌や炎症の程度にも左右されるため，これらの結果には原疾患である膵癌やIPMCが，残膵全摘術の症例と比較し，膵全摘症例では進行度が高く，それぞれの群において，術後半年の栄養状態（prognostic nutrition index（PNI）：10×アルブミン値＋0.005×総リンパ球数）[8]が不良である（図2）という背景も一つの理由としてあげられる。

Ⅲ．膵性下痢（脂肪便）

糞便中の水分量はその溶質成分によって決定され，肛門から排泄されるまで，さまざまな溶質成分が腸に吸収または分泌される。何らかの原因でその調整が障害され，水分量が80％を超えると軟便から泥状便となり，90％を超えると水様便になる。膵切除後の下痢には大別すると，①交感神経と迷走神経からの副交感神経が交錯する腹腔動脈・上腸間膜動脈周囲の神経叢の郭清による小腸性下痢と，②脂肪吸収不全による膵性下痢（脂肪便）の二つがあげられる。膵切除後の小腸性下痢は水様性であることが多く，一方膵性下痢は便の性状は水様性でないことがしばしばで，固形もしくは泥状，光沢があり量が多く，色調は薄く，酸性臭が

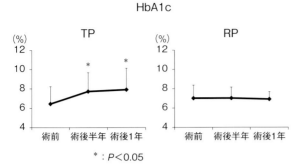

図1 TP（total pancreatectomy：膵全摘）群とRP（remnant pancreatectomy：残膵全摘）群とのHbA1c値（術前，術後半年，術後1年）の推移と術前値との比較（Mann-Whitney U test）

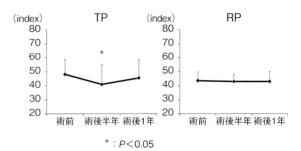

図2 TP（total pancreatectomy：膵全摘）群とRP（remnant pancreatectomy：残膵全摘）群とのPNI値（術前，術後半年，術後1年）の推移と術前値との比較（Mann-Whitney U test）

強く，ガスの多い脂肪便が1日に何回も排便され，便器に付着しやすい便であることが特徴とされている[9]。

膵外分泌機能不全により引き起こされる膵性下痢の代表的疾患は，慢性膵炎，膵腫瘍（膵頭部腫瘍，膵の90%を占めるもの，膵管閉塞しているもの）と膵切除後があげられる。そのため，膵外分泌不全により引き起こされる膵切除後の膵性下痢の診断・治療には，慢性膵炎における診断・治療のstrategyがよい参考となる[5]。

膵性下痢では，膵以外の消化器疾患により起こる脂肪便と比較し，便中脂肪排泄量（g）が同じでも，脂肪便の濃度（%）が高いことが報告されている[9]。健常者において酵素分泌が80%低下すると糞便中に脂肪が多量に出現し[10]，リパーゼ分解能が約90%低下すると脂肪便が顕在化してくるとされている[11]。

本邦での脂肪便の定義は「1日40～60gの十分な量の脂肪を摂取した状態で糞便中脂肪排泄量が1日5g以上」とされているが，臨床的に脂肪便が確認される以前に，吸収障害などによる体重減少が起こるとされ，慢性膵炎ではその成因によらず脂肪便の早期スクリーニングを推奨する報告がある[12]。現在，本邦で一般的に行われている膵外分泌機能検査法としてはN-benzoyl-L-tyrosyl-p-aminobenzoic acid（BT-PABA）を経口投与し，6～8時間尿に排泄される尿中PABAを測定し，膵外分泌酵素であるα-キモトリプシン活性を測定する検査（PFD検査）がある。しかし，加齢や糖尿病による腎機能低下症例や残尿を有する症例などでは正確な診断は困難とされている[13]。治療効果の判定には脂肪便の定量が有用であると考えられるが，現状では脂肪便定量（van de Kamer法によるガスクロマトグラフィーを用いての脂肪便の定量など）を実施できる施設は限定されている。この脂肪便定量に代わる検査法として，便中エラスターゼ1定量[14]や[13]C-labeled mixed triglyceride呼気試験（検査食に含まれる20gの脂肪のうち，吸収された脂肪量を測定することで，膵外分泌機能を評価する検査）[15]などが報告されている。

膵切除後の外分泌機能障害に対する対策として，食事指導（脂肪制限は行わない），栄養剤および十分量の消化酵素剤を投与することが重要となる。消化吸収能力が低下している場合には，食事1回量を減らし回数を増やす。食事摂取量が少ない場合には，膵酵素を補充しながら消化態栄養剤を投与するか，消化剤を必要としないエレンタール®などの成分栄養剤を使用するが，成分栄養剤は必須脂肪酸が含まれていないことから長期投与には注意を要する[16]。

現在，腸溶性・高力価膵酵素補充薬パンクレアリパーゼ製剤（リパクレオン®）が膵切除後の症例に広く使用されている[17]。脂肪便や便臭の改善を認めなければ通常量1,800mgからの増量を考慮する。リパクレオン®は胃内での失活を防ぐために腸溶状コーティングされているが，パンクレアチン®やベリチーム®といった膵消化酵素補充剤を投与する際には，H_2受容体拮抗薬（ガスター®，ザンタック®，アシノン®）やプロトンポンプ阻害薬（ネキシウム®，タケプロン®，パリエット®など）の制酸剤との併用が望ましい。これは，胃酸を抑えることにより，膵機能の低下・廃絶によって，腸液をアルカリ性に傾ける膵液中の重炭酸分泌低下による，上部小腸内のpHのさらなる低下を防ぐためである。小腸内pHが4以下になると胆汁酸は沈殿し，腸管内膵酵素活性（とくにリパーゼ）が失活するため脂肪吸収不良の病態を招く[18]。膵酵素補充薬の投与にはこれらのことを十分に認識して使用していく必要がある。

おわりに

　胆道・膵臓手術における膵切除の晩期合併症のなか
で，膵内・外分泌機能低下による膵性糖尿病および膵
性下痢についての概要を述べた。手術・化学療法の進
歩により，予後の改善が期待できるようになり，今後
ますます術後晩期合併症に対する適切なマネージメン
トが重要視されてくると思われる。

参 考 文 献

1) 清野　裕，南條輝志男，田嶼尚子，ほか：糖尿病の分
類と診断基準に関する委員会報告．糖尿病 **53**：450-
467，2010.

2) American Diabetes Association：Diagnosis and clas-
sification of diabetes mellitus. Diabetes Care **30**：S42-
S47, 2007.

3) 田中雅夫，松野正紀，伊佐地秀司，ほか：膵癌登録報
告．膵臓 **22**：e145-e149，2007.

4) 中村光男，丹藤雄介，柳町　幸，ほか：膵内外分泌不
全に対する膵消化酵素及びインスリン補充療法．膵臓
22：454-461，2007.

5) 日本消化器病学会編：慢性膵炎診療ガイドライン 2015
改訂第 2 版．南江堂，2015.

6) 竹山宜典：膵全摘術後の栄養管理．胆と膵 **37**：191-
195，2016.

7) Barbier L, Jamal W, Dokmak S, et al.：Impact of total
pancreatectomy：short- and long-term assessment.
HPB（Oxford）**15**：882-892, 2013.

8) 小野寺時夫，五関謹秀，神前五郎：Stage Ⅳ，Ⅴ（Ⅴは
大腸癌）消化器癌の非治癒切除・姑息手術に対する
TPN の適応と限界．日外会誌 **85**：1001-1005，1984.

9) Bo-Linn GW, Fordtran JS：Fecal fat concentration in
patients with steatorrhea. Gastroenterology **87**：319-
322, 1984.

10) 中村光男：膵機能検査法への挑戦—膵内外分泌補充療
法のために．膵臓 **27**：1-8，2012.

11) Dobrilla G：Management of chronic pancreatitis：
focus on enzyme replacement therapy. Int J Pancre-
atol **5**：S17-S29, 1989.

12) Dumasy V, Delhaye M, Cotton F, et al.：Fat malab-
sorption screening in chronic pancreatitis. Am J Gas-
troenterol **99**：1350-1354, 2004.

13) 中村光男，松本敦史，丹藤雄介，ほか：膵外分泌機能
不全の診断法の進歩と膵酵素補充療法の問題点．胆と
膵 **37**：123-128，2016.

14) Sonwalkar SA, Holbrook IB, Phillips I, et al.：A pro-
spective, comparative study of the para-aminoben-
zoic acid test and faecal elastase 1 in the assessment
of exocrine pancreatic function. Aliment Pharmacol
Ther **17**：467-471, 2003.

15) Nakamura H, Morifuji M, Murakami Y, et al.：Useful-
ness of a 13C-labeled mixed triglyceride breath test
for assessing pancreatic exocrine function after pan-
creatic surgery. Surgery **145**：168-175, 2009.

16) 伊藤貴洋，加藤宏之，岸和田昌之，ほか：膵臓　外分
泌障害，内分泌障害．臨外 **71**：293-299，2016.

17) 北川裕久，田島秀浩，中川原寿俊，ほか：膵頭部癌術
後の消化吸収障害に対する高力価・腸溶性膵消化酵素
剤投与の有用性についての検討．膵臓 **28**：178-184,
2013.

18) 岸和田昌之，佐藤梨枝，伊佐地秀司：膵広範切除後の
膵内外分泌機能評価と治療戦略—膵頭十二指腸切除を
中心に．胆と膵 **35**：365-371，2014.

＊　　　＊　　　＊

特集

胆道・膵疾患術後の晩期障害

脾摘後重症感染症について―予防と対策―

橋本　直樹[1]

要約：脾摘除後の患者に発生した重症感染症は脾摘後重症感染症 overwhelming postsplenectomy infection（OPSI）として知られており，起炎菌としては肺炎球菌を中心とした莢膜保有菌である。本疾患はひとたび発症すれば致命的で，救命率向上のためには何よりも発症を未然に防ぐべく，脾摘後患者に対して OPSI が起こりうることを十分に認識させ予防策を徹底させることが重要である。現在，脾摘後の患者に対する肺炎球菌ワクチンの投与は，かなり認知されてきているが，脾機能低下症例や部分的脾動脈塞栓術（PSE）症例では末梢血に Howell Jolly Body の出現した症例は脾機能低下から OPSI になる危険性があり，脾摘除と同様の OPSI に対する対応をすべきである。

Key words：脾摘後重症感染症，部分的脾動脈塞栓術，Howell Jolly Body，肺炎球菌ワクチン

はじめに

　脾摘除後の患者に発生した重症感染症は脾摘後重症感染症 overwhelming postsplenectomy infection（OPSI）として知られている。King ら[1]は 1952 年はじめて，幼児や子供において脾摘除後の細菌性敗血症について記載した。その病気は軽い風邪症状ではじまり，急激に劇症感染症になり，臨床経過は急激で 24～48 時間以内に昏睡，死亡にいたる。なぜなら，高頻度のショック，低血糖，著しいアシドーシス，電解質異常，呼吸不全，DIC を呈するからである。OPSI はまれな感染疾患であり，脾摘除後の患者の約 3% が OPSI になる可能性がある。脾摘から本症発症までの期間は 13 日の早期から，59 年の発生例も報告されているが大多数（50%）は脾臓摘除後 2 年以内に起こるとされている。死亡率は十分な治療にもかかわらず 50～70% である。

Prevention and Treatment for Overwhelming Postsplenectomy Infection
Naoki Hashimoto
1）近畿大学医学部救急部（〒 589-8511 大阪狭山市大野東 377-2）

I．OPSI の起炎菌

　起炎菌としては肺炎球菌 48%，髄膜炎菌 12%，大腸菌 11%，インフルエンザ菌 8%，ぶどう球菌 8%，連鎖球菌 7% の順に報告され，肺炎球菌の頻度が高い。

II．脾臓の機能

　①細菌，異物の貪食，②抗原提示とそれに続く抗体産生（IgM や肺炎球菌莢膜多糖体特異抗体など），③tuftsin などの opsonin 産生などがあげられる。

III．脾臓がないと肺炎球菌は重症化するか

　肺炎球菌は莢膜を有するためマクロファージによる貪食に抵抗性を示し，肺炎球菌莢膜多糖体特異抗体が結合しないと，貪食されない。そのため，脾摘除後では，肺炎球菌多糖体特異抗体が産生されないことや循環血液フィルターの欠如のため肺炎球菌感染が重症化しやすい。莢膜は，肺炎球菌がホストの食細胞の貪食から逃れる隠れ蓑となっていると考えられる。

Ⅳ. リスク因子

Bisharat ら[2]は 1966～1996 年にかけて 78 件の報告を検証した。19,680 例の脾摘除後患者のうち，3.2%は重篤な感染症になり，全体的な死亡率は 1.4%である。脾摘除後と感染の平均期間は 22.6ヵ月である。感染の頻度においては，サラセミア（8.2%），鎌状赤血球症（7.3%）は ITP（2.1%）より高かった。子供たちにおいてはサラセミア（11.6%），鎌状赤血球症（8.9%）で大人のサラセミア（7.4%），鎌状赤血球症（6.4%）に比し高かった。幼児では莢膜を有する菌種に対する特異抗体を獲得していない。それゆえ，OPSI の危険因子は若年者，基礎疾患（サラセミア，遺伝性球状赤血球症，自己免疫性溶血性疾患，ITP，リンパ腫），以前や現在自己免疫抑制剤の内服であった。英国医学微生物協会での発表では[3]，報告された OPSI のうち，約半数が血液疾患による脾摘が原因となって生じ，また，血液悪性腫瘍による OPSI の死亡率がもっとも高かった。

Ⅴ. リスク患者の発見

非外科的，外科的無脾は致命的感染症に陥る。それゆえ，簡単で非侵襲的でそして再現性のある脾臓機能を評価するテストが必要である。Malcolm Briigden ら[4]は，末梢血に Howell Jolly Body が出現した場合 asplenia または functional hyposplenism の診断に重要であり，mild hyposplenism では起こらなく Howell Jolly Body の存在は OPSI のリスクを反映する hyposplenism の程度と同一視すると述べている。Howell Jolly Body とは赤血球あるいは赤芽球内に認められる塩基性小体で，幼若期の赤血球内の核が，成熟に伴い消失する際に残った核の遺残物であると考えられている。脾機能が正常であれば，すぐに除去され，Howell Jolly Body の存在は一般に脾臓の機能低下を示唆する。この検査法は脾機能の網内系機能を反映するといわれ，古くから用いられてきた[5]。最近ではより感度が高い方法として ^{99m}Tc コロイドの脾臓への取り込みや微分干渉顕微鏡で "pitted RBC" をカウントする方法が用いられている。近年，血液自動分析器の進歩により顕微鏡下の観察が行われる機会が減り，目視でしか確認ができない Howell Jolly Body は見落とされ，臨床的に重要視されない傾向にある。重症肺炎球菌感染症のハイリスク群スクリーニングのためにも，Howell Jolly Body の確認の重要性を認識する必要

がある。10 万件の末梢血分析にて Howell Jolly Body は 1/200，0.5%発見されるようである[6]。Howell Jolly Body を確認しようという意思をもって検索しなければ，見落とす可能性があるので注意が必要である。本邦においても，過去に脾摘の既往がなく，脾機能低下症を背景に OPSI になった症例が元田ら[7]により報告されている。中川ら[8]も劇症型肺炎球菌感染 2 症例において，末梢赤血球中に Howell Jolly Body の出現と CT 画像上の脾臓低形成を認め，1 例は救命し得たが，1 例は急激な経過で病状が進行し，敗血症と播種性血管内凝固症候群（disseminated intravascular coagulation：DIC）を伴って救命し得ず，血液標本中の Howell Jolly Body 出現と脾臓低形成は，脾機能低下と肺炎球菌感染症を重篤化させる危険因子の指標となる可能性があると報告している。

Ⅵ. リスクをもった患者に対する対応

ワクチンや教育を含めた予防対策が脾摘除後患者に対しては重要である。機能的や解剖学的無脾患者は一般の人に比べて，莢膜を有する菌種からの感染の危険度は増す。

1. ワクチン

Jockovich ら[9]は脾摘除以前にワクチン投与を受けた患者の中で OPSI に罹した症例はなく，一方ワクチン投与をされなかった患者の 10.4%は OPSI になった。また脾摘除後にワクチンを受けた患者の 5%は OPSI になったと報告している。EI-AIfy ら[10]は，脾摘除患者 318 例中，肺炎球菌ワクチンの投与を受けた群は 125 症例中 3 例（2.4%）に OPSI がみられ，一方未投与群は 193 症例中 15 例（7.8%）に OPSI がみられた（$P<0.05$）。これゆえに，脾摘患者における肺炎球菌ワクチン接種の有効性と肺炎球菌ワクチンは少なくとも 2 週間前に投与されるべきであると考えられている。脾摘除や機能的脾機能低下でワクチン投与を受けていない人は，彼らの病態が判明するやいなやワクチンの投与を受けるべきである。肺炎球菌ワクチンとして本邦で使用可能なワクチンは 23 価肺炎球菌多糖体ワクチン（PPSV23）（ニューモバックス® NP）と，13 価肺炎球菌結合型ワクチン（PCV13）（プレベナー 13®）である。

PPSV23：23 種類の莢膜型の肺炎球菌から抽出された莢膜多糖体を混合したワクチンで，5 年ごとの再接種が必要である。多糖体抗原が B 細胞を活性化することで免疫を付与するが，免疫記憶に関与する T 細胞を介さないため，2 歳未満に対する免疫原性は低く有効

でない。

PCV13：2010 年に承認された新しいワクチンで，13種類の莢膜多糖体をジフテリア変異蛋白（キャリア蛋白）と結合させることで，T 細胞に作用して免疫原性を発揮するようにしたものである。2 歳未満の小児にも適用できるものとして開発された。米国予防接種諮問委員会（ACIP）[11]は 2～18 歳で侵襲性肺炎球菌感染症（invasive pneumoccal diseases：IPD）の高リスク群（解剖学的または機能的無脾，先天性免疫不全，HIV感染など）19 歳以上で IPD の高リスク群（解剖学的または機能的無脾，先天性免疫不全，HIV 感染，担癌，髄液漏，人工内耳，進行した腎不全）の患者にはPPSV23 と PCV13 の併用を推奨している。併用が有効な根拠として PCV13 の投与後 PPSV23 を投与するほうが，PPSV23 単独よりもさらに高い抗体濃度をもたらすことが証明された[12]。そこで，米国感染症学会（IDSA）および米国予防接種諮問委員会（ACIP）では，脾摘患者に対して肺炎球菌，インフルエンザこう菌，髄膜炎菌に対する予防接種を推奨している[13]。

1）肺炎球菌（PCV13 および PPSV23）

PCV13 未接種

定期手術：PCV13 を接種，8 週間以上あけて PPSV23 を接種（ただし手術の 2 週間前まで），5 年ごとに PPSV23 を接種する。

緊急手術：手術後に PCV13 を接種，8 週間以上あけて PPSV23 を接種し，5 年ごとに PPSV23 を接種する。

PCV13 接種済み

定期手術：PPSV23 を脾摘 2 週間前に接種，5 年ごとに PPSV23 を接種する。

緊急手術：PPSV23 を脾摘 2 週間以降に接種，5 年ごとに PPSV23 を接種する。

2）インフルエンザこう菌

一般的に 5 歳以上であれば Hib への抗体保有率が高く，Hib 感染のリスクは低いとされるが，未接種の場合は，脾摘患者への接種が推奨されている。

3）髄膜炎菌

2 歳以上（未接種の場合）

予定手術：手術前に結合型ワクチン（Meningococcal conjugate vaccine：MCV4，メナクトラ®）を接種し，5 年ごとに MCV4 を接種する。MCV4 と PCV13 を同時に接種したとき，MCV4 は PCV13 による抗体産生を弱めるので，PCV13 投与後 4 週あけて MCV4 を投与すべきであると推奨している。

緊急手術：手術後に MCV4 を接種，8～12 週間あけて再度 MCV4 を接種し，5 年ごとに MCV4 を接種する。

日本で脾摘患者に対する保険適応があるワクチンは

PPSV23 のみである。

4）抗生物質

脾摘除の子供においては，脾摘除後 2 年間は予防的抗生物質の内服を推奨している。またあるグループは子供たちにおいては，少なくとも 5 年間または 21 歳になるまで抗生物質の予防的投与を推奨している。成人例では脾臓摘出から発症までの期間が限定されず抗生物質の投与期間が定まらないだけでなく，耐性菌の問題がある。そこで発症する危険が高い者には，常に抗生物質を常備させ，発熱などわずかでも感染兆候が出現した場合，ただちにそれを内服し，その後医療機関を受診する（stand by antibiotics）。小児例では，予防的投与を支持する文献が散見されるが，evidence の認められているのは，鎌状赤血球症のみで専ら主治医の判断に委ねられている。

2．教育

医療側の認識として何よりも本症の重症度を強く認識し，ひとたび発症すれば，70％の致死率になることを肝に銘じ，早期より敗血症ショック，DIC を見据えた集中治療を開始する心構えが肝要である。当初，軽い感冒様症状を呈するため，初診にあたる開業医や救急病院の医師が本病態に対して認識を深めることが重要である。患者側にも十分な情報が相手に行き届くように患者情報資料としてブレスレット，ペンダントなどの着用も考慮すべきである。OPSI に対して重要なことは，早期治療を行ううえで，患者の OPSI に対する教育および啓蒙である。EI-AIfy ら[10]は，脾摘除患者 318 人（男性 187，女性 131），年齢（平均 18 歳，10～26 歳）を対象に上記の 10 項目のアンケート調査を行い（図 1），総合計が 15～20 good，6～14 fair，0～5 poor と評価した。Good の群では 142 症例中 2 例（1.4％）に OPSI がみられ，fair の群では 96 症例中 3例（3.1％）に OPSI がみられ，一方 poor 群では，79症例中 13 例（16.5％）の OPSI がみられた。すなわち，患者の OPSI についての知識の少ない程，OPSI が発症する率が高いことが判明した。

3．部分的脾臓動脈塞栓術（PSE）と OPSI

C 型肝炎のインターフェロン療法をするにあたり，血小板 7.5 万以上は必要で，5 万以下になると，インターフェロン療法を中止せねばならない。そこで，施行前血小板が 7.5 万未満の場合，splenectomy またはPSE を施行するガイドライン[14]が 2008 年に我が国にできている。Ikeda ら[15]は splenectomy（n＝788），PSE（n＝474）を対象とし，肺炎球菌ワクチンの投与の有無を全国規模にて調べたところ，splenectomy では内科医 80％，外科医 60％が投与をしていたが，PSE

脾摘患者へのアンケート調査
1. あなたは脾臓摘出した日時を知っていますか。
2. 脾臓摘出すると感染症に罹患しやすくなるのを知っていますか。
3. 脾臓摘出の手術を受ける前にワクチンを受けましたか。
4. 術後感染症を防ぐために抗生物質の内服をしていますか。
5. 術後感染症を防ぐためにペニシリンの内服をどのくらいの期間内服しましたか。
6. 術後に発熱したら，持ち合わせの抗生物質を内服し，ただちに主治医を受診しますか。
7. あなたの内服している抗生物質の名前を知っていますか。
8. 自宅に抗生物質を置いてありますか。
9. もしひっかき傷を負ったり，犬に噛まれたら，どのようにしますか。
10. OPSIについて教育指導を受けたことがありますか。
0：知らない，1：適当に知っている，2：よく知っている
Good 15〜20，Fair 6〜14，Poor 0〜5

図 1 脾摘患者への質問事項（文献10より引用改変）

では20％しか肺炎球菌のワクチンの投与をされていなかった。PSEに関して，splenectomy同様の対応をするかは議論のあるところである。Ikedaら[15]の報告でも，PSEにおいて，4例の死亡がみられ，1例は血小板低下に伴う脳出血，他の3例は敗血症であった。しかし，起炎菌は記載されていなかった。今後，70％以上の梗塞率を目標にしたPSEを行った場合，末梢血にてHowell Jolly Bodyが出現した場合hyposplenismとして脾摘除術同様のOPSI対策をとる必要があると著者らは考えている。Ishikawaら[16]もPSE症例においてHowell Jolly Bodyが出現した場合，脾摘除症例と同様のOPSI対策をとるべきであると報告している。

結　語

1）OPSIはひとたび発症すれば救命はままならず，救命率向上のためには何よりもまず発症を未然に防ぐべく，脾摘患者に対してOPSIが起こりうることを十分に認識させ予防策を徹底させることが重要である。

2）PSEを行った場合，末梢血にHowell Jolly bodyが出現した場合hyposplenismとして脾摘除同様のOPSI対策をとる必要がある。

参 考 文 献

1) King H, Shumacker HB Jr：Splenic studies：1, Susceptibility to infection after splenectomy performed in infancy. Ann Surg **136**：239-242, 1952.

2) Bisharat N, Omari H, Lavi I, et al.：Risk of infection and death among post-splenectomy patients. J Infect **43**：182-186, 2001.

3) Waghorn DJ：Overwhelming infection in asplenic patients：current best practice preventive measures are not being followed. J Clin Pathol **54**：214-218, 2001.

4) Brigden ML：Detection, education and management of the asplenic or hyposplenic Patient. Am Fan Physician **63**：499-508, 2001.

5) William BM, Thawani N, Sae-Tia S, et al.：Hyposplenism：a comprehensive review. Part Ⅱ：clinical manifestations, diagnosis and management. Hematology **12**：89-98, 2007.

6) Brigden ML, Preece E：Preventing postsplenectomy sepsis（Letter）. Can Med Assoc J **130**：334, 1984.

7) 元田瑞枝，山下秀一，椎屋智美，ほか：劇症型肺炎球菌感染症の1例．内科 **86**：825-827，2000.

8) 中川浩美，佐々木彩，松本淳子：末梢赤血球中のHowell-Jolly小体出現と脾臓低形成を認めた劇症型肺炎球菌感染症の2症例．日救急医会誌 **22**：330-336，2011.

9) Jockovich M, Medenhall NP, Sombeck MD, et al.：Long-term complication of laparotomy in Hodgkin's disease. Ann Surg **219**：615-621, 1994.

10) El-Alfy MS, EI-Sayed MH：Overwhelming postsplenectomy infection：is quality of patient knowledge enough for prevention? Hematol J **5**：77-80, 2004.

11) Centers for Disease Control and Prevention（CDC）：Use of 13-valent pneumococcal conjugate vaccine and 23-valent pneumococcal polysaccharide vaccine for adults with immunocompromising conditions：recommendations of the Advisory Committee on Immunization Practices（ACIP）. MMWR. Morb Mortal Wkly Rep **61**：816-819, 2012.

12) Kobayashi M, Bennett NM, Gierke R, et al.：Intervals Between PCV13 and PPSV23 Vaccines：Recommendations of the Advisory Committee on Immunization Practices（ACIP）. MMWR. Morb Mortal Wkly Rep **64**：944-947, 2015.

13) Rubin LG, Levin MJ, Ljungman P, et al.：2013 IDSA clinical practice guideline for vaccination of the immunocopromised Host. Clin Infect Dis **58**：309-318, 2014.

14) Kumada H, Okanoue T, Onji M, et al. : Guidelines for the treatment of chronic hepatitis and cirrhosis due to hepatitis C virus infection for the fiscal year 2008 in Japan. Hepatol Res **40** : 8-13, 2010.

15) Ikeda N, Imanishi H, Aizawa N, et al. : Nationwide survey in Japan regarding splenectomy/partial splenic embolization for interferon treatment targeting hepatitis C virus-related chronic liver disease in patients with low platelet count. Hepatol Res **44** : 829-836, 2014.

16) Ishikawa T : Expectation for partial splenic arterial embolization simultaneous transcatheter arterial chemoembolization for hepatocellular carcinoma. Hepatoma Res **1** : 155-158, 2015.

* * *

胆と膵 35巻臨時増刊特大号

医学図書出版ホームページでも販売中
http:www.igakutosho.co.jp

膵炎大全
～もう膵炎なんて怖くない～
企画：伊藤 鉄英

巻頭言
I. 膵の発生と奇形
- 膵臓の発生と腹側・背側膵
- 膵の発生と形成異常―膵管癒合不全を中心に―
- 膵・胆管合流異常
- 先天性膵形成不全および後天性膵体尾部脂肪置換
- コラム①：異所性膵
- コラム②：膵動静脈奇形

II. 膵炎の概念と分類
- 急性膵炎発症のメカニズム
- 膵炎の疫学―全国調査より―
- 急性膵炎の診断基準、重症度判定、初期診療の留意点～Pancreatitis bundles～
- 急性膵炎の重症化機序
- 慢性膵炎臨床診断基準および早期慢性膵炎の概念
- 慢性膵炎に伴う線維化機構

III. 膵炎の診断
- 膵炎診断のための問診・理学的所見の取り方
- 膵炎診断のための生化学検査
- 急性膵炎 / 慢性膵炎診断のための画像診断の進め方
- 膵炎における膵内分泌機能検査
- 膵炎における膵外分泌機能検査

IV. 膵炎の治療
- 急性膵炎に対する薬物療法
- 慢性膵炎の病態に応じた薬物治療と臨床的位置づけ
- 膵炎に対する手術適応と手技
- 重症急性膵炎に対する特殊治療―膵局所動注療法とCHDF
- 膵炎に対する内視鏡治療―経乳頭インターベンションからネクロゼクトミーまで
- 膵炎に対する生活指導および栄養療法
- 膵性糖尿病の病態と治療
- 膵石を伴う膵炎に対するESWL

V. 膵炎各論
- アルコール性膵炎
- 胆石性急性膵炎
- 遺伝性膵炎・家族性膵炎
- 薬剤性膵炎
- 高脂血症に伴う膵炎
- ERCP後膵炎
- 肝移植と急性膵炎
- ウイルス性急性膵炎
- 術後膵炎
- 高カルシウム血症に伴う膵炎
- 虚血性膵炎
- Groove膵炎
- 腫瘤形成性膵炎
- 腹部外傷による膵損傷（膵炎）
- 妊娠に関わる膵炎
- 膵腫瘍による閉塞性膵炎：急性膵炎は小膵癌や悪性膵管内乳頭粘液性腫瘍の診断契機か？
- 自己免疫性膵炎
- 炎症性腸疾患に伴う膵炎
- コラム③：膵性胸水・腹水
- コラム④：Hemosuccus pancreaticus
- コラム⑤：嚢胞性線維症に伴う膵障害

膵臓の発生から解剖、先天性異常から膵炎の概念、分類、様々な成因で惹起される膵炎のすべてを網羅した1冊！
これを読めば「もう膵炎なんて怖くない！」

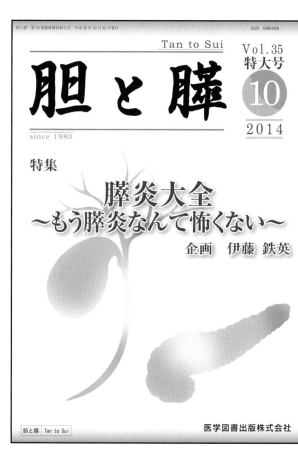

定価（本体 5,000 円 + 税）

特集

胆道・膵疾患術後の晩期障害

膵・胆管合流異常，先天性胆道拡張症分流手術後の胆道癌

大塚 英郎[1]・水間 正道[1]・森川 孝則[1]・中川 圭[1]
林 洋毅[1]・元井 冬彦[1]，内藤 剛[1]・海野 倫明[1]

要約：先天性胆道拡張症では胆管癌発症のリスクより，肝外拡張胆管を切除し胆道再建を行う分流手術が標準術式とされるが，分流手術後にも遺残胆管からの発癌が報告されている。分流手術後胆管癌について，自験例，および近年の報告例よりその臨床的特徴について検討を行った。肝臓側胆管からの発癌では背景に術後胆管炎や肝内結石を認めることが多いため，胆管切除施行時には吻合部狭窄や肝内胆管狭窄に留意した慎重な切離線の決定，吻合口の作成が求められる。また，術後胆管炎，肝内結石発症例で肝内胆管に狭窄や壁肥厚が認められる場合には，良性胆道狭窄との鑑別が問題となり，発癌を念頭に注意深い観察が必要となる。膵内胆管からの発癌予防には，膵管直上で確実に胆管処理を行い遺残なく胆管を切除すること，術後フォローでは早期に自覚症状が出現しにくいことから，長期にわたる慎重な画像フォローが重要である。

Key words：先天性胆道拡張症，分流手術，胆管癌

はじめに

　膵・胆管合流異常では膵管と胆管が十二指腸壁外で合流し，十二指腸乳頭部括約筋の作用がその合流部に及ばないため，膵液と胆汁が相互に逆流し，胆管炎，膵炎の他，胆石・胆道癌など胆道と膵にさまざまな病態を惹起する。分流手術は肝外胆管を切除し，胆道再建（胆管消化管吻合）を行うことで，膵液と胆汁の相互逆流を遮断する。先天性胆道拡張症では，胆管癌発症のリスクより症状の有無などにかかわらず分流手術を施行することが推奨され，標準術式として広く普及している。しかしながら，分流手術後にも術後長期間を経て，肝内胆管や肝門部胆管，膵内遺残胆管から発癌することが報告されている。

Postoperative Cholangiocarcinoma in Conjenital Biliary Dilatation
Hideo Ohtsuka et al
1) 東北大学大学院消化器外科学（〒 980-8574 仙台市青葉区星陵町 1-1）

　分流手術後の発癌は 1967 年に Thislethwaite ら[1]が報告して以降これまでに 100 例を超える報告例があるが，安藤の過去報告例 107 例の文献的検討[2]によると，初回手術時平均年齢 34.8 歳，癌診断時平均年齢は 47.2 歳であり，初回手術からの期間は平均 12.0 年と報告されている。また癌の発生部位は，肝内胆管 25 例，肝門部胆管 47 例，膵内胆管 26 例（不明 9 例）であったと報告されており，7〜8 割が肝内または肝門部胆管に発生していることがうかがえる。

　肝内胆管や肝門部胆管からの発癌では背景に繰り返す胆管炎や肝内結石を伴うことも少なくなく，胆管に壁肥厚や狭窄を認める場合，良性胆道狭窄との鑑別が問題となる。膵内遺残胆管からの発癌の場合，初発症状として黄疸が認められず，自覚症状出現時には周囲組織への浸潤など，腫瘍が進行していることも少なくない。診断時すでに進行癌であることが多く，その予後は不良である。

　近年では，バルーン内視鏡などを用いた胆膵内視鏡治療の進歩により胆道再建後も肝門部・肝内胆管へのアプローチが可能になったことで，とくに肝門部，肝内からの発癌について早期診断，治療が期待される。

表 1 分流手術後胆管癌 自験例

症例	癌発症時年齢	性	発癌部位	進行度	拡張症分類	分流術後期間	自覚症状	診断	治療	生存期間
(2000年以降)										
1	62歳	女	肝門部	T3, N1 Stage ⅢB	不明	10年	なし	CT, MRCP, PET-CT	拡大左葉切除	原病死 4年4ヵ月
2	52歳	女	肝門部	T4a, N0 Stage ⅣA	Ⅳ-A	10年	(肝内結石)	CT, ERC, ERC下生検	左3区域切除	無再発 2年6ヵ月
3	55歳	女	膵内	T3a N1 M0 Stage ⅡB	Ⅳ-A	14年	上腹部痛,背部痛	CT, ERC	SSPPD	原病死 1年9ヵ月
(1999年以前)										
4	74歳	男	膵内		Ⅳ-A	7年	発熱	CT	非切除	原病死 1年
5	71歳	女	膵内	T3a N1 M1 Stage Ⅳ	Ⅳ-A	17年	心窩部痛	CT, ERC	PPPD	原病死 2年5ヵ月

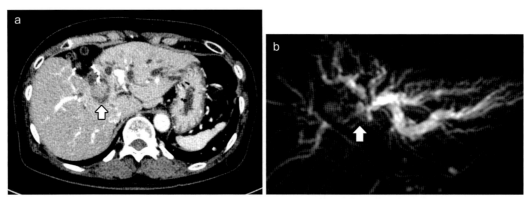

図 1 自験例1 分流手術後肝門部胆管癌の1例
a：造影CT　肝門部胆管に内腔に突出する2cm大の腫瘍性病変を認める。
b：MRCP　左肝管に胆管の狭窄を認める。

一方で，2016年の保険収載以降，分流手術が腹腔鏡下手術に移行する中で肝内胆管狭窄や膵内胆管への対処が必ずしも十分ではないという問題点も指摘されている[2]。本稿では，分流手術後胆管癌について，自施設での経験例とともに，近年の本邦での報告例からその特徴，診断・治療上の問題点について文献的検討を行った。

Ⅰ．分流手術後発癌　自験例の検討

これまでに東北大学消化器外科学で経験した先天性胆道拡張症分流手術術後胆管癌症例は5例であった（表1）。症例は男性1例，女性4例であり，癌発症時の年齢の平均は62.8歳，分流手術後発癌までの期間（平均）は11.6年であった。膵内胆管からの発癌症例のうち，2例は1999年以前のやや古い症例であり，2000年以降の症例に限るとその内訳は，肝門部胆管癌2例，膵内胆管癌1例であった。

症例1は52歳時に先天性胆道拡張症（戸谷分類Ⅳ-A型）に伴う胆囊癌と診断され，胆囊床切除，肝外胆管切除，胆道再建術（Roux-en-Y）が施行された。術後フォローが続けられていたが，約10年後の62歳時に血液生化学検査で肝機能障害およびCA19-9の上昇を指摘，腹部造影CT検査で左肝管に径約2cmの腫瘍性病変が認められた（図1）。MRCPで左肝管の狭窄，またFDG-PET CTで腫瘍性病変に一致した集積亢進を認め，肝門部胆管癌と診断，根治切除は可能と判断し，肝拡大左葉切除，尾状葉切除，門脈合併切除再建術を施行した。術後約2年6ヵ月後に局所再発，放射線療法，化学療法など行ったが，術後4年4ヵ月に原病死した。

症例2は，52歳女性。42歳時に先天性胆道拡張症（戸谷分類Ⅳ-A型）に伴う遠位胆管癌で肝外胆管切除，胆道再建術（Roux-en-Y）が施行された。術後約3年を経過した頃から繰り返す胆管炎を発症し，画像上，吻合部の狭窄と肝内胆管の拡張を指摘されていた。さらに術後約5年頃より肝内結石を指摘され，結石に対する治療がすすめられていたが患者自身の希望により経過観察が行われていた。術後10年目に施行された腹部造影CT検査で肝門部〜左肝管壁の肥厚と壁不正を

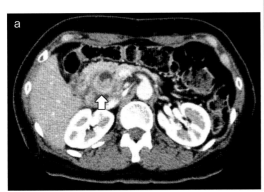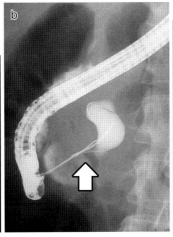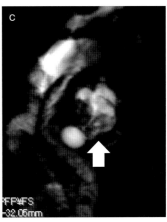

図2 自験例3 分流手術後膵内胆管癌の1例
膵頭部背側に拡張した遺残胆管と腫瘍性病変を認める。
a：造影CT, b：ERC, c：MRCP

指摘され，精査が行われた。内視鏡的逆行性胆道造影および内視鏡下に生検が行われ，左肝管を主座とする肝門部胆管癌と診断，肝左3区域切除術を施行した。術後約2年6ヵ月無再発で経過している（本症例は，日本胆道学会「胆道」において報告した[3]）。

症例3は膵内の遺残胆管に癌の発生を認めた症例である。41歳時に先天性胆道拡張症（戸谷分類Ⅳ-A型）の診断で，肝外胆管切除，胆道再建術（Roux-en-Y）が施行された。術後，とくに症状なく経過していたが，約14年が経過した55歳時に上腹部痛，背部痛が出現し近医を受診した。腹部CTで膵頭部背側に腫瘍性病変が認められ，内視鏡的逆行性胆道造影検査で膵内遺残胆管癌と診断された（図2）。亜全胃温存膵頭十二指腸切除術を施行し，治癒切除が得られたが，約1年後に大動脈周囲リンパ節に転移再発，術後21ヵ月に死亡した。

Ⅱ．分流手術後の発癌機序

胆管拡張を伴う膵・胆管合流異常では，胆道癌発生のリスクより肝外胆管・胆道再建，いわゆる分流手術が標準術式とされている[4]。しかしながら，分流手術後にも術後長期間を経て肝内胆管や肝門部胆管，膵内遺残胆管に癌が発生し，その頻度はおおむね1～3％と報告される[2,5,6]。全国集計での先天性胆道拡張症診断時の胆道癌併存率7.9％[7]と比較すると分流手術は発癌のリスクを低下させていると考えられるが，分流手術後であっても胆管癌発症のリスクは高い。

膵・胆管合流異常では，膵液と胆汁の混和による胆管上皮の慢性的な障害と修復によりhyperplasiaを主体とした粘膜上皮の変化が認められる。その発癌メカニズムとして，さらにDNAの突然変異などが加わって最終的に癌化が起こるとする「hyperplasia-dysplasia-carcinoma sequence」の説が有力である[8]。合流異常に合併する胆道癌ではK-ras遺伝子変異が高率に認められるとされるが，その変異は癌部のみならず非癌部にも認められる[9,10]。非癌合併症例においても，長期にわたり逆流する膵液に暴露された胆管上皮には胆道癌の発生母地が形成されていることが推測され，分流手術後の発癌に大きく影響していると考えられる。

Ⅲ．肝臓側胆管からの発癌

分流手術後肝臓側胆管からの発癌には，胆管切除後の胆道再建も深く関与する。一般に，胆管消化管吻合術は，腸管内容の逆流に伴う胆管上皮の持続的な炎症により胆管癌発症のリスク因子とされる[11]。先天性胆道拡張症，とくに肝内胆管にも拡張を認める戸谷分類Ⅳ-A型では，①肝門部における吻合口が肝内の拡張胆管に比べ細くなる相対的狭窄，②肝内胆管の拡張部位における胆汁うっ滞，③肝内胆管の膜様・索状構造物による先天的な肝内胆管狭窄，により術後長期合併症として繰り返す胆管炎や肝内結石の発症が高率に認められる。分流手術後胆道癌自験例における肝臓側胆管からの発癌症例は，いずれも戸谷分類Ⅳ-A型の胆道拡張症であり，うち1例では分流手術後3年を経過した頃より繰り返す胆管炎，肝内結石を発症していた。

2000年以降，国内より報告された分流手術後の肝臓側胆管からの発癌例に，自験例を加えた26症例（会議録を除く）について検討を行った（表2）。26例の内訳

表 2 肝臓側胆管に発生した分流手術後胆管癌報告例

		発癌時年齢	性	発癌部位	拡張症分類	術後期間	術後肝内結石	自覚症状	診断方法	治療	予後
1	Goto ら[15]	52歳	女	肝内胆管	I	10年		発熱, 上腹部不快感 (肝膿瘍)	MRI	根治手術 前区域切除	無再発 (6ヵ月)
2	Koike ら[16]	62歳	女	肝門部	IV-A	21年		発熱 (急性胆管炎)	PTBD造影, PTCS	根治手術 左葉切除	無再発 (2年)
3	知花ら[17]	38歳	女	肝門部	ND	25年		発熱, 腹痛 (胆管炎)	胆道鏡下生検	姑息手術	原病死 (9ヵ月)
4	岡﨑ら[18]	51歳	女	肝門部	IV-A	3年		持続する背部痛	CT (頸部リンパ節転移)	非切除	原病死 (3ヵ月)
5	鈴木ら[19]	46歳	男	肝内胆管	IV-A	26年		心窩部痛, 背部痛	CT, MRI	姑息手術	原病死 (1ヵ月)
6	遠藤ら[20]	47歳	女	肝門部	I	2年	+	(胆管炎)	ND	根治手術 胆管切除	原病死 (2年)
7	Ono ら[21]	26歳	男	肝門部	ND	26年	+	発熱, 腹痛 (急性胆管炎)	PTBD 下生検	根治手術 左葉切除	原病死 (1年)
8	松浦ら[22]	66歳	男	肝内胆管	ND	20年	+	発熱 (肝膿瘍)	PTCS 下生検	非切除	原病死 (1年10ヵ月)
9	Shimamura ら[23]	44歳	男	肝内胆管	IV-A	32年		腹痛, 発熱	CT, MRI	根治手術 左3区域切除	再発 生存 (2年6ヵ月)
10	Kawarada ら[24]	60歳	女	肝内胆管	IV-A	10年		ND	PTBD造影, CT	ND	原病死 (肝転移) (30ヵ月)
11	中馬ら[25]	73歳	女	肝門部	IV-A	12年	+	心窩部圧痛 (胆管炎)	PTCS 下生検	根治手術 拡大左葉切除	無再発 (8ヵ月)
12	Nishiyama ら[26]	61歳	女	肝内胆管	ND	33年	+	発熱, 腹痛 (胆管炎)	CT	根治手術 拡大右葉切除	原病死 (13ヵ月)
13	竹下ら[4]	31歳	女	肝門部	IV-A	ND	+	繰り返す胆管炎	ND	根治手術 右葉切除	原病死 (3年)
14	(同上)	ND		肝門部	IV-A	1年		ND	ND	非切除 (腹膜播種)	原病死 (6ヵ月)
15	Yamashita ら[27]	62歳	女	肝内胆管	I	7年	+	倦怠感, 背部痛 (胆管炎)	CT, US	非切除	原病死 (7ヵ月)
16	斉藤ら[28]	56歳	男	肝内胆管	I	10年	+	発熱 (胆管炎)	CT, MRI	根治手術 拡大右葉切除	原病死 (1年3ヵ月)
17	森田ら[29]	40歳	男	肝内胆管	IV-A	19年		発熱	CT	根治手術 後区域切除	74日退院
18	Ohashi ら[30]	44歳	男	肝内胆管	IV-A	32年		ND	ND	根治手術 左3区域切除	原病死 (2年11ヵ月)
19	(同上)[30,31]	64歳	男	肝門部	I	14年		胆管炎	ERC	根治手術 左3区域切除	原病死 (9ヵ月)
20	(同上)[30]	38歳	女	肝内胆管	I	23年	+	腹痛, 背部痛	ND	非手術	原病死 (5年6ヵ月)
21	阪本ら[32]	64歳	女	肝門部	I	13年	+	なし	MRI	根治手術 右葉切除	無再発生存 (6ヵ月)
22	Kumamoto ら[33]	40歳	女	肝内胆管	IV-A	28年		なし	CT	根治手術 左葉切除	無再発生存 (10ヵ月)
23	北口ら[34]	20歳代	女	肝門部	IV-A	3年		なし	CT, MRI	根治手術 右葉切除	無再発生存 (9ヵ月)
24	佐藤ら[3] (自験例2)	52歳	女	肝門部	IV-A	10年	+	なし	CT	根治手術 左3区域切除	無再発生存 (2年6ヵ月)
25	八木ら[35]	64歳	男	肝内胆管	ND	45年		なし	CT	根治手術 左葉切除	無再発 (3ヵ月)
26	自験例1	62歳	女	肝門部	IV-A	10年		なし	CT	根治手術 拡大左葉切除	原病死 (4年4ヵ月)

ND：記載なし

は，肝門部胆管癌13例，肝内胆管癌13例であり，胆道癌発症時の平均年齢51.8歳，分流手術後癌発症までの期間（平均）は17.4年であった。また，戸谷分類Ⅳ-A型を14例（53.8%）に，癌発症時肝内結石の併存を11例（42.3%）と高率に認めた。これら過去の報告例からも，胆道再建に伴う「術後胆管炎」，「Ⅳ-A型」は分流手術後の発癌を考えるうえで重要なポイントであり，胆管消化管吻合では術後胆管炎を防ぐ細心の注意が必要となる。先天性胆道拡張症では拡張胆管を可能な限り切除することが標準術式であるが，Ⅳ-A型では拡張胆管を完全に切除することは困難であり，切除範囲をどこまでとするか明らかではない。相対的狭窄を残さないように切離線を定めること，左右肝管外側に小切開をおくなどの吻合孔を広く形成する工夫，また，術中に肝内胆管を観察し，索状・膜様狭窄を処理することは，発癌予防の観点からも重要であると考えられる。

　しかしながら術式をいかに工夫しても発癌を完全に予防することは困難であり，診断・治療も重要な課題である。その治療成績向上には早期診断と治癒切除の達成が重要であるが，良性胆管狭窄との鑑別を含めた診断の難しさが指摘されている[12]。2000年以降の本邦報告例をみても，根治手術を行い得た症例は26例中18例（69.2%）にとどまっている。癌診断の契機をみると，最近報告された6例では，胆管炎症状などの自覚症状を認めず，術後フォロー中の画像検査（CT，MRIなど）で腫瘍性病変を指摘されていた。診断後はこれら全例で根治手術がなされており，早期発見，治療に術後の注意深いフォローが有用であることがうかがえた。他方，胆管炎など自覚症状を契機に診断されたものは17例であった。これらの中で診断方法について記載のあった症例は14例であったが，CTやMRIで腫瘍性病変が指摘されたものは8例であり，他の6例では結石治療目的も含めて施行されたPTCやERCなどの直接胆道造影，胆道鏡下生検などで癌が診断されていた。術後胆管炎，肝内結石発症例で肝内胆管に狭窄が認められる場合には，胆管癌の存在を念頭に狭窄部の生検などを積極的に行うことが癌の早期診断に重要であると考えられた。

Ⅳ．膵内胆管からの発癌

　分流手術後胆道癌自験例中，膵内胆管に癌の発生を認めたものは3例，2000年以降では1例であった。これら3例ではいずれも膵内胆管に遺残が認められた。胆管切除が不十分であれば切除後に胆管癌の発生がみ

られるとの指摘もあり[13]，発癌予防という点で切除が不十分であった可能性がある。膵側胆管の遺残は発癌リスクを高めるのみならず，膵炎，膵石の原因となることも指摘されている[14]。術中膵管損傷に十分留意しつつ，可能な限り胆管を残さないように膵管との合流部直上で胆管を切離することが重要であるが，遺残なく胆管を切除し得たとしても，完全に発癌を予防することはできない。

　分流手術後膵内胆管からの発癌について，2000年以降の国内報告例に自験例（1例）を加えた12例で，発症までの期間，癌診断の契機，検査について検討を行った（表3）。胆管癌発症時の平均年齢は54.7歳，分流手術後癌発症までの期間（平均）は15.3年であり，肝臓側胆管からの発癌報告例と大きな違いは認めなかった。しかしながら，先天性胆道拡張症の病型では戸谷分類Ⅰ型8例（66.7%），Ⅳ-A型3例（25.0%）であり，その病型と発癌には関連がないことがうかがえた。

　治療については，全例で膵頭十二指腸切除術などの根治手術が施行されており，根治手術の施行が70%程度であった肝臓側胆管からの発癌例と比較すると高率に根治手術が行われていた。しかしながら，術後2年以上無再発であったと報告される症例は1例のみ，6例（50.0%）で2年以内に原病死したと報告され，その治療成績は不良であった。癌診断の契機も自覚症状を認めずにフォロー中に診断されたものは2例のみであり，消化管通過障害や上腹部痛，背部痛など，腫瘍の局所進行に伴う症状が出現してから診断される例が多く，通常の下部胆管癌のように黄疸が初発症状として現れない分流手術後では，術後フォローによる早期診断がその治療成績向上に極めて重要である。分流手術時に膵臓側胆管の切除が不十分で膵内に胆管の遺残を認める症例のみならず，胆管を確実に処理した症例でも，長期にわたる画像検査と注意深い観察が必要であると考えられた。

ま　と　め

　先天性胆道拡張症，分流手術後胆管癌について，自施設での経験例とともに，近年の本邦での報告例からその特徴，診断・治療上の問題点について検討を行った。

　分流手術後胆管癌は，肝内胆管，肝門部胆管，膵内胆管のいずれからも発症する。肝臓側胆管からの発癌には術後胆管炎や肝内結石が関与する可能性があり，胆管切除施行時には，吻合部狭窄や肝内胆管狭窄に留意して慎重に切離線の決定，吻合口の作成を行う。また，膵内胆管からの発癌予防には遺残なく胆管切離す

表 3 膵内胆管に発生した分流手術後胆管癌報告例

		発癌時年齢	性	発癌部位	拡張症分類	術後期間	自覚症状	検査	治療	予後
1	杉藤ら[36]	39歳	女	膵内胆管	ND	17年	腹部膨満,腹水	CT	根治手術膵全摘	原病死(1年4ヵ月)
2	祝迫ら[37]	62歳	女	膵内胆管	I	8年	心窩部痛	CT, ERCP	根治手術膵全摘	原病死(6ヵ月)
3	千堂ら[38]	68歳	男	膵内胆管	I	7年	右季肋部痛,背部痛	CT, MRI	根治手術PD	無再発(5ヵ月)
4	高台ら[39]	55歳	男	膵内胆管	IV-A	23年	高血糖	ND	根治手術PD	原病死(9ヵ月)
5	石戸ら[40]	41歳	女	膵内胆管	I	13年	上腹部痛,嘔吐	上部消化管内視鏡, CT	根治手術SSPPD	無再発(6ヵ月)
6	Ohashiら[30]	27歳	女	膵内胆管	IV-A	13年	ND	ND	根治手術PD	原病死(1年3ヵ月)
7	佐藤ら[41]	58歳	男	膵内胆管	I	26年	食欲不振,便通悪化	CT	根治手術SSPPD	無再発(5ヵ月)
8	齋藤ら[42]	69歳	女	膵内胆管	I	23年	なし	CT, US, ERCP	根治手術SSPPD	無再発(6ヵ月)
9	島田ら[43]	77歳	女	膵内胆管	I	23年	発熱	CT	根治手術SSPPD	無再発(11ヵ月)
10	松本ら[44]	66歳	男	膵内胆管	I	1年	なし	CT, MRI, ERCP	根治手術SSPPD	無再発(2年4ヵ月)
11	Mizuguchiら[45]	39歳	女	膵内胆管	I	16年	上腹部痛,背部痛	US, CT	根治手術PpPD	原病死(11ヵ月)
12	自験例3	55歳	女	膵内胆管	IV-A	14年	上腹部痛,背部痛	CT, MRI, ERCP	根治手術SSPPD	原病死(1年9ヵ月)

るため，膵管直上での確実な胆管処理が重要である。

また，術後は長期間にわたり CT，MRI で注意深くフォローするとともに，繰り返す胆管炎や肝内結石を認める症例では，癌の存在を念頭に内視鏡などの検査・治療を進めることで早期発見，治療に努めることが重要であると考えられた。

参 考 文 献

1) Thistlethwaite JR, Horwitz A：Choledochal cyst followed by carcinoma of the hepatic duct. South Med J **60**：872-874, 1967.

2) 安藤久實：術後発癌からみた先天性胆道拡張症に対する外科治療の課題．胆と膵 **38**：381-385, 2017.

3) 佐藤正規，有明恭平，大塚英郎，ほか：先天性胆道拡張症に伴う胆管癌術後に発症した肝門部領域遺残胆管癌の1例．胆道 **30**：749-755, 2016.

4) 日本膵・胆管合流異常研究会，日本胆道学会編：膵・胆管合流異常診療ガイドライン．医学図書出版, 2012.

5) 竹下信啓，太田岳洋，新井田達雄，ほか：現在行われている先天性胆道拡張症に対する手術は完璧と言えるのか？―術後合併症とその原因から見た至適術式の検討―．胆と膵 **33**：79-85, 2012.

6) Tsuchida A, Kasuya K, Endo M, et al.：High risk of bile duct carcinogenesis after primary resection of a congenital biliary dilatation. Oncol Rep **10**：1183-1187,

2003.

7) 森根裕二，島田光生，久山寿子，ほか：全国集計からみた先天性胆道拡張症，膵・胆管合流異常の胆道癌発生率とその特徴．胆と膵 **31**：1293-1299, 2010.

8) Shimada K, Yanagisawa J, Nakayama F：Increased lysophosphatidylcholine and pancreatic enzyme content in bile of patients with anomalous pancreaticobiliary ductal junction. Hepatology **13**：438-444, 1991.

9) Funabiki T, Matsubara T, Miyakawa S, et al.：Pancreaticobiliary maljunction and carcinogenesis to biliary and pancreatic malignancy. Langenbecks Arch Surg **394**：159-169, 2009.

10) Watanabe M, Asaka M, Tanaka J, et al.：Point mutation of K-ras gene codon 12 in biliary tract tumors. Gastroenterology **107**：1147-1153, 1994.

11) Strong RW：Late bile duct cancer complicating biliary-enteric anastomosis for benign disease. Am J Surg **177**：472-474, 1999.

12) 大橋 拓，坂田 純，安藤拓也，ほか：先天性胆道拡張症に対する分流手術後の遺残胆管癌．胆と膵 **38**：393-399, 2017.

13) Watanabe Y, Toki A, Todani T：Bile duct cancer developed after cyst excision for choledochal cyst. J Hepatobiliary Pancreat Surg **6**：207-212, 1999.

14) Chiba K, Kamisawa T, Egawa N：Relapsing acute pancreatitis caused by protein plugs in a remnant choledochal cyst. J Hepatobiliary Pancreat Sci **17**：

729-730, 2010.

15) Goto N, Yasuda I, Uematsu T, et al.：Intrahepatic cholangiocarcinoma arising 10 years after the excision of congenital extrahepatic biliary dilation. J Gastroenterol **36**：856-862, 2001.

16) Koike M, Yasui K, Shimizu Y, et al.：Carcinoma of the Hepatic Hilus Developing 21 Years after Biliary Diversion for Choledochal Cyst：A Case Report. Hepato Gastroenterology **49**：1216-1220, 2002.

17) 知花朝美, 与那嶺尚男, 玉城　守, ほか：分流手術後25年で肝門部胆管癌を発生し切除不能となった先天性胆道拡張症の1例. 沖縄医会誌 **43**：16-19, 2004.

18) 岡﨑太郎, 味木徹夫, 藤野泰宏, ほか：戸谷Ⅳ-A型先天性胆道拡張症に対する胆管切除後3年2ヵ月目に発症した肝内胆管癌の1例. 手術 **58**：583-586, 2004.

19) 鈴木修司, 天野久仁彦, 原田信比古, ほか：先天性胆道拡張症術後26年を経過して発生した肝内胆管癌の1例. 日消外会誌 **37**：416-421, 2004.

20) 遠藤光史, 土田明彦, 小澤　隆, ほか：先天性胆道拡張症の肝外胆管切除後に発生した胆管癌. 胆と膵 **29**：939-944, 2008.

21) Ono S, Sakai K, Kimura O, et al.：Development of bile duct cancer in a 26-year-old man after resection of infantile choledochal cyst. J Pediatr Surg **43**：E17-19, 2008.

22) 松浦弘尚, 乾　和郎, 芳野純治, ほか：先天性胆道拡張症術後の肝内結石治療中に肝内胆管癌が発見された1例. 胆道 **23**：201-206, 2009.

23) Shimamura K, Kurosaki I, Sato D, et al.：Intrahepatic cholangiocarcinoma arising 34 years after excision of a type Ⅳ-A congenital choledochal cyst：report of a case. Surg Today **39**：247-251, 2009.

24) Kawarada Y, Das BC, Tabata M, et al.：Surgical treatment of type Ⅳ choledochal cysts. J Hepatobiliary Pancreat Surg **16**：684-687, 2009.

25) 中馬正志, 味木徹夫, 上野公彦, ほか：先天性胆道拡張症術後12年目に発症した肝門部胆管癌の1例. 日臨外会誌 **72**：1531-1535, 2011.

26) Nishiyama R, Shinoda M, Tanabe M, et al.：Intrahepatic cholangiocarcinoma arising 33 years after excision of a choledochal cyst：report of a case. Int Surg **96**：320-325, 2011.

27) Yamashita S, Arita J, Sasaki T, et al.：Intrahepatic cholangiocarcinoma with intrahepatic biliary lithiasis arising 47 years after the excision of a congenital biliary dilatation：report of a case. Biosci Trends **6**：98-102, 2012.

28) 斉藤良太, 島田淳一, 北村博顕, ほか：先天性胆道拡張症分流手術後の肝内結石症に対する肝切除の経験. 日外科系連会誌 **38**：152-158, 2013.

29) 森田和豊, 副島雄二, 杉山雅彦, ほか：先天性胆道拡張症に対して肝左葉切除を含む分流手術を行った19年6ヵ月後に残肝に発生した肝内胆管癌の1切除例. 臨と研 **90**：1638-1640, 2013.

30) Ohashi T, Wakai T, Kubota M, et al.：Risk of subsequent biliary malignancy in patients undergoing cyst excision for conjenital choledochal cysts. J Gastroenterol Hepatol **28**：243-247, 2013.

31) 大橋　拓, 坂田　純, 三浦宏平, ほか：先天性胆道拡張症に対する分流手術後に異時性発生した肝門部胆管癌. 胆道 **30**：149-153, 2016.

32) 阪本卓也, 富丸慶人, 小林省吾, ほか：先天性胆道拡張症術後13年目に発生した肝門部胆管癌の1例. 日臨外会誌 **75**：1402-1406, 2014.

33) Kumamoto T, Tanaka K, Takeda K, et al.：Intrahepatic cholangiocarcinoma arising 28 years after excision of a typeⅣ-A congenital choledochal cyst：report of a case. Surg Today **44**：354-358, 2014.

34) 北口和彦, 髙橋進一郎, 小林達伺, ほか：先天性胆道拡張症術後に発生した肝門部胆管癌の1例. 日臨外会誌 **76**：1176-1181, 2015.

35) 八木直樹, 荒川和久, 安東立正, ほか：肝左葉切除術を施行した分流手術後45年で発生した肝内胆管癌の1例. 日臨外会誌 **78**：2124-2129, 2017.

36) 杉藤公信, 越永従道, 井上幹也, ほか：先天性胆道拡張症術後遺残胆管に対する手術. 小児外科 **37**：1089-1093, 2005.

37) 祝迫惠子, 浮草　実, 端　裕之, ほか：先天性胆道拡張症に対する胆管切除後8年目に膵内遺残胆管に発生した管状腺癌の1例. 胆と膵 **28**：149-153, 2007.

38) 千堂宏義, 西村　透, 中村吉貴, ほか：先天性胆道拡張症術後に遺残膵内胆管より発生した腺扁平上皮癌に乳頭部癌および十二指腸癌を併発した同時性3重複癌の1切除例. 日消外会誌 **40**：1617-1622, 2007.

39) 高台真太郎, 竹村茂一, 大場一輝, ほか：先天性胆道拡張症に対する胆管切除後の膵内遺残胆管癌. 胆と膵 **29**：945-948, 2008.

40) 石戸圭之輔, 豊木嘉一, 池永照史郎一期, ほか：膵・胆管合流異常を伴わない先天性胆道拡張症に対する分流手術後13年で膵内遺残胆管に発生した胆管癌の1例. 日消外会誌 **43**：172-178, 2010.

41) 佐藤　洋, 土屋嘉昭, 野村達也, ほか：先天性胆道拡張症術後26年で発症した残存膵内胆管癌の1例. 日臨外会誌 **75**：1670-1673, 2014.

42) 齋藤敬太, 坂田　純, 廣瀬雄己, ほか：先天性胆道拡張症に対する分流手術後23年で発症した膵内遺残胆管癌の1例. 日臨外会誌 **75**：2014-2018, 2014.

43) 島田哲也, 坂田　純, 安藤拓也, ほか：根治切除を施行し得た先天性胆道拡張症に対する分流手術後の膵内遺残胆管癌の1例. 癌と化療 **43**：2101-2102, 2016.

44) 松本　拓, 味木徹夫, 篠崎健太, ほか：胆囊癌切除後1年で遺残膵内胆管に発癌した膵・胆管合流異常の1例. 日臨外会誌 **77**：2063-2068, 2016.

45) Mizuguchi Y, Nakamura Y, Uchida E：Subsequent biliary cancer originating from remnant intrapancreatic bile ducts after cyst excision：a literature review. Surg Today **47**：660-667, 2017.

膵癌の克服を目指す人達のために
最新の治療法を網羅したこの1冊!

膵癌治療 up-to-date 2015

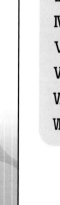

監修 跡見 裕
編集 海野 倫明　土田 明彦

主要項目

- I. 膵癌治療の現状と将来展望
- II. 膵癌の診断法
- III. 膵癌補助療法の効果判定
- IV. Borderline resectable 膵癌の診断と手術
- V. 術前補助療法の適応と効果
- VI. Initially unresectable 膵癌の治療
- VII. 放射線療法
- VIII. 興味ある症例

定価（本体 7,000＋税）
ISBN978-4-86517-087-0

詳しくは▶URL：http://www.igakutosho.co.jp　または、医学図書出版 で 検索

医学図書出版株式会社

〒113-0033　東京都文京区本郷2-29-8（大田ビル）
TEL：03-3811-8210　FAX：03-3811-8236
E-mail：info@igakutosho.co.jp
郵便振替口座　00130-6-132204

2014.12

特集

胆道・膵疾患術後の晩期障害

膵消化管吻合部狭窄に対する内視鏡治療

松波　幸寿[1]・祖父尼　淳[1]・土屋　貴愛[1]・田中　麗奈[1]・殿塚　亮祐[1]・本定　三季[1]
向井俊太郎[1]・藤田　　充[1]・山本健治郎[1]・朝井　靖二[1]・黒澤　貴志[1]・糸井　隆夫[1]

　要約：胆膵領域の術後の晩期障害の一つに膵消化管吻合部狭窄があげられる。膵消化管吻合部
狭窄の治療として従来は再手術などが行われていた。しかしながら再手術は高侵襲で合併症の
リスクも高い。そこで近年，膵消化管吻合部狭窄に対するバルーン小腸内視鏡や超音波内視鏡
を用いた低侵襲治療の有用性に関する報告が散見されるようになってきた。本稿では膵消化管
吻合部狭窄に対する内視鏡治療を中心に概説する。

Key words：バルーン小腸内視鏡，超音波内視鏡下膵管ドレナージ術，interventional EUS

はじめに

　膵頭十二指腸切除術（pancreaticoduodenectomy：
PD）は消化器手術のなかで難易度のもっとも高い手術
の一つであるが，近年の手術手技の進歩や周術期管理
の向上，また膵管内乳頭粘液性腫瘍（intraductal pap-
illary mucinous neoplasm：IPMN）に対する手術件数
の増加によって，PD後の長期生存例は増加傾向にあ
る。そのためPD術後の晩期障害に対する治療報告例
が散見されるようになってきた[1,2]。膵消化管吻合部狭
窄はPD術後の晩期障害の一つであるが，吻合部狭窄
に伴う膵液瘻や再発性膵炎は治療困難例も多く経験す
る。再手術は治療の一つの選択肢ではあるが[1]，残膵
全摘出術などの高侵襲な治療となることもあり[3]，近
年は内視鏡を用いたより低侵襲な治療が選択されるよ
うになってきた。具体的にはバルーン小腸内視鏡（bal-
loon enteroscopy：BE）を用いた内視鏡的逆行性胆道
膵管造影（endoscopic retrograde cholangiopancrea-

Endoscopic Management for Anastomotic Stricture
of Pancreaticoenterostomy After Pancreaticoduode-
nectomy
Yukitoshi Matsunami et al
1）東京医科大学臨床医学系消化器内科学分野
　（〒160-0023 新宿区西新宿6-7-1）

tography：ERCP）や，さらに近年ではより新しいテ
クニックとして超音波内視鏡を用いた膵管ドレナージ
術の有用性が報告されており[4,5]，治療の選択肢が増え
ている。しかしながらこれらのテクニックを用いても
その解剖学的要因や手技難易度の高さ，また専用処置
具が十分でないことなどにより治療に難渋することも
少なくない。本稿では当院での経験を踏まえ，膵消化
管吻合部狭窄に対する内視鏡治療の手技や適応につい
て概説する。

I．膵疾患に対する術式

　膵頭部領域の良性および悪性疾患に対する標準術式
として膵頭十二指腸切除術（pancreatoduodenec-
tomy：PD）や幽門輪温存膵頭十二指腸切除術（pylorus
preserving pancreaticoduodenectomy：PPPD），亜全
胃温存膵頭十二指腸切除術（sub total stomach pre-
serving pancreaticoduodenectomy：SSPPD）などが
あげられる。PDは古典的に胃の3分の2を切除する
術式であるが，最近は胃機能を温存することによる栄
養状態改善を目的として幽門輪を含む全胃を温存する
PPPDや，幽門輪のみを切除するSSPPDが選択され
ることも多い（図1）。再建の術式としては，その吻合
の配列からWhipple法（PD-I），Child法（PD-II），
今永法（PD-III）などに分類される[6]（図2）。また膵消
化管再建術式は膵空腸吻合（A），膵胃吻合（B），膵

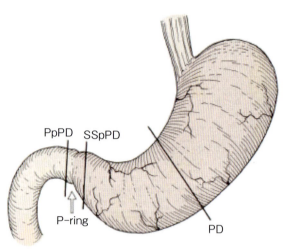

図1 PD, PPPD, SSPPD の胃または十二指腸の切離線（文献6より引用）

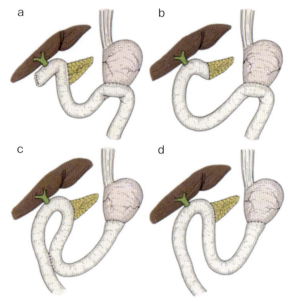

図2 PD 術後の再建法（文献6より引用）
a：PD-Ⅰ（Whipple法），b：PD-Ⅱa（Child法），
c：PD-Ⅲa（Cattle法），d：PD-Ⅲa（今永法）

十二指腸吻合(C)，膵膵吻合(D)に分類されている[7]。

Ⅱ．PD術後の晩期障害

PD術後の晩期障害として胆管空腸吻合部狭窄，肝内結石，膵内外分泌不全，などがよく知られているが，膵消化管吻合部狭窄も2～11%の頻度で発症すると報告されている[8～10]。膵消化管吻合部狭窄は膵管内圧上昇を引き起こし膵管は拡張し，そのため持続する上腹部痛や再発性膵炎を発症する。再発性膵炎は患者のQOLを著しく低下させ食事摂取量も減り結果的に栄養障害を引き起こすこともある。吻合部狭窄の原因は再建腸管の狭窄や癒着，また吻合部再発もあるため慎重に原因検索を行うべきである。膵消化管吻合部狭窄は画像所見としてCTやMRCPで吻合部狭窄に伴う主膵管拡張を，また臨床所見として反復する上腹部痛や再発性膵炎の有無をもとに診断する。Ghazanferら[8]のレビューでは膵消化管吻合部狭窄を発症するまでの平均期間は12～46ヵ月であったとしている。治療を要するのは有症候性の膵消化管吻合部狭窄であり，Murakamiら[11]によるとPD術後のフォローアップで膵管拡張は33.3%（44/132）に認められたが，そのうち有症候性で治療を要したのはわずか3例であったと報告している。また膵消化管吻合部狭窄をきたした症例の70%において急性膵炎の既往があったとの報告もあり[12]，PD術後は慎重に経過観察を行うことが重要である。

Ⅲ．膵消化管吻合部狭窄に対する治療

膵消化管吻合部狭窄に対する治療として再手術は一つの選択肢であり再吻合術などの報告例もあるが[13]，ときに残膵全摘術など高侵襲な治療となりうる[3]。そこで近年はより低侵襲な内視鏡を用いた治療が主流となりつつある。当院における膵消化管吻合部狭窄に対する内視鏡治療について症例を提示しながら概説する。

1．バルーン小腸内視鏡を用いた膵消化管吻合部狭窄の治療

近年，術後再建腸管例に対するバルーン小腸内視鏡下ERCP（BE-ERCP）の有用性に関する報告が散見される[14,15]。そのため通常の汎用内視鏡では到達，治療が困難であった術後再建腸管例においても治療が可能となってきた。バルーン小腸内視鏡はシングルバルーン小腸内視鏡（single balloon enteroscopy：SBE）（オリンパス社）とダブルバルーン小腸内視鏡（double balloon enteroscopy：DBE）（富士フィルムメディカル社）がある。以前より当科では両者を用いてBE-ERCPを行っている。BEにはlong typeのSIF-Q260（有効長200 cm, 鉗子口径2.8 mm）とEN-580T（有効長200 cm, 鉗子口径3.2 mm），またshort typeのSIF-H290（有効長152 cm, 鉗子口径3.2 mm）とEI580-BT（有効長155 cm, 鉗子口径3.2 mm）が処置用スコープとして市販されているが，long typeのBEでは有効長が長く使用可能なERCP用の処置具が限られるため，当院ではPD術後症例では主にshort typeのSBE（Short-SBE）を用いている。Short-SBEは鉗子口径が大きく有効長も短いため現在市販されている多くの処置具が使用可能である。一方で，その有効長が

ゆえにスコープ挿入率の低下が考えられるが, high volume center からの報告では腸管再建術全体で short-SBE のスコープ挿入率は89～92%, 手技成功率70～96%と, long-SBE と遜色のない成績であった[16~18]。当院での術後再建腸管例における BE-ERCP の検討でも, PD 術後再建例では short-SBE の胆管空腸吻合部までのスコープ挿入率が91.7%（11/12）, 胆管空腸吻合部狭窄に対する手技成功率100%（11/11）と同様の結果であった[19]。このように BE-ERCP は術後再建腸管例において有用な手技と考えられる。しかしながら膵管空腸吻合部狭窄に対する報告例は少なく, また少数例の報告がほとんどである[20,21]。PD 後の膵管空腸吻合部狭窄に対する BE-ERCP は, 到達率は80%と低くないもののカニュレーション成功率は60%であったとしており[21], 術後再建腸管例において難易度の高い処置の一つといえる。その理由としてあげられるのは, 例えば Child 変法（PD-Ⅱa）の場合, 胆管空腸吻合部は内視鏡画面中央に位置することも多く, カニュレーションも比較的容易であるが, 膵管空腸吻合部は内視鏡画面接線方向に存在するため吻合部の発見が困難である。また開口部がひだとひだの間や裏にある場合や完全閉塞の場合も発見は容易ではなく, 注意深い観察が必要となる。また吻合部を発見しても, ピンホール状に狭窄していた場合にはカニュレーションが困難である。このような困難例においては透視像がよいメルクマールとなる。まずスコープの先端が膵管方向に, すなわち体の左側をむいていることや, 膵吻合時に用いたペッツが膵近傍, すなわち膵管吻合部近傍であることを示すのでそれらをメルクマールに吻合部を探すのがよい[6]。仮に吻合部を同定しステント留置を行ったとしても re-intervention の際に再度バルーン内視鏡を用いて吻合部まで到達するのも煩雑である。そこで近年はより新しいテクニックとして後述する超音波内視鏡下膵管ドレナージ術（endoscopic ultrasonography guided pancreatic duct drainage：EUS-PD）の膵管空腸吻合部狭窄に対する有用性が報告されるようになり, BE-ERCP との比較試験においてもその優位性が報告されている。Chen ら[22]は多施設共同研究で Whipple 術後の膵管空腸吻合部狭窄の患者66例に対してバルーン小腸内視鏡や大腸鏡などを用いた enteroscopy-assisted ERCP（e-ERCP）群と EUS-PD 群の後ろ向き比較試験を行った。手技成功率, 臨床奏効率はそれぞれ e-ERCP 群20%, 23.1%（BE-ERCP に限定すると23.5%, 100%）, EUS-PD 群92.5%, 87.5%と EUS-PD 群で高い結果であった。偶発症率は EUS-PD 群で多かったが, すべて

の偶発症は軽症から中等症であったとしており, Whipple 術後の膵管処置に際しては EUS-PD が e-ERCP より優れており, EUS-PD が first-line therapy となりうると報告している。当院でも以前は BE-ERCP を用いて膵管空腸吻合部狭窄にアプローチしていたが, その手技の煩雑さ, re-intervention の困難さ, また EUS-PD で安全にステント留置を行えていることから, 現在では膵管空腸吻合部狭窄に対する治療として第一に EUS-PD を選択していることが多い。

2．BE-ERCP の実際（図3）

1）スコープ挿入

消化管の吻合形態によって選択するスコープは変わる。PD-Ⅲであれば通常長のスコープで問題ないが, PD-Ⅰ, PD-Ⅱ, また PPPD 後症例では輸入脚が長くなるため SBE を用いている。PD 症例では通常, 胃空腸吻合部で輸入脚と輸出脚が同時に観察でき, 輸入脚を同定したら逆行性にスコープを進めていく。しかし PPPD の場合は PD 症例と異なり, 吻合部で輸入脚と輸出脚の同時観察が困難なことが多く, また角度が急峻な症例では輸入脚方向へのスコープ挿入が困難な場合もある。

2）膵管カニュレーション

Short-SBE を用いた場合のカニュレーションデバイスは通常の ERCP と同様である。カテーテルは先端先細である0.025 inch ガイドワイヤー用の ERCP カテーテル（MTW Endoskopie 社）を, ガイドワイヤーは VisiGlide2（オリンパス社）や親水性の Radifocus® Guidewire（テルモ社）を用いている。

3）吻合部拡張

GW を膵管尾側まで進めることができれば ERCP カテーテルでブジーし, その後胆道拡張用バルーンを用いて吻合部拡張を行う。

4）ステント留置

拡張後, 通常の ERCP 用のプラスチックステント（5 Fr または7Fr）を留置する。

3．EUS-PD を用いた膵消化管吻合部狭窄に対する治療

EUS デバイスや技術が発達し interventional EUS が胆膵内視鏡治療の選択肢の一つとなってきている。そのなかでも ERCP 下膵管ドレナージの salvage therapy として EUS-PD によるアプローチ法が開発され, ERCP 困難な症例に対し有用な治療手技として注目されている。EUS-PD は超音波内視鏡下穿刺吸引術（EUS-FNA）を応用した手技として2002年に François ら[23]によってはじめて報告された。EUS-PD の主な適応は PD 術後の膵管空腸吻合部狭窄や, 正常解剖

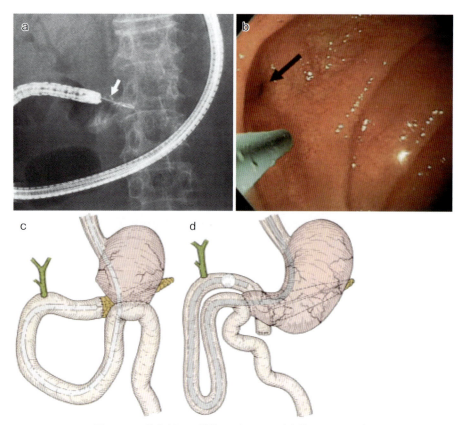

図3 PD後症例での膵管アプローチ（文献6より引用）
a：スコープ先端は体の左側をむいている。またペッツが描出されている。
b：膵管空腸吻合部と思われる部分にはくぼみを認めるが，GWを用いても膵管アプローチできなかった。
c：通常スコープによるPD後の膵管アプローチのシェーマ
d：バルーン内視鏡によるPPPD後の膵管アプローチのシェーマ

例では通常のERCPでカニュレーション困難な慢性膵炎，膵石症，膵外傷にまで応用されている[24]。EUS-PDの種類にはドレナージルートによって順行性に膵管ステントを留置する方法と逆行性に膵管ステントを留置するrendezvous法に大きく分類される[25]。Rendezvous法は一期的に経乳頭的または経吻合部的に膵管ステント留置を目指す方法であるが，手技成功率は高いといえず，難易度の高い手技である[26]。膵管空腸吻合部狭窄に対して，以前は主にrendezvous法でバルーン小腸内視鏡を用いて最終的に吻合部に膵管ステントを留置していたが，rendezvous法は手技が煩雑であり，またre-interventionの際に再度BE-ERCPを行わなければならず，手技時間が長くなる傾向があった。そこで近年当院では膵管空腸吻合部狭窄に対しては第一に順行性にステントを留置している。しかしながらEUS-PDはinterventional EUSのなかでもっともチャレンジングな手技の一つであり，出血や膵炎などの偶発症発生率が16.2％と高く[27]，現時点では確立された手技ではないため，多数例の経験のある限られた施設でのみ行われるべきと考えている。当院におけるEUS-PDおよびrendezvous法について実際の症例を提示して紹介する。

4．EUS-PD（順行性ステント留置法）の実際

コンベックス型の治療用超音波内視鏡（GF-UCT260，オリンパス社）を胃内まで挿入し膵を描出する。ドプラー機能を用いて穿刺ルートに介在する血管がないことを確認し，19Gまたは膵管が細い場合には22GのFNA針を用いて膵管を穿刺する。穿刺後膵管造影を行い膵管の走行，吻合部狭窄の程度を評価し，可能であれば吻合部を突破するようにガイドワイヤーを留置する。GW留置後に穿刺部の拡張を行うが，通電ダイレーター（Cysto-Gastro-set，Endoflex社）やESダイレーター（ゼオンメディカル社）を用いて拡張を行う。通電する場合には，通電時さらに通電後数時間経ってから出血することがあるため注意が必要である。さらに4〜6mm程の拡張用バルーンで追加拡張を行い，拡張後は膵液が周囲に漏れないよう速やかにプラスチックステントを留置する。ステントは主に7FrのCX-T stent，TYPE IT（ガデリウス・メディカル社，ステント長20cm有効長15cm）を使

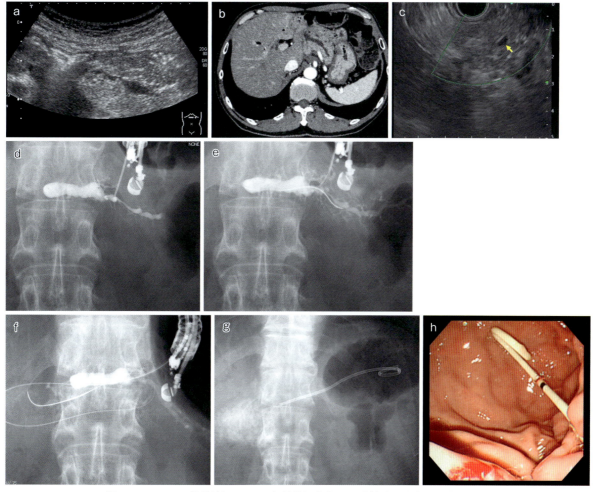

図 4 EUS-PD（順行性ステント留置法）を行った膵管空腸吻合部狭窄の1例
　a：腹部 US で主膵管拡張を認める。
　b：造影 CT で主膵管拡張を認める。
　c：EUS で主膵管拡張を認める。
　d：19G 針で膵管を穿刺する。
　e：GW を膵管内に留置する。
　f：ES ダイレーターで穿刺部を拡張する。
　g：CX-T stent, TYPE IT を膵管内に留置する。
　h：CX-T stent, TYPE IT を留置した内視鏡像。

用している[28]。

1）症例1：EUS-PD（順行性ステント留置法）を行った膵管空腸吻合部狭窄の1例

50代男性。30年前に十二指腸癌に対してPDを施行した。以降再発性膵炎を繰り返していた。US, CTで主膵管拡張を認め膵管空腸吻合部狭窄が疑われた（図4a, b）。再手術も考慮されたが本人の希望でEUS-PD目的で当院へ紹介となった。入院3日目にEUS-PDを施行した。拡張した膵管をEUSで描出し（図4c），Sono-Tip 19G 針（Medi-Globe 社）で穿刺後に造影し膵管内であることを確認して（図4d）GWを留置した（図4e）。続いてESダイレーターで機械的に穿刺部を拡張した（図4f）。その後GWは吻合部を突破し，最後にCX-T stent, TYPE IT 7Fr20 cmのプラスチックステントを膵管内に留置して終了とした（図4g, h）。ステント留置期間に関するコンセンサスは得られていないが当院ではステント閉塞予防のため3ヵ月ごとに経胃的にステント交換を行っており，およそ1年後に再度吻合部を評価して開通していればステントフリーをめざしている。

2）症例2：EUS-PD rendezvous法（逆行性ステント留置法）を行った膵管空腸吻合部狭窄の1例

70代男性。膵頭部癌に対してPPPD（Child変法）を施行した。2年後に繰り返す膵炎を発症し前医にてバルーン小腸内視鏡による治療を試みたが処置に難渋し，EUS-PD目的に当院紹介となった。腹部CTでは

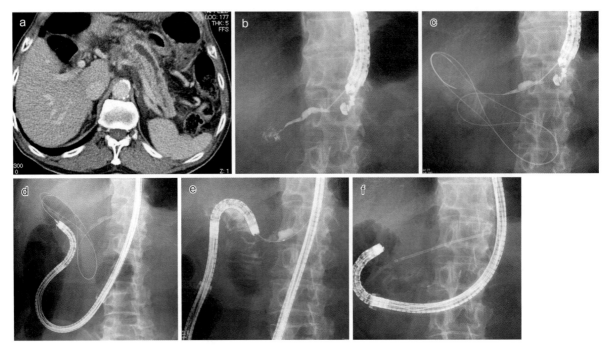

図5 EUS-PD rendezvous法を行った膵管空腸吻合部狭窄の1例
a：腹部CTで主膵管の拡張を認める。
b：19G針で膵管を穿刺する。
c：GWを空腸内の奥まで進めループを作って留置する。
d：SBEを挿入しGWを把持しrendezvous法でスコープを進める。
e：吻合部からERCPカテーテルを挿入して膵管造影を行う。
f：7Frの膵管ステントを留置する。

主膵管の拡張を認めた（図5a）。入院3日目にEUS-PD rendezvous法を施行した。拡張した膵管をEUSで描出しSono-Tip 19Gで穿刺，造影し膵管内であることを確認して（図5b）GWを吻合部を突破して留置した。GWを空腸内の可能な限り奥まで進めループを作った状態で留置して（図5c）EUSを抜去した。次にバルーン小腸内視鏡を輸入脚へ進めていき，GWを視認し生検鉗子で把持し，GWを鉗子口から引き込みながらスコープを吻合部まで進める（図5d）。次に鉗子口内から通常のERCP用カテーテルを挿入し，留置してあったGW脇からカニュレーションし，もう1本別のGWを尾側膵管まで留置し，rendezvousで留置してあったGWを抜去した（図5e）。次に4 mmの拡張用バルーンカテーテルを用いて狭窄部の拡張を行い，膵管ステント（7Fr Geenen®, COOK社）を留置した（図5f）。

おわりに

膵消化管吻合部狭窄に対する内視鏡治療を中心に解説した。とくにEUS-PDは膵管空腸吻合部狭窄に対して有用な手技と考えられるが，偶発症も少なくない。また専用のデバイスも少なく，いまだ発展途上の手技であるため，その適応は慎重に見極め，外科や放射線科のバックアップのうえで治療を行う必要がある。

参考文献

1) Reddy JR, Saxena R, Singh RK, et al.：Reoperation following Pancreaticoduodenectomy. Int J Surg Oncol 218248 Epub 2012
2) Mucci-Hennekinne S, Brachet D, Clouston H, et al.：Management of a stenotic pancreatico-digestive tract anastomosis following pancreatoduodenectomy. J Hepatobiliary Pancreat Surg 14：514-517, 2007.
3) van Berge Henegouwen MI, De Wit LT, Van Gulik TM, et al.：Incidence, risk factors, and treatment of pancreatic leakage after pancreaticoduodenectomy：drainage versus resection of the pancreatic remnant. J Am Coll Surg 185：18-24, 1997.
4) Itoi T, Kikuyama M, Ishii K, et al.：EUS-guided rendezvous with single-balloon enteroscopy for treatment of stenotic pancreaticojejunal anastomosis in post-Whipple patients (with video). Gastrointest Endosc 73：398-401, 2011.
5) Kikuyama M, Itoi T, Ota Y, et al.：Therapeutic endoscopy for stenotic pancreatodigestive tract anastomosis after pancreatoduodenectomy (with videos). Gastrointest Endosc 73：376-382, 2011.
6) 糸井隆夫, 粕谷和彦：胆膵内視鏡医のための消化管術

後症例の解剖と ERCP テクニック（第 5 回）膵頭十二指腸切除（PD）. 胆と膵 **32**：1357-1370, 2011.

7) 日本膵臓学会編：膵癌取り扱い規約　改定第 7 版. 金原出版.

8) Ghazanfar MA, Soonawalla Z, Silva MA, et al.：Management of pancreaticojejunal strictures after pancreaticoduodenectomy：clinical experience and review of literature. ANZ J Surg：2017 [Epub ahead of print].

9) Morgan KA, Fontenot BB, Harvey NR, et al.：Revision of anastomotic stenosis after pancreatic head resection for chronic pancreatitis：is it futile? HPB (Oxford) **12**：211-216, 2010.

10) Reid-Lombardo KM, Ramos-De la Medina A, Thomsen K, et al.：Long-term anastomotic complications after pancreaticoduodenectomy for benign diseases. J Gastrointest Surg **11**：1704-1711, 2007.

11) Murakami M, Kanji K, Kato S, et al.：Clinical influence of anastomotic stricture caused by pancreatogastro-intestinalstomy following pancreatoduodenectomy. Surg Today **47**：581-586, 2017.

12) Cioffi JL, McDuffie LA, Roch AM, et al.：Pancreaticojejunostomy Stricture After Pancreatoduodenetomy：Outcomes After Operative Revision. J Gastrointest Surg **20**：293-299, 2016.

13) 石川真：外傷性膵損傷による膵頭十二指腸切除後, 膵空腸吻合部狭窄に対して再吻合術を施行した 1 例. 日腹部救急医会誌 **31**：567-570, 2011.

14) Inamdar S, Slattery E, Sejpal DV, et al.：Systematic review and meta-analysis of single-balloon enteroscopy-assisted ERCP in patients with surgically altered anatomy. Gastrointest Endosc **82**：9-19, 2015.

15) Shimatani M, Takaoka M, Tokuhara H, et al.：Review of diagnostic and therapeutic endoscopic retrograde cholangiopancreatography using several endoscopic methods in patients with surgically altered gastrointestinal anatomy. World J Gastrointest Endosc **10**：617-627, 2015.

16) Yamauchi H, Kida M, Okuwaki K, et al.：Passive-bending, short-type single-balloon enteroscope for endoscopic retrograde cholangiopancreatography in Roux-en-Y anastomosis patients. World J Gastroenterol **21**：1546-1553, 2015.

17) Kawamura T, Uno K, Suzuki A, et al.：Clinical usefulness of a short-type prototype single-balloon enteroscope for endoscopic retrograde chlangiopancreatograpy in patients with altered gastrointestinal anatomy：preliminary experiences. Dig Endosc **27**：82-86, 2015.

18) Kanatuma A, Isayama H：Current status of endoscopic retrograde chlangiopancreatograpy in patients with surgically altered anatomy in Japan：questionnaire survey and important discussion points at Endoscopic Forum Japan 2013. Dig Endosc **26**：S109-S115, 2014.

19) Itokawa F, Itoi T, Ishii K, et al.：Single- and double-balloon enteroscopy-assisted endoscopic retrograde chlangiopancreatograpy in patients with Roux-en-Y plus hepaticojejunostomy anastomosis and Whipple resection. Dig Endosc **26**：S136-S143, 2014.

20) Park JH, Ye BD, Byeon JS, et al.：Approaching pancreatic duct through pancreaticojejunostomy site with double balloon enteroscope in patients with Roux-en-Y anatomy. Hepatogastroenterology **60**：1753-1758, 2013.

21) 島谷昌明, 高岡　亮, 徳原満男, ほか：術後膵吻合部狭窄に対するダブルバルーンを用いた内視鏡. 膵臓 **30**：164-172, 2015.

22) Chen YI, Levy MJ, Moreels TG, et al.：An international multicenter study comparing EUS-guided pancreatic duct drainage with enteroscopy-assisted endoscopic retrograde pancreatography after Whipple surgery. Gastrointest Endosc **85**：170-177, 2017.

23) François E, Kahaleh M, Giovannini M, et al.：EUS-guided pancreaticogastrostomy. Gastrointest Endosc **56**：128-133, 2002.

24) Giovannini M：Endoscopic ultrasound-guided pancreatic duct drainage：Ready for the prime time? Endosc Ultrasound **6**：281-284, 2017.

25) Itoi T, Kasuya K, Sofuni A, et al.：Endoscopic ultrasonography-guided pancreatic duct access：Techniques and literature review of pancreatography, transmural drainage and rendezvous techniques Dig Endosc **25**：241-252, 2013.

26) Kurihara T, Itoi T, Sofuni A, et al.：EUS-guided pancreatic duct drainage in patients with failed ERCP. Dig Endosc **25**：2109-2116, 2013.

27) 土屋貴愛, 祖父尼淳, 辻修二郎, ほか：VTR でみせる EUS-PD and Pancreatic Rendezvous Cannulation. 胆と膵 **37**：1405-1410, 2016.

28) Itoi T, Sofuni A, Tsuchiya T, et al.：Initial evaluation of a new plastic pancreatic duct stent for endoscopic ultrasonography-guided placement. Endoscopy **47**：462-465, 2015.

＊　　　＊　　　＊

2005年に発刊された『急性胆管炎・胆嚢炎の診療ガイドライン』の改訂版！
TG13のモバイルアプリ(iphone,iPad,Android対応)がダウンロードできます!!

TG13新基準掲載！ [第2版]
急性胆管炎・胆嚢炎診療ガイドライン2013

急性胆管炎・胆嚢炎診療ガイドライン改訂出版委員会

日本腹部救急医学会，日本肝胆膵外科学会，日本胆道学会，日本外科感染症学会，日本医学放射線学会

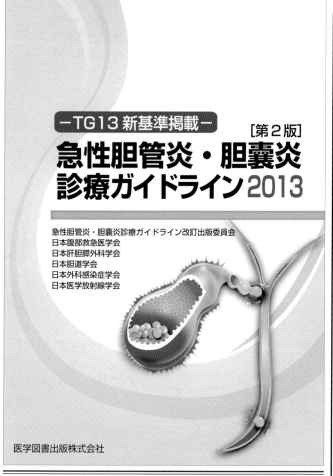

サイズ・頁数：A4版・195頁
定価　（本体　4,500円＋税）
ISBNコード：978-4-86517-000-9

[目次]
序文
評価委員の言葉
第Ⅰ章　クリニカルクェスチョン一覧
第Ⅱ章　本ガイドライン改訂の必要性と作成方法
第Ⅲ章　定義・病態
第Ⅳ章　急性胆管炎・胆嚢炎診療フローチャートと基本的初期治療
第Ⅴ章　急性胆管炎の診断基準と重症度判定基準・搬送基準
第Ⅵ章　急性胆嚢炎の診断基準と重症度判定基準・搬送基準
第Ⅶ章　急性胆管炎・胆嚢炎に対する抗菌薬療法
第Ⅷ章　急性胆管炎に対する胆管ドレナージの適応と手技
第Ⅸ章　急性胆嚢炎に対する胆嚢ドレナージの適応と手技
第Ⅹ章　急性胆嚢炎―手術法の選択とタイミング―
第Ⅺ章　その他の胆道炎
第Ⅻ章　急性胆管炎・胆嚢炎診療ガイドラインの評価
　　　　― DPCデータを用いた解析より―
第ⅩⅢ章　急性胆管炎・胆嚢炎診療バンドル
索　引
付　録

詳しくは▶URL：http://www.igakutosho.co.jp　または、医学図書出版 で 検索

医学図書出版株式会社

〒113-0033　東京都文京区本郷2-29-8（大田ビル）
TEL：03-3811-8210　FAX：03-3811-8236
URL：http://www.igakutosho.co.jp
E-mail：info@igakutosho.co.jp

2013.4

特集

胆道・膵疾患術後の晩期障害

膵全摘術後栄養障害と QOL

松本　逸平[1]・吉田　雄太[1]・川口　晃平[1]・松本　正孝[1]・村瀬　貴昭[1]・亀井　敬子[1]
里井　俊平[1]・中居　卓也[1]・庭野　史丸[2]・廣峰　義久[2]・竹山　宜典[1]

要約：膵全摘術は，膵内外分泌機能が廃絶するため，栄養障害や血糖コントロールの困難性をきたし，そのため QOL を著しく損なう術式として理解されてきた。しかし近年，膵全摘術の適応症例は増加し，外科手術手技や術後遠隔期の管理の進歩により，一定の QOL 保持が可能となってきた。術後管理の要点は，十分なカロリー摂取のもと，十分量の膵消化酵素補充療法と強化インスリン療法を行い，栄養状態を維持することである。膵全摘術では，インスリンのみならず，グルカゴンも低下するため，血糖管理においてはインスリン必要量，基礎インスリン量とも少ない。このため，インスリンによる血糖変動が大きく，低血糖が起こりやすい特徴がある。治療早期からの外科医と糖尿病内科医が密接に連携するとともに，患者教育，栄養士や患者家族の適切なサポートが重要である。術後栄養指標と血糖コントロールは，術後早期には悪化するが，適切な治療により術後 3ヵ月以降には安定し，QOL についても低下が抑えられると考えられる。

Key words：膵全摘術，栄養障害，膵内外分泌機能不全，QOL

は じ め に

世界初の膵全摘術は 1943 年の Rockey ら[1]により報告された。浸潤性膵管癌に対し施行されたが，患者は術後胆汁漏により術後 15 日目に死亡した。このとき，予想以上に必要インスリン量が少なかったことが指摘されている。以後，インスリン製剤と膵消化酵素剤の開発も進んだこともあり，膵全摘術が行われるようになった。とくに，膵切除後の膵消化管吻合に起因する術後膵液瘻の回避による手術死亡率の改善，および浸潤性膵管癌に対する拡大切除による根治性の向上を目的として，1990 年代まで広く行われた時期があった。

しかし，期待していた手術成績の向上は得られず，膵内外分泌機能の完全廃絶による，術後栄養障害からの QOL の著しい低下が問題視された[2~4]。

しかし，近年では外科手術手技や周術期管理の進歩，新規インスリン製剤および高力価膵消化酵素剤の開発などにより，膵全摘術後は一定の QOL 保持が可能となってきた。さらに，膵管内乳頭粘液性腫瘍（intraductal papillary mucinous neoplasm：IPMN）などに対する，診断技術や病態解明の進歩，IPMN 並存膵癌や膵切除後残膵癌などの増加により，膵全摘術の適応例が増加傾向にある[5]。しかし，他の膵切除術に比べると，単施設で経験する膵全摘症例数は年間数例と少ないため，まとまった報告は少ない。とくに，術後栄養障害や QOL に関する報告は限られる。

本稿では膵全摘後の栄養障害と QOL につき，当院での経験，取り組みを踏まえ報告する。

I．膵全摘術後の栄養指標の変化

2008 年 3 月から 2017 年 12 月までに，当院で施行し

Malnutrition and Quality of Life After Total Pancreatectomy

Ippei Matsumoto et al

1）近畿大学医学部外科（〒 589-8511 大阪狭山市大野東 377-2）
2）同　内分泌・代謝・糖尿病内科

表1 当科における膵全摘術症例（2008年3月～2017年12月）

N	70
年齢（中央値）	70（24～87）
性別（男性/女性）	41/29
疾患	
浸潤性膵管癌	33
IPMN（IPMA/IPMC/invasive IPMC）	24（6/8/10）
慢性膵炎	3
術後合併症による残膵全摘	3
腎癌膵転移	2
その他	5
残膵全摘	16
計画的膵全摘/非計画的膵全摘	54/16

た膵全摘術症例は70例であり，表1にその概要を示す。平均年齢は70歳で，高齢者でも適応があると判断すれば，十分なインフォームドコンセントを行い，実施している。原疾患をみると，浸潤性膵管癌とIPMNが全体の8割を超える。その他，慢性膵炎，腎癌膵転移などに加え，膵頭十二指腸切除後の膵液瘻などの術後合併症に対する残膵切除術も施行されていた。また，膵切除後の新規病変に対する残膵全摘術は13例施行しており，とくに最近増加傾向である。さらに，術前に膵頭十二指腸切除術や尾側膵切除術を予定していたが，術中所見で膵全摘に術式変更となった非計画的膵全摘症例は16例であった。そのうち術中，複数回にわたり膵切離断端に病理学的癌陽性であったため，結果的に膵全摘術を要した症例が14例であった。以上のように，一口に膵全摘といっても，適応疾患や手術の状況は多岐にわたっている。

これら症例のうち，早期再発や死亡例，経過観察不能例を除き，1年以上当院で経過観察が可能であった45例について，術後栄養指標の変化について検討した。術前，術後3，6，12ヵ月の時点におけるbody mass index（BMI），血中ヘモグロビン濃度，血清アルブミン値，血清総コレステロール値の変化をそれぞれ図1に示す。血清アルブミン値，総コレステロール値は術後3ヵ月で低値を示したが，6ヵ月以降は術前値まで回復し，維持されていた。BMIと血中ヘモグロビン値は6ヵ月まで低下し，術前値よりは低下するものの，その後は安定していた。Shi HJら[6]は，52例の膵全摘術後患者を対象とし検討を行っているが，われわれのデータと同様の結果を報告している。

膵全摘術後長期生存例における，BMIと生化学的栄養指標による評価では，栄養状態は比較的よく維持されていた。しかし，術後早期には消化管再建の影響などで食事量が不安定で，栄養指標が安定するまでは，

少なくとも術後約3ヵ月以上の期間が必要であると考えられた。

II．膵全摘術後の内分泌機能不全

膵全摘術ではインスリン分泌能の廃絶のみならず，グルカゴンをはじめとする内分泌機能が低下するのが特徴である。そこでわれわれは，インスリン分泌は枯渇しているがグルカゴン分泌は保持されている1型糖尿病患者と膵全摘患者を比較し，インスリン必要量と代謝プロファイルにつき検討した[7]。膵全摘患者10名と1型糖尿病患者28名を対象とした。全例，入院したうえで，食事量，食事内容を一定とし，インスリンポンプを用いて血糖コントロールを最適化した。その結果，膵全摘患者では1型糖尿病に比べて，インスリン必要量は有意に少なく（21.9±6.0単位/日 vs 35.9±13.3単位/日，$P=0.003$），基礎インスリン必要量も有意に少なかった（3.7±2.4単位/日 vs 11.4±4.6単位/日，$P=0.00001$）。さらに，血漿グルカゴン濃度は膵全摘患者では1型糖尿病に比べて，有意に低値であること（6.3±6.9 pg/mL vs 28.7±12.2 pg/mL，$P=0.00007$），基礎インスリン量と空腹時のグルカゴン濃度が正の相関があることを証明した（$R=0.38$，$P=0.038$）。

以上の結果より，膵全摘患者ではインスリンによる血糖変動が鋭敏でインスリンの調整が困難であることが推測される。また，術後は食事量が安定しないことも多い。したがって，当院では肥満症例などの例外を除いて，食事カロリー制限を行わず，糖尿病専門医の指導のもとカーボカウント（摂取する炭水化物量に応じてインスリン注射量を調整する方法）を積極的に導入している。

自験例で，術前，後3，6，12ヵ月の時点における血清HbA1cの測定が可能であった44例の結果を図2に示す。術後3ヵ月から6ヵ月にかけて7.5±0.8%，7.6±1.0%と上昇傾向であったが，術後12ヵ月目には7.2±1.2%と低下傾向を示し，血糖コントロールが安定化する傾向を示した。

III．膵全摘術後のQOL

膵全摘術は，過去には術後栄養障害や血糖コントロールの困難性から，QOLを著しく損なう術式として理解されていた。近年，膵全摘術の適応症例が増加するなか，本術式のQOLを評価することは極めて重要である。しかし，これまで膵全摘後患者のQOLを評価した報告は少ない。

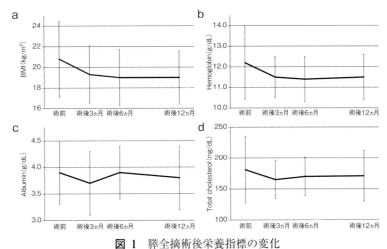

図1 膵全摘術後栄養指標の変化
a：BMIの変化，b：血中ヘモグロビン値の変化，c：血清アルブミン値の変化，d：血清コレステロール値の変化

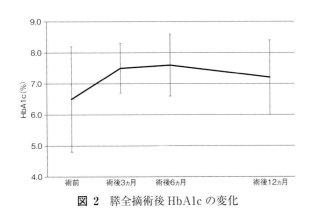

図2 膵全摘術後HbA1cの変化

Billings BJら[8]は，1985年から2002年に実施した再発のない27名の膵全摘術後患者についてShort Form-36（SF-36）とAudit of Diabetes Dependent QOL（ADD QOL）によるQOL調査を行った。調査時期は術後平均7.5年であった。SF-36による評価では，身体的健康度は年齢・性別をマッチさせた健常人のQOLに比べ有意に低下していたが，ADD QOLによる評価では，インスリン注射を要する他の糖尿病患者との間に差はなかったと報告している。Belyaev Oら[9]も同様の報告を行っている。2009年に行った10名の膵全摘患者におけるQOL評価をSF-36で行った。術後3および24ヵ月の身体的健康度，精神的健康度ともに，健常者に比べ大きく低下していたが，インスリン注射を要する他の糖尿病患者のQOLとの比較では，同等であったと報告している。また，Wu Wら[10]は，2000年から2013年に膵全摘を行った36名にSF-36，ADD QOLによるQOL評価を行い報告している。調査時期は術後中央値で5.9年であった。SF-36による評価では，年齢・性別をマッチさせた健常人のQOLに比べ八つの下位尺度のうち，六つの下位尺度点数が有意に低下しており，身体的健康度，精神的健康度ともに有意に低下したと報告している。

ADD QOLによる評価では，インスリン注射を要する他の糖尿病患者と比較すると，膵全摘患者では，19の下位尺度中五つのみが有意に低下し，残り14尺度では有意差がなかったと報告している。

Epelboym Iら[11]は，1994年から2011年に行った膵全摘患者の術後QOLを同時期に行った膵頭十二指腸患者の術後QOLと比較した。年齢，原疾患，糖尿病（術前に糖尿病がない膵全摘後患者と術前に糖尿病がなく術後糖尿病になった膵頭十二指腸切除後患者）をマッチさせた膵全摘後患者17名と膵頭十二指腸切除後患者14名とのQOLを比較した。調査時期は術後中央値で45ヵ月であった。評価はEuropean Organization for Research and Treatment of Cancer Quality of Life Questionnaire and in Cancer Pancreas（EORTC QLQ-30 and module EORTC-PAN26）とADD QOLで行った。両群間の患者背景に差はなく，EORTC QLQ-30 and module EORTC-PAN26による評価では，両群のQOLに有意差を認めなかった。ADD QOLによる評価では，糖尿病に強く影響されると考えられる余暇，旅行などの身体的活動において膵全摘後患者でスコアが低かったが，他の項目では差がなく全体のスコア平均値では有意差を認めなかったと報告している。

以上をまとめると，膵全摘術後長期生存例では，一定のQOLは保たれ，インスリン注射を要する他の糖尿病患者とほぼ同等のQOLであるとの報告が多い。しかし，これらの報告はいずれも単施設，少数例の後ろ向き研究あるいは横断研究であり，症例選択のバイアスやQOL評価時期も一定でなく問題点も多い。

このような状況を踏まえ，われわれは膵全摘患者に対する実態調査を，多施設前向き観察研究として2015年8月より開始した（UMIN000018763）。本研究は，本邦での膵全摘術の治療成績，とくに術後膵内外機能不全に対する治療実態とQOLを評価し，膵全摘術後のより質の高い治療方法確立を目的とするものである。主要評価項目は術後1年後のQOL指標の変化とし，副次評価項目として術後1年後の栄養指標の変化，糖尿病の治療実態，脂肪肝の発生頻度とリスク因子を評価する予定である。全国71施設より286例の膵全摘企図症例が登録され，222例に膵全摘術が実施された。症例登録は2017年12月に終了し，現在，経過観察期間中である。今後の結果が待たれるところである。

IV. 膵全摘術後管理の実際

膵全摘術では，完全に脱落した膵内外分泌機能を，十分なカロリー摂取を行い，十分量の膵消化酵素補充療法と強化インスリン療法により，栄養状態を維持することが重要である[12,13]。しかし，われわれの術後栄養指標の変化の検討からもわかるように，食事量が増えて，安定するまでは，通常数ヵ月を要することが多いことを理解しておく必要がある。また，原疾患の再発などで食事摂取量が減り，不安定となった場合には，血糖コントロールが悪化するのみでなく，容易に栄養障害が出現する。これらを回避するためには，治療早期からの外科医と糖尿病内科医が密接に連携するとともに，患者への教育，栄養士や患者家族の適切なサポートが重要である。

摂取カロリーとして標準体重（kg）×30～35 kcal/day以上を目標とする。膵疾患の場合，低脂肪食を推奨するという考えが広く定着しているが，全くの誤りである。必要量の栄養素確保のため，十分量の膵消化酵素補充療法を行い，脂肪，蛋白を十分に摂取させる。脂肪量は40～60 g/day（全カロリーの30～40％）とし，通常脂肪制限は行わない。膵消化酵素補充療法としては，従来パンクレアチン®（3～24 g）やベリチーム®（3.6～30 g）の大量投与を必要としたが，現在では高力価パンクレリパーゼ製剤（リパクレオン®）を使用している。リパクレオン®は従来のパンクレアチンと比較し，リパーゼ活性は約8.4倍，プロテアーゼ活性が約7.0倍，アミラーゼ活性が約6.5倍と高力価である。1回600 mgを1日3回食直後に内服する。脂肪便の改善がなければ，1日量として3,600 mgまで増量する。また，食物とパンクレリパーゼが確実に混ざり合うことが重要であるため，食中での内服を指導する

こともある。消化酵素は胃酸で失活するため，リパクレオン®は胃酸の影響を受けにくい腸溶製剤となっている。しかし，消化酵素剤の効果を最大限とするため，膵全摘術後では胃酸分泌抑制薬（H$_2$受容体拮抗薬またはプロトンポンプ阻害薬）を内服させる[14,15]。食事摂取量が長期にわたり少ない場合は，脂溶性ビタミンであるA，D，E，Kの他，亜鉛やセレンなどの微量元素も補充する必要がある[16~18]。

膵全摘術後では，先に述べたようにグルカゴン分泌も欠落するため，血糖の変動が大きく，低血糖にもなりやすい。このため，インスリン療法は超速効型または速効型インスリンを食事ごとに投与し，時効型インスリンを就寝前に追加する強化インスリン療法を行う。最近では持続インスリン皮下注入療法（continuous subcutaneous insulin infusion：CSII）を使用する症例も増えている。糖尿病コントロールの設定目標はHbA1c 7.0％前後とするが，高齢者やADL不良例では，HbA1c 7.5％前後，空腹時血糖80～150 mg/dL，食後2時間値150～250 mg/dLとし，1型糖尿病や2型糖尿病に比べやや緩い設定とする。過去には膵全摘患者は，低血糖のハイリスクとして報告されてきたが[19]，近年のインスリン療法の進歩により，血糖コントロールの改善が報告されている[6,20]。

おわりに

膵全摘術において，これまで問題とされてきた栄養障害，術後QOL低下は，高力価膵消化酵素剤の開発や強化インスリン療法の導入により一定の改善をみている。しかし，その術後病態生理はいまだ不明な点も多く，解明すべき課題は多い。食事療法の工夫と膵消化酵素補充療法，インスリン療法のさらなる発展により，より一層の改善が望まれる。

参 考 文 献

1) Rockey EW：Total Pancreatectomy for Carcinoma：Case Report. Ann Surg **118**：603-611, 1943.
2) Launois B, Franci J, Bardaxoglou E, et al.：Total pancreatectomy for ductal adenocarcinoma of the pancreas with special reference to resection of the portal vein and multicentric cancer. World J Surg **17**：122-127, 1993.
3) Ihse I, Anderson H, Andrén-Sandberg：Total pancreatectomy for cancer of the pancreas：is it appropriate? World J Surg **20**：288-294, 1996.
4) Karpoff HM, Klimstra DS, Brennan MF, et al.：Results of total pancreatectomy for adenocarcinoma

of the pancreas. Arch Surg **136** : 44-48, 2001.

5) Murphy MM, Knaus WJ 2nd, Ng SC, et al. : Total pancreatectomy : a national study. HPB (Oxford) **11** : 476-482, 2009.

6) Shi HJ, Jin C, Fu DL : Impact of postoperative glycemic control and nutritional status on clinical outcomes after total pancreatectomy. World J Gastroenterol **23** : 265-274, 2017.

7) Niwano F, Hiromine Y, Noso S, et al. : Insulin deficiency with and without glucagon : A comparative study between total pancreatectomy and type 1 diabetes. J Diabetes Investig : 2017 [Epub ahead of print].

8) Billings BJ, Christein JD, Harmsen WS, et al. : Quality-of-life after total pancreatectomy : is it really that bad on long-term follow-up? J Gastrointest Surg **9** : 1059-1067, 2005.

9) Belyaev O, Herzog T, Chromik AM, et al. : Early and late postoperative changes in the quality of life after pancreatic surgery. Langenbecks Arch Surg **398** : 547-555, 2013.

10) Wu W, Dodson R, Makary MA, et al. : A Contemporary Evaluation of the Cause of Death and Long-Term Quality of Life After Total Pancreatectomy. World J Surg **40** : 2513-2518, 2016.

11) Epelboym I, Winner M, DiNorcia J, et al. : Quality of life in patients after total pancreatectomy is comparable with quality of life in patients who undergo a partial pancreatic resection. J Surg Res **187** : 189-196, 2014.

12) Maskell C, Daniels P, Johnson CD : Dietary intake after pancreatectomy. Br J Surg **86** : 323-326, 1999.

13) Imrie CW, Connett G, Hall RI, et al. : Review article :

enzyme supplementation in cystic fibrosis, chronic pancreatitis, pancreatic and periampullary cancer. Aliment Pharmacol Ther **32** : S1-S25, 2010.

14) Bruno MJ, Rauws EA, Hoek FJ, et al. : Comparative effects of adjuvant cimetidine and omeprazole during pancreatic enzyme replacement therapy. Dig Dis Sci **39** : 988-992, 1994.

15) Vecht J, Symersky T, Lamers CB, et al. : Efficacy of lower than standard doses of pancreatic enzyme supplementation therapy during acid inhibition in patients with pancreatic exocrine insufficiency. J Clin Gastroenterol **40** : 721-725, 2006.

16) Nakamura K, Wada K, Sahashi Y, et al. : Associations of intake of antioxidant vitamins and fatty acids with asthma in pre-school children. Public Health Nutr **16** : 2040-2045, 2013.

17) Yu HH, Yang TM, Shan YS, et al. : Zinc deficiency in patients undergoing pancreatoduodenectomy for periampullary tumors is associated with pancreatic exocrine insufficiency. World J Surg **35** : 2110-2117, 2011.

18) Hartwig W, Gluth A, Hinz U, et al. : Total pancreatectomy for primary pancreatic neoplasms : renaissance of an unpopular operation. Ann Surg **261** : 537-546, 2015.

19) Kiviluoto T, Schröder T, Karonen SL, et al. : Glycemic control and serum lipoproteins after total pancreatectomy. Ann Clin Res **17** : 110-115, 1985.

20) Heidt DG, Burant C, Simeone DM : Total pancreatectomy : indications, operative technique, and postoperative sequelae. J Gastrointest Surg **11** : 209-216, 2007.

＊　　　＊　　　＊

歴史的背景からライセンス取得とトレーニング・システムの総論から
消化管手術（食道、胃、大腸）、肝胆膵手術と麻酔を含めた
術前・術中管理まで加えた各論で構成された
消化器領域のロボット支援手術の指針となる成書！！

消化器ダヴィンチ手術のすべて

■監修　北島政樹
（国際医療福祉大学　学長）

■編集　土田明彦
（東京医科大学外科学第三講座主任教授）

　　　　宇山一朗
（藤田保健衛生大学上部消化管外科教授）

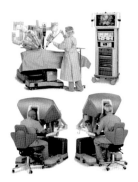

定価（本体 4,500 円＋税）

■目次
総論　ロボット支援手術の歴史と現状
1．ロボット支援手術の現状と未来
2．我が国における現状と展望
3．ライセンス取得とトレーニング・システム
各論Ⅰ．食道
1．胸部食道癌に対するロボット支援腹臥位胸腔鏡下食道亜全摘術
2．食道癌に対するロボット支援胸腔鏡下食道切除術
3．ロボット支援下非開胸食道亜全摘、3領域リンパ節郭清
各論Ⅱ．胃
1．ロボット支援下胃切除の実際―幽門側胃切除を中心に―
2．胃癌に対するロボット支援下胃切除術
　　―幽門側胃切除術、噴門側胃切除術、胃全摘術を中心に―
3．ロボット支援幽門側胃切除および胃全摘術の手技
各論Ⅲ．大腸
1．大腸疾患に対する大腸手術―直腸癌を中心に―
2．ロボット支援下腹腔鏡下直腸癌手術
3．腹腔鏡下手術と手術支援ロボットダヴィンチの
　　　　　hybrid operation による完全鏡視下直腸位前方切除術
4．ロボット支援直腸低位前方切除術の手技
各論Ⅳ．肝胆膵
1．ロボット肝切除の手技の実際
2．胆道外科におけるロボット支援腹腔鏡下手術
3．膵臓外科におけるロボット支援腹腔鏡下手術
4．膵癌に対するロボット支援膵体尾部切除術
5．Artery-first approach によるロボット支援膵体尾部切除術
各論Ⅴ．麻酔
1．消化器手術における術前・術中管理―食道と大腸の手術を中心に―
2．消化器ロボット支援手術の麻酔管理法

詳しくは▶URL：http://www.igakutosho.co.jp　または、医学図書出版　で　検索

医学図書出版株式会社

〒113-0033　東京都文京区本郷2-29-8（大田ビル）
TEL：03-3811-8210　FAX：03-3811-8236
URL：http://www.igakutosho.co.jp
E-mail：info@igakutosho.co.jp

特集

胆道・膵疾患術後の晩期障害

先天性胆道拡張症術後の AYA 世代の管理

松浦　俊治[1]・田口　智章[1]

要約：先天性胆道拡張症（congenital biliary dilatation：CBD）の治療には手術が必須であり，膵液と胆汁の流出路を分離し拡張胆管を可能な限り切除すること（分流手術）が重要で標準術式として確立されている。術後経過はおおむね安定していることが多いものの，時に続発症への対応に苦慮する症例も存在している。CBD 術後の主な長期合併症として，胆管炎，膵炎，肝内結石，膵内結石，発癌などの重大な問題があげられ，AYA 世代，さらには成人期への円滑な移行期医療（トランジショナル・ケア）が必要となる疾患でもある。単なる成人診療科への転科（transfer）に留まらず，年齢や理解度に応じた本人への説明やセルフケアの確立にむけた患者教育，進学・就職や公的社会保障制度の切り替えなどの情報提供など，患者にかかわる多職種間でのシームレスな医療体系の整備が重要である。

Key words：先天性胆道拡張症，トランジション，AYA 世代，長期合併症

はじめに

　先天性胆道拡張症（congenital biliary dilatation：CBD）は，総胆管を含む肝外胆管が限局性に拡張する先天性の形成異常（ただし，肝内胆管の拡張を伴うものもあり）で，膵・胆管合流異常を合併し，胆汁と膵液の流出障害や相互逆流，将来的な胆道癌など肝・胆道・膵にさまざまな病態を引き起こし得る疾患である。日本膵・胆管合流異常研究会では，1990 年から全国症例登録を開始し，これまでに約 3,000 例の膵・胆管合流異常症例が登録されている[1]。2012 年には膵・胆管合流異常診療ガイドラインが出版され，2015 年には厚生労働科学研究費補助金（難治性疾患等政策研究事業）「小児期発症の希少難治性肝胆膵疾患における包括的な診断・治療ガイドライン作成に関する研究」（仁尾班）により CBD の定義と診断基準が発表された。
　一方，近年の小児医療の進歩に伴って小児外科疾患

の治療成績も向上してきている。そのためさまざまな先天性疾患において，思春期や成人期以降，すなわち AYA（adolescent and young adult）世代に特有の病態や問題が生じる可能性がある疾患も多く，成人診療科への移行期医療（トランジショナル・ケア）という概念が重要視されてきている。日本小児外科学会においてもトランジション検討委員会が発足し，胆道閉鎖症，鎖肛，総排泄腔遺残症，短腸症候群などをはじめとした「外科疾患を有する児の成人期移行についてのガイドブック」を作成している[2]。
　本稿では，CBD の長期合併症について概説し医療社会福祉制度，AYA 世代におけるトランジションの現状と課題について述べる。

I．CBD 術後の長期合併症

　本疾患術後の予後は元来良好とされていたが，近年は長期経過例における晩期合併症として胆管炎や肝内結石，遺残胆管癌，膵石，膵炎などが認められることが明らかとなってきており，「分流手術を行えば本症の治療は完了」するものではない。胆管炎や肝内結石は吻合部狭窄，肝内胆管狭窄，肝内胆管拡張の遺残による胆汁うっ滞が原因であることが多い。また，囊胞切除後の遺残胆管癌は，繰り返す胆管炎や肝内結石，

Transitional Care in AYA Generation with Congenital Biliary Dilatation

Toshiharu Matsuura et al

1）九州大学大学院医学研究院小児外科学分野（〒812-8582 福岡市東区馬出 3-1-1）

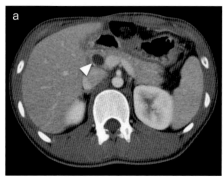
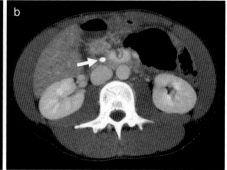

図1 CBD術後長期合併症（自験例）
膵内遺残胆管の拡張（矢頭）を認め（a），内部に膵石の形成（矢印）を認めている（b）。疼痛発作も認めたため，膵内遺残胆管摘出術を施行した。

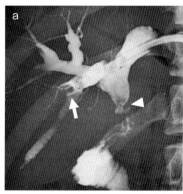
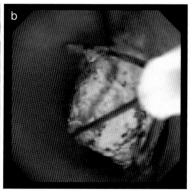

図2 CBD術後長期合併症（自験例）
a：肝内胆管拡張と右後区域枝内に肝内結石（矢印）を認める。原因として吻合部の相対的狭窄（矢頭）が考えられる。
b：PTCDによるドレナージ後に胆道鏡にて採石を行った。

あるいは膵内遺残胆管が原因であることが多い。

CBD手術により膵内胆管を完全に切除すれば，術後にprotein plugが再形成されることはないが，不完全であるとprotein plugが形成され腹痛などの症状を再び呈するようになる（図1）。とくに症状を伴う場合には膵内遺残胆管の切除が必要となるが，炎症性癒着がある場合が多く非常にデリケートな手術となる。CBD術後における肝内結石の発生頻度は2.7〜10.7%である[3]。発生原因については主に吻合部狭窄があげられるが，吻合部狭窄が明らかでなくても戸谷IV-A型のように拡張した肝内胆管が存在する場合，相対的吻合部径狭小に伴う胆汁うっ滞や胆管への消化管液逆流による化学的刺激なども考えられる。胆道鏡などによる採石が必要となる（図2）が，繰り返す場合や多発している場合には肝切除も考慮される。また，肝内結石の発生は以下に述べる胆管癌の危険因子ともなり得る。

CBDに対する分流手術後の胆管癌の発生についてはさまざまな報告があるが0.7〜5.4%程度の頻度であるとされている[4]。また，分流手術により胆管癌発生の相対的危険度は低下しないのみならず，分流手術後でも発癌の可能性は一般の120〜200倍高率であるという報告もある[5]。日本膵・胆管合流異常研究会に登録された全国集計によれば，胆道癌の好発年齢についても，胆嚢癌60.1±10.4歳，胆管癌52.0±15.0歳で，本邦における胆道癌の好発年齢が75〜79歳であることを考慮すると15〜20歳程度若年発症していると考えられる[6]。癌の局在の割合については，胆嚢癌62.3%，胆管癌32.1%，胆嚢＋胆管癌4.7%と胆嚢癌がもっとも高率であるとされている[1]。一方，15歳未満の小児期癌発症例では，8例の報告例のうち胆嚢癌は1例で，残りの7例は胆管癌であった[1]。最年少は3歳時の癌合併の報告[7]があるため，診断が確定すれば無症状であっても早期に手術を行うべきである。

また少数例ではあるが，胆汁うっ滞性肝硬変への進行から肝移植の適応が考慮される症例も存在しており，2016年末における日本肝移植研究会の症例登録報告によると，これまでに14例のCBDに対して生体肝移植が施行されており，移植時年齢については18歳未

満の小児期が6例, 18歳以上の成人期が8例となっている[8]。

Ⅱ. 医療福祉制度

CBDは前述のごとく長期的合併症をきたす症例も多く認めることから, 成人期以降も診療の継続が必要となる疾患であるが, 小児期に受けていた乳幼児医療助成, 小児慢性特定疾病などの医療費の公的負担がある年齢以上では受けられなくなるという現実がある。CBDは小児慢性特定疾病の一つであるが, その助成は原則18歳未満が対象である。ただし, 18歳到達時点において本事業の対象になっており, かつ, 18歳到達以降も引き続き治療が必要と認められる場合には20歳までの助成延長措置が認められている。しかしながら, こうした制度上の問題により小児慢性特定疾病の助成が失効となったCBD患者の定期的な受診が滞りがちになることが危惧される。また, 既往歴があるために, 治癒後であっても生命保険に加入しにくくなったり, さらに合併症や後遺症などがあれば, なおさら日常生活の制限や頻回の通院の必要性に迫られ, 就労困難となり健康保険金が支払えなくなったり, 財政的・社会的な問題を抱えることになる。

指定難病は, 成人患者のための制度移行の意味においても重要である。「難病」とは, ①発病の機構が明らかでない, ②治療方法が確立していない, ③希少疾患である, ④長期の療養を必要とするものと制定されており, なかでも「指定難病」は, ①患者数が本邦において一定数 (人口のおおむね0.1%程度) に達しないこと, ②客観的な診断基準 (またはそれに準ずるもの) が確立していること, の要件を満たす必要がある。CBDはこれまでも日本膵・胆管合流異常研究会を主体とした事業により診断基準や重症度分類の策定を行ってきた。重症度判定においても, ①臨床症状 (腹痛, 黄疸など), ②膵炎, ③肝機能障害 (90日以上の間隔を置いて連続2回以上の肝機能障害が続く場合), ④胆管炎, ⑤分流手術後の肝内結石または膵石, 以上5項目をスコア化した判定基準を作成したうえで, 重症例に限定した指定難病承認をめざしてきている[9]が, 平成30年2月現在, いまだ「長期療養を必要とするもの」の要件に合致しないとして, その認定には至っていない。

Ⅲ. 移行期医療の現状と課題

CBDは前述したように長期的な合併症や続発症に対する医療を引き続き必要とする。このような長期的医療ケアを必要とする小児は, 欧米ではchildren with special health care needs (CSHCN), また, 成長した彼らはyoung adults with special health care needs (YASHCN) と総称され, 移行期医療について早くから注目されていた。1993年, 米国思春期学会は「移行 (transition) とは, 小児科から内科への転科を含む一連の過程を示すもので, 思春期の患者が小児科から内科に移るときに必要な医学的・社会心理的・教育的・職業支援の必要性について配慮した多面的な行動計画である。転科 (transfer) はその一部に過ぎない。」との考えを表明した[10]。また, 2002年には, 米国小児科学会・米国家庭医療学会・米国内科学会・米国内科専門医学会は, CSHCNの移行に関する合同声明を発表し, 小児科・成人科で共同して移行期医療を推進する必要性を明らかにしている[11]。

一方, 日本では成人期に達した小児慢性患者を以前「キャリーオーバー」と称していた。現在, この「キャリーオーバー」という用語は和製英語であることから用いるべきではないという提言がなされている。1995年頃からは「成育医療」の概念が提唱され, 2002年に国立成育医療センターが設立された。しかしながら, いわゆるYASHCNに対する移行期医療は日本において, 思うように進んでいないのが現状である。2014年に日本小児科学会は, ①診療科選択に関する患者の自己決定権の原則, ②年齢により変化する病態や合併症に対して小児科医と成人診療科によるシームレスな最善医療の提供, ③人格の成熟に基づいた対応と年齢相応の医療 (健康管理者として保護者から患者本人への移行), などを含めた「小児期発症疾患を有する患者の移行医療に関する提言」を発表している[12]。

CBDは小児領域では主に小児外科医が術後遠隔期においてもその診療にあたっている一方で, 成人領域では消化器内科医と消化器外科医がその診療にあたっている。CBDは新生児から成人に至る幅広い年齢層での発症が認められる疾患であることから, 成人領域での診療体制も確立されており, 移行期医療が円滑に行いやすい疾患の一つと考えられる。その実現のためには, 患者の疾患に対する理解度や自立性を上げていく働きかけを思春期早期から行っていくことが重要である。セルフケアの確立へむけた移行期チェックリストなどを用いて患者と家族の目標意識を高め, 成人診療科へ転科後も, しばらくの間は, 患者と家族に接触して状況の確認を行うことが必要である。これまで述べてきたCBDの移行期医療についての概略図を図3に示す。今後, CBD患児とその家族が医療的にドロップ

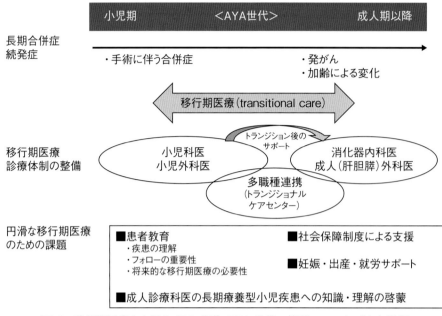

図3 移行期医療から見たCBD術後AYA世代の管理のコンセプトと課題

アウトすることなく適切な健康管理が維持できるシームレスな医療体系の整備が必要である。

おわりに

CBDは手術により必ずしも完治するものではなく，むしろ続発症発症のリスクを常に抱えていると考えて診療にあたる必要がある．そのためAYA世代，さらには成人期への移行期医療の必要性が高い疾患と考えられる．多職種間でのシームレスな連携による移行期医療の推進が，最終的には本症の長期成績の改善にも寄与するものと考えている．

参考文献

1) 石橋広樹，島田光生，矢田圭吾：先天性胆道拡張症の診療ガイドライン（ダイジェスト版）．日消誌 113：2004-2015，2016．
2) 尾花和子，八木 實：成人期に達した小児外科疾患患者の現状と問題点．小児臨 69：303-307，2016．
3) 安藤久實：先天性胆道拡張症の外科治療と長期予後．日消誌 113：2022-2028，2016．
4) Ohashi T, Wakai T, Kubota M, et al.：Risk of subsequent biliary malignancy in patients undergoing cyst excision for congenital choledochal cysts. J Gastroenterol Hepatol 28：243-247, 2013.
5) Kobayashi S, Asano T, Yamasaki M, et al.：Risk of bile duct carcinogenesis after excision of extrahepatic bile ducts in pancreaticobiliary maljunction. Surgery 126：939-944, 1999.
6) Hasumi A, Matsui H, Sugioka A, et al.：Precancerous conditions of biliary tract cancer in patients with pancreaticobiliary maljunction：reappraisal of nationwide survey in Japan. J Hepatobiliary Pancreat Surg 7：551-555, 2000.
7) Saikusa N, Naito S, Iinuma Y, et al.：Invasive cholangiocarcinoma identified in congenital biliary dilatation in a 3-year-old boy. J Pediatr Surg 44：2202-2205, 2009.
8) 肝移植症例登録報告（日本肝移植研究会）．移植 52：134-147，2017．
9) 佐々木英之，仁尾正記：小児期発症の希少難治性肝胆膵疾患における先天性胆道拡張症の位置付け．胆と膵 38：407-412，2017．
10) Blum RW, Garell D, Hodgman CH, et al.：Transition from child-centered to adult healthcare systems for adolescents with chronic conditions：A position paper of the Society for Adolescent Medicine. J Adolesc Health 14：570-576, 1993.
11) American Academy of Pediatrics, American Academy of Family Physicians, American College of Physicians-American Society of Internal Medicine：A consensus statement on health care transitions for young adults with special health care needs. Pediatrics 110：1304-1306, 2002.
12) 横谷進，落合亮太，小林信秋，ほか：小児科発症疾患を有する患者の移行期医療に関する提言．日児誌 118：98-106，2014．

* * *

特集

胆と膵 Vol. 39（5）p. 485〜490, 2018

胆道・膵疾患術後の晩期障害

葛西手術後の長期管理

田中　拡・佐々木英之・仁尾正記

要約：胆道閉鎖症は新生児期から乳児期早期に肝外胆管が完全閉塞し，閉塞性黄疸を呈する疾患である。本症の治療は葛西手術（肝門部空腸吻合術）で，その治療成績は格段に進歩し，成人期に移行した患者が年々増加している。これにより，術後の長期的な続発症や成人期にみられる特異的な病態が明らかになってきた。続発症として，主に胆管炎，門脈圧亢進症，肝内胆管拡張・肝内結石，肝障害の進行，女性であれば妊娠・出産に伴う諸問題などがあげられる。さらには，続発症以外にも精神的・心理的問題，経済的問題がある。以上のように胆道閉鎖症術後の問題点はさまざまで，小児科・小児外科だけでは解決できない問題が多数ある。患者にとってスムーズなトランジションの観点から，関連診療科との連携が必要であり，多職種連携を念頭に置いた管理が望ましい。

Key words：胆道閉鎖症，長期合併症，晩期障害，トランジション

はじめに

　胆道閉鎖症（以下，本症）は新生児期から乳児期早期に肝外胆管が完全閉塞し，閉塞性黄疸を呈する疾患である。本症の治療は葛西手術（肝門部空腸吻合術）で，その治療成績は格段に進歩し，本邦の主要施設における 25 年自己肝生存率は 47.6％となっている[1]。つまり，約半数は自己肝で成人を迎え，成人患者が年々増加している。現在，これに伴いさまざまな長期的な問題点も明らかになり，トランジションの問題が注目を集めている。また，最近作成された胆道閉鎖症診療ガイドラインにおいてもさまざまな問題を取り上げられている[2]。

　今回，本症疾患の概要を解説しつつ，本症の晩期障害やその対策について述べる。

Long-Term Outcome and Management of Biliary Atresia
Hiromu Tanaka et al
1）東北大学小児外科（〒 980-8574 仙台市青葉区星陵町 1-1）

Ⅰ．胆道閉鎖症

1．病因・発生頻度・合併奇形

　本症は，新生児期から乳児期早期に発症し，閉塞性黄疸を呈する疾患である。その病因は，ウイルス感染説，免疫異常説，胆道形成異常説などさまざまな仮説が提唱されているが，いまだ解決されていない。現在は，一度形成された肝外胆管が何らかの炎症により破壊される説が有力である。また，肝外胆管の閉塞が本症の特徴であるが，実際，病変は肝胆道系全体を巻き込んでいる。発生頻度は 1 万出生あたり 1.03〜1.37 程度[2]で，遺伝性はない。男女比は 1：2 で女児に多い。また，合併奇形の頻度は約 10％程度で，消化管の異常，心奇形，脾の異常などを認める。

2．症状

　主な症状は，黄疸，便色異常（淡黄色），濃黄色尿，肝腫大であるが，これらの症状がすべて揃っていないこともある。便色は灰白色が典型とされるが，実際には，出生後しばらくは黄色であった便の色調が次第に薄くなって淡黄色（ベージュ色）になる場合がほとんどである。また，胆汁排泄障害に伴うビタミン K 吸収障害による病的出血（頭蓋内出血や消化管出血など）を契機に発見されることもある。とくに問題となるの

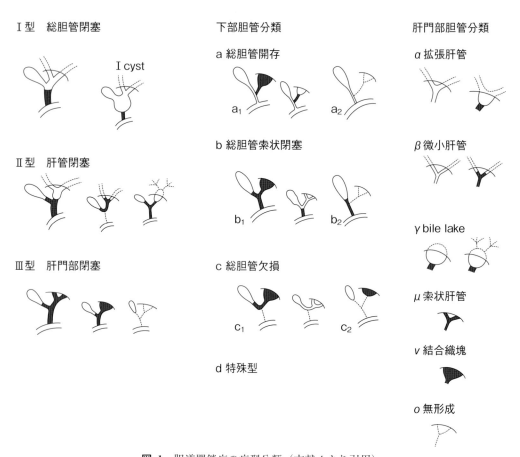

図 1 胆道閉鎖症の病型分類（文献 4 より引用）

は頭蓋内出血であり，日本胆道閉鎖症研究会による胆道閉鎖症全国登録集計結果（JBAR）によると約 4％の合併率である[3]。

3．分類

臨床像による分類と閉塞部位による分類がある。おおまかには吻合可能型と吻合不能型に分けられるが，我が国では，術中の肉眼所見と直接胆道造影所見からさらに詳細に分類されており，日本胆道閉鎖症研究会が定めた病型分類[4]が広く用いられている。これは，図 1[4]に示すように閉塞部位により基本型分類，下部胆管分類，肝門部胆管分類の組み合わせで分類されている。基本型分類は，Ⅰ型，Ⅱ型およびⅢ型があり，それぞれ総胆管閉塞，肝管閉塞，肝門部閉塞に相当する。また，Ⅰ型のなかで肝管の囊胞状拡張を認める場合には，Icyst とされる。各基本病型での頻度は，Ⅲ型が 85％と一番多く，Ⅰ型および Icyst 型は 12％，Ⅱ型は 2％である。

4．検査・診断

検査は，直接ビリルビンを含めた血液検査を行い，腹部超音波検査，十二指腸液採取，肝胆道シンチグラムなど組み合わせて行う。これら以外に腹部 CT，MRCP（MRI），ERCP，経皮経肝胆道造影（PTC），肝生検などが行われることがある。しかし，これらの検査だけでは新生児肝炎などの肝内胆汁うっ滞疾患と胆道閉鎖症との鑑別が困難であり，試験開腹し術中胆道造影を行うことで診断を確定する。

5．治療

手術以外方法はない。黄疸消失を得るためにはできる限り早く手術することが重要である（図 2）[1]。手術を行わないと，肝硬変から肝不全となり，1～2 年程度で全例死亡する。手術は，葛西手術と肝移植がある。多くの場合，肝門部胆管が結合織に置き換わっているため，肝外胆管（組織）を切除し，切離された肝門部に空腸を覆う肝門部空腸吻合術（葛西手術）が行われる。まれに，肝管から肝内胆管が開存している場合には，肝管空腸吻合術が行われる場合もある。なお，胆道再建は，Roux-en-Y 型再建法が用いられる。また，肝移植は，通常は葛西手術の術後経過不良例に最後の手段として行われている。

6．成績・予後

JBAR[1]によると，術後黄疸消失率は，Ⅰ型 70％，Icyst 型 78％，Ⅱ型 68.8％，Ⅲ型 58.9％である。また，日齢別黄疸消失率は，30 日以内が 70.9％ともっとも高く，80 日までは 60％程度（61.5～65.6％）でほぼ横ば

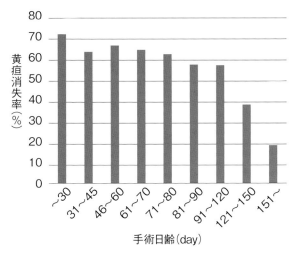

図2 日齢別黄疸消失率
JBAR[1]をグラフ化した。黄疸消失率は日齢30以内で70.9%と高く，日齢81以降徐々に黄疸消失率が減少する。

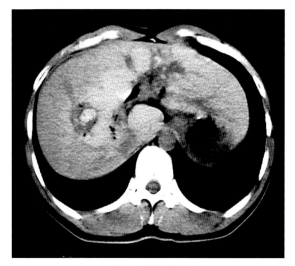

図3 肝内結石
拡張した肝内胆管に結石を認める。

いであるが，以降日齢が進むにつれて，低くなる（図2）。手術はできる限り早く行うことが重要である。また，予後についても自己肝生存率は1年80.6%，5年60.5%，10年54.5%，20年49%，25年47.6%であった。一方で，肝移植例を含む全生存率は1年94.9%，5年89.2%，10年88.1%，20年86.3%，25年85.6%と高い。

現在，治療成績が格段に進歩し予後は大幅に改善したことにより長期生存例が増加している。そこで，長期的な続発症や成人に特有の病態も多く認めるようになってきた。次に，続発症とその対策について解説する。

II．続発症

1．胆管炎

本症術後早期から遠隔期にわたり発生する。とくに，術後早期の胆管炎は胆汁排泄を減少または停止させてしまうことがあり，持続的な黄疸再発の原因となり得る[5]。これにより，再手術や肝移植を要することがあるので，術後早期は胆管炎に対して厳重な対策が必要である。その予防策として，術後より長期にわたって抗菌薬投与が行われることもある[6]。一方，胆汁排泄が安定する1歳以降に胆管炎を発症した場合にも，術後早期と同様，ただちに適切な抗菌薬投与，十分な補液，必要に応じて経口摂取制限や利胆剤投与，状況に応じて免疫グロブリン製剤投与を行う。早期の胆管炎と異なりただちに黄疸再発につながることは少ないが，まれに重篤化や黄疸の遷延を認めることがある。

遠隔期の胆管炎は肝病態がよければ一般的には適切な治療を行うことで良好な結果が得られる。しかし，短期間に繰り返す場合，胆管炎を発症するなんらかの原因が潜んでいる可能性がある。主には，肝内胆管の拡張や結石（図3），通過障害によるRoux-en-Y脚の拡張（図4）である。これらにより抗菌薬の反応性が悪くなる場合があるので，注意が必要である。また，リスクを評価し，対応の遅れを防止するために定期的な検査がすすめられる。教室では定期的な肝胆道および肝アシアロシンチグラムによる肝病態の把握や日頃よりエコーなどの検査を行っている。

抗菌薬投与により胆管炎消失後，黄疸が遷延することがある。そのような場合には，ステロイドや利胆剤の投与で軽快する場合があるので，その治療を考慮するのがよい。また，経過良好で肝内胆管拡張などがない場合は治療への反応がよい場合は多いが，胆管炎を繰り返すことにより肝病態が徐々に悪化することがあるので，十分な注意を要する。また，感染コントロールが不良でQOLが悪い場合や肝病態悪化の場合には，適切な時期に肝移植を検討すべきである。

2．門脈圧亢進症に伴う続発症

本症術後の重要な遠隔期続発症である。肝線維化の進行に伴い発症する。症候として，消化管の静脈瘤（胃・食道静脈瘤，異所性静脈瘤），脾機能亢進症，まれであるが，続発性肺血流異常（肝肺症候群，門脈肺高血圧症）がある。JBARにおける自己肝生存例の追跡登録[1]によると，20年目では食道静脈瘤が29.1%，脾機能亢進症が35.2%に認められた。

１）消化管出血

胃・食道静脈瘤：術後より食道・胃静脈瘤の有無やその評価を定期的に行い，破裂や出血のリスク評価を

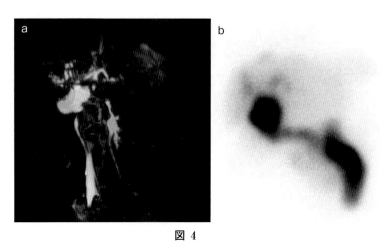

図 4
a：MRCP
Roux-en-Y 脚の拡張を認める。
b：肝胆道シンチ
肝門部の Roux-en-Y 脚に核種の貯留を認める。

行う．破裂や出血の可能性がある場合には，内視鏡的治療を行う．当教室では以前には独自に内視鏡的治療を行っていたが，最近は年齢に限らず消化器内科医により治療が行われている．その治療は，成人の肝硬変による門脈圧亢進症に伴う静脈瘤に対する治療に準じて，状況に応じて硬化療法と結紮療法を選択している．その治療選択は消化器内科医主体となって行っている．なお，食道胃静脈瘤に対する積極的治療が行われた後には，異所性静脈瘤が発生する場合があるので注意を要する．また，思春期前後に病状が悪化する場合もあるが，肝病態の進行がなければ青年期以降に改善されることが期待できる．

異所性静脈瘤：主に小腸に形成される静脈瘤である．下血で発見されることが多く，時にコントロール困難な大量出血をきたすことがある．検査は，まず食道胃静脈瘤および下部消化管からの出血がないことを確認したうえで，小腸の検索をすべきである．最近は，カプセル内視鏡やダブルバルーン内視鏡など小腸内視鏡の進歩により出血部位の同定ができる．まれであるが，Roux-en-Y 脚や肝門部空腸吻合部近傍などに形成されることもあるので，場合によっては造影 CT，MRA や血管造影が有効である[7]．治療法として，絶飲食の他，オクトレオチド[8]やプロプラノロール[9]などの薬物療法が行われる．これらの方法でほとんどコントロール可能である．もし，コントロール不能の場合には，状況に応じて，interventional radiology，側副血行路結紮術，血行郭清術など行う．しかし，側副血行路結紮術や血行郭清術などの外科的治療は一時的に出血がコントロールできても再発の頻度が高く，とくにフォローアップが重要である．また，もし脾機能亢進症を合併している場合には，PSE（partial splenic embolization）もよい適応である[7]．一方で，異所性静脈瘤を処理したのち，食道静脈瘤が顕在化することもあるので注意すべきである．

2）脾機能亢進症

脾臓での過剰な血流貯留，溶血による貧血，血小板破壊亢進による血小板減少がみられる．門脈圧亢進症の重症例では幼少時より脾腫，血小板減少，出血傾向など顕著となることが少なくない．症状や血液検査より容易に把握できる．治療は，脾摘または PSE が行われる．小児例では，以前は脾摘を行っていたが，脾摘後重症感染症発症のリスクを考慮して，最近では PSE が選択される．この適応は，当教室では，①脾腫，②血小板減少が 10 万以下でさらに減少傾向，③臨床的出血症状が有する，といった 3 点が揃う場合としている[10]．成人期になって脾機能亢進症が問題となることがあまり多くはないが，治療の必要性が生じた場合，PSE か脾摘のどちらかを行うかについては，その後に行われる可能性がある肝移植との関連でいまだ議論がある[11]．一方で，成人の肝硬変症例に対して，PSE を施行し，その後の肝シンチグラムによる肝予備能評価で改善がみられたことから，脾機能亢進症に対する介入は有用であるという意見もある[12,13]．よって，その治療選択は，肝病態や治療の見通し，肝移植を要する可能性で決定されるべきである．なお，脾臓による門脈血流動態の変化に注意を要する．当教室では PSE 後に食道静脈瘤の増悪を認めた症例もあり，PSE 前後に上部消化管内視鏡を行い，静脈瘤の変化に注意している．

3）腎障害

肝腎症候群や脾腎シャントによる膜性増殖性糸球体

腎炎などある。肝腎症候群は肝硬変の末期に発症する。また，肝腎症候群は臨床経過によりⅠ型とⅡ型の二つに分類されている。とくにⅠ型は急速な経過をたどり，時に特発性細菌性腹膜炎を合併することが知られている。肝腎症候群は，病態の可逆性があり，肝移植が行われると回復することが知られているので，早期に肝移植を考慮すべきである。

4）続発性肺血流異常

門脈圧亢進症に伴う続発症として，肺内シャントを形成する肝肺症候群（hepatopulmonary syndrome：HPS）と肺高血圧症を発症する門脈肺高血圧症（porto-pulmonary hypertension：PPH）がある。HPS は息切れなど呼吸困難を訴え，チアノーゼ，太鼓ばち指を示すことが特徴である。また，くも状血管腫を合併する。コントラスト心エコーや肺血流シンチグラム（^{99m}Tc-MAA）で確定診断する。対症療法として酸素投与であるが，根本的な治療は肝移植である。肝移植により HPS の症状は改善が期待される。一方，PPH は，特徴的な症状や身体所見に乏しく，呼吸器症状や労作時息切れなどの症状出現時には高度の肺高血圧をきたしていることがある。よって定期的なドップラー心エコーを行い，疑診の場合には右心カテーテル検査で診断を確定させる。PPH は予後不良であり，中等度以上の肺高血圧がある場合には移植の適応から除外され，保存的治療が行われる。いずれの病態でも，進行性であり，時期を逸することなく適切な時期に肝移植を考慮すべきである。

3．肝内胆管拡張・肝内結石（図3）

もともとの本症の成因により障害をうけた肝内胆管にその後の局所的な胆汁うっ滞や胆管炎が影響を及ぼし，長期間を経て徐々に変形するという一説があるものの[11]，遠隔期の肝内胆管拡張のメカニズムは不明である。

肝内胆管が拡張していて，肝内結石が限局している場合には，PTBD（percutaneous transhepatic biliary drainage），肝切除などの外科的切除を考慮する。一方，これらの治療を考慮しながら経過観察する選択肢もある。いずれにしてもまずは，臨床経過とともに各種画像検査により治療方針が決定される。

肝内胆管拡張や肝内結石がびまん性に認める場合には，PTBD や外科的治療は限界である。このような場合，肝病態が悪化していくので，肝移植を考慮しつつ胆管炎を加療する。

4．Roux-en-Y 脚通過障害（図4）

エコーや CT による Roux-en-Y 脚の拡張像，肝胆道シンチ（^{99m}Tc-PMT）での Roux-en-Y 脚に核種の停

滞を認めた場合，胆管炎発症リスクが増加する。多くは，Roux-en-Y 脚の癒着によるもので，胆管炎発症時には胆管炎の治療を行う他，保存的治療として大建中湯を用いて通過障害が解消されることもある[14]。一方で，保存的治療に抵抗性の場合，癒着剥離術などの外科的治療選択肢があるが，その効果は不定であることもあり，慎重な対応が必要である。さらに治療抵抗性である場合には，腸石[15]や胆管炎予防のために Roux-en-Y 脚に作成した逆流防止弁によることもあるので，CT やダブルバルーン内視鏡での検索を行うべきである。

5．妊娠・出産に伴う続発症

本症の長期自己肝生存例が増加し，近年妊娠・出産例も多くみられるようになってきた[6]。妊娠・出産を契機に肝病態が急激に進行した報告もあり，注意が必要である。周産期，とくに third trimester には，胎児による腹腔内の圧迫や母胎のホルモンの変化により食道胃静脈瘤の悪化や破裂，胆管炎を認めることがあり，事前に肝病態を十分に把握しておく必要がある。このような状況を踏まえ，妊娠出産を希望する場合には，事前の肝病態の把握と続発症の危険性について十分理解してもらうべきである。もし，出産を希望される場合には，産科医と協力しながら，続発症が発生しないか十分な監視も必要である。また，場合によっては肝移植のバックアップが必要なことがある。

6．悪性腫瘍

本症術後の自己肝生存例のうち，胆汁うっ滞性肝硬変に伴う肝細胞癌，肝芽細胞腫，肝内胆管癌が散見されている[16,17]。また，悪性腫瘍は AFP や画像検索で発見できず，肝移植時の摘出肝の病理組織学検索で発見された症例も少なくない[16]。しかし，癌の早期発見と早期治療が重要であるため，エコーなどによる定期的な検査の他，腫瘍マーカーの精査も行うべきである。

Ⅲ．その他

肝病態や続発症の問題以外に精神的・心理的問題，経済的問題もある。病状によっては通常の就労ができないといった問題があり，経済的問題は長期にわたり影響が考えられる。経済的な問題の解決として，最近では，指定難病の制定により本症も指定され，一定の基準を満たす場合には，成人例でも公的助成が得られることになった。18歳（または20歳）までは，公的助成として，多くの患者で小児慢性特定疾患事業による助成や特別児童扶養手当が得られている。また，障害によっては身体障害者認定基準に基づき助成が得ら

れる場合もある。就労や就学においては，病状が不安定で将来の不安や続発症の治療による入退院の繰り返しなどにより就学あるいは就労が困難な場合や，心理的ストレスを抱える場合もある。これらの問題は主治医だけでは対応できず，精神科を含む関連診療科，心理士，ソーシャルワーカーなどと連携して包括的なサポート体制を構築する必要がある。

おわりに

本症術後の長期自己肝生存例が増加するにつれ，さまざまな問題が明らかになってきた。いずれにしても，まずは，定期的に肝病態を把握し，続発症に注意することが必要である。本症の長期自己肝生存例は，さまざまな問題を抱えている。以前は小児対象年齢を越えても小児科・小児外科中心の診療が行われていたが，疾患や病態によっては成人診療科での診療のほうが望ましい場合や進学，就職，転居など患者自身の環境の変化から従来の主治医にかかり続けられない事情などもでてきており，トランジションという概念が重要視されつつある。現在の多様な状況を踏まえ，関連診療科との連携を深め，多職種連携を念頭に置いた管理に心がけることが望ましい。

参考文献

1) 日本胆道閉鎖症研究会・胆道閉鎖症全国登録事務局編：胆道閉鎖症全国登録2015年集計結果．日小外会誌 **53**：319-325, 2017.

2) http://jbas.net/data/ba_guideline_v08.pdf

3) 日本胆道閉鎖症研究会・胆道閉鎖症全国登録事務局編：胆道閉鎖症全国登録2009年集計結果．日小外会誌 **47**：274-285, 2011.

4) 葛西森夫，沢口重徳，秋山洋，ほか：先天性胆道閉塞（鎖）症の新分類試案．日小外会誌 **12**：327-331, 1976.

5) Nio M, Sano N, Ishii T, et al.：Cholangitis as a late complication in long-term survivors after surgery for biliary atresia. J Pediatr Surg **39**：1797-1799, 2004.

6) 佐々木英之，田中拡，仁尾正記：特集 ビジュアル小児外科疾患のフォローアップ・プログラム—手術直後から遠隔期の問題点まで 胆道閉鎖症．小児外科 **46**：1124-1128, 2014.

7) 仁尾正記，石井智浩，佐々木英之，ほか：胆道閉鎖症術後門脈圧亢進に伴う小腸出血に関する検討．日小外会誌 **38**：275-280, 2002.

8) Eroglu Y, Emerick KM, Whitingon PF, et al.：Octreotide therapy for control of acute gastrointestinal bleeding in children. J Pediatr Gastroenterol Nutr **38**：41-47, 2004.

9) Ozsoylu S, Kocak N, Yuce A：Propranolol therapy for portal hypertension in children. J Pediatr **106**：317-321, 1985.

10) 佐々木英之，田中拡，仁尾正記：胆道閉鎖症術後遠隔期の諸問題．小児外科 **47**：282-284, 2015.

11) 仁尾正記，和田基，佐々木英之，ほか：胆道閉鎖症．日外会誌 **110**：195-198, 2009.

12) 是枝ちづ，佐藤正博，岡島愛，ほか：部分的脾臓動脈塞栓術（PSE）後の肝脾相関．日門食会誌 **4**：275-279, 1998.

13) 佐々木英之，田中拡，仁尾正記：胆汁性肝硬変・肝不全に至る場合は（どのような疾患に移植が必要となるか，その頻度・術後経過時間も含めて）．肝胆膵 **69**：29-35, 2014.

14) 田中拡，佐々木英之，仁尾正記：胆道閉鎖症術後の反復性胆管炎に対する大建中湯の応用．小児外科 **48**：681-684, 2016.

15) 清水裕史，伊勢一哉，山下方俊，ほか：葛西手術 double Roux-en-Y法により19年後に発症した腸石嵌頓の一例．日小外会誌 **45**：62-65, 2009.

16) 荒井勇樹，窪田正幸，小林隆，ほか：胆道閉鎖症の術後39年目に発生した肝細胞癌と肝内胆管癌の同時性重複癌の1例．日小外会誌 **52**：1303-1308, 2016.

17) 松井陽：胆道閉鎖症および先天性胆道拡張症．小児臨 **69**：743-748, 2017.

*　　*　　*

特集

胆道・膵疾患術後の晩期障害

慢性膵炎に対する Frey 手術後の再燃・発癌

江川　新一[1,2]・石田　晶玄[2]・元井　冬彦[2]・海野　倫明[2]

要約：慢性膵炎に対する Frey 手術（膵頭部芯抜きを伴う膵管空腸側々吻合術）は，主膵管径が5 mm 以上あるときに適応となり，手術侵襲も少なく疼痛除去効果に優れた術式である。Frey 手術後の再燃は，十分にドレナージされない膵管が残存することが理由で，アルコール性や特発性など成因の除去が困難な場合に起きる。膵尾部での再燃がもっとも多く，膵尾部切除を再手術時あるいは初回手術時に併施するのが治療あるいは再燃予防になる。Frey 手術によって炎症が沈静化することは残膵の膵癌発生予防に寄与するので，内科的治療で慢性膵炎がコントロールできない場合は，漫然と治療を継続せずすみやかに外科治療に移行すべきである。Frey 手術後は，膵内外分泌機能の補充により，膵性糖尿病，低栄養の発生を予防しながら，残膵病変の有無を定期的に長期間フォローアップすることが肝要である。

Key words：Chronic pancreatitis，Frey Procedure，Relapse，Cancer development

---

はじめに

慢性膵炎は膵臓の内部に不規則な線維化，細胞浸潤，実質の脱落，肉芽組織などの慢性変化が生じ，進行すると膵外分泌・内分泌機能の低下を伴う病態である[1~3]。アルコール性がもっとも多く，喫煙は病態の進行を早める[2]。繰り返す炎症により，膵実質が線維化し，膵内外分泌機能障害をきたし，仮性嚢胞，膵管狭窄とそれによる末梢膵管の拡張，十二指腸狭窄，血管合併症，低栄養，疼痛などを引き起こす。日本消化器病学会のガイドライン[2]では，内科的治療に抵抗性で膵管拡張があり，かつ膵頭部病変がある場合にFrey 手術（膵頭部芯抜きを伴う膵管空腸側々吻合術）[4~6]が外科的治療として推奨されている。

Frey 手術は主膵管径が5 mm あれば実施可能であり，膵頭部の芯抜きは原法のように膵後面の被膜を残

しながら切除する必要はなく，膵頭部の複雑な分枝膵管を空腸側に開放するために膵頭部主膵管前面の実質を舟形に切除するだけで疼痛改善と膵内分泌機能が維持され[7]，かつ術後の栄養状態も改善される[8]。本稿では，Frey 手術後の晩期障害に焦点をあて，長期管理の要点を述べる。

I．Frey 手術後の再燃

東北大学病院肝胆膵外科において 1992 年から 2008年までに Frey 手術を受けた 71 症例のなかで，観察期間中央値 46ヵ月の間に再燃して再手術を要した症例は8例あり，全例が男性で1例の特発性膵炎を除いてはアルコール性であった（表1）[6]。胆管炎を繰り返す1例で胆管十二指腸吻合が行われ，腫瘍マーカーが上昇し膵頭部の膵癌が否定できなかったために，膵頭十二指腸切除術を施行した1例を除くと，初回の Frey手術の 12~63ヵ月後に膵尾部に炎症の再燃をきたして，膵尾部切除が再手術として施行されている。

この原因として，アルコール性慢性膵炎の場合には断酒できなかったこととともに，膵尾部の主膵管が初回手術時に十分末梢まで開放できていなかったことが推測される。特発性の1例は全くアルコール摂取しないにもかかわらず脾門部の膿瘍として再燃し，膵尾部

Relapse or Development of Pancreatic Cancer After Frey Procedure for Chronic Pancreatitis

Shinichi Egawa et al

1）東北大学災害医療国際協力学分野（〒 980-8572 仙台市青葉区荒巻字青葉 468-1）

2）東北大学消化器外科学分野

表 1　Frey 手術後の再手術症例（東北大学病院肝胆膵外科（1992～2008 年））

年齢性別	成因	再手術の理由	初回手術からの時期(月)	全経過観察期間(月)	再手術の術式
47M	アルコール性	膵尾部再燃	24	121	DP
44M	アルコール性	仮性囊胞	24	121	囊胞空腸吻合
47M	アルコール性	胆管炎	20	100	胆管十二指腸吻合
46M	アルコール性	膵尾部再燃	63	67	DP
33M	アルコール性	膵尾部再燃	12	13	DP
48M	アルコール性	膵頭部癌疑い	40	41	膵頭十二指腸切除
33M	アルコール性	膵尾部再燃	12	38	DP
31M	特発性	膵尾部再燃	10	15	DP

DP：distal pancreatectomy

切除（distal pancreatectomy：DP）が必要であった．アルコール性や，特発性のように炎症の原因が持続し，かつ十分ドレナージされない膵管が残存していることが再燃の原因である．

膵尾部末梢は膵頭部と同様に，主膵管が細くなり，かつ分枝膵管の合流形態も複雑になるために，再燃の首座になりやすいと思われる．再手術で DP を行う場合は高度な炎症のため脾臓を温存することは困難であるが，初回手術時に主膵管が膵尾部末端まで十分に開放できない場合や，膵尾部の炎症が強く再燃が懸念されるような場合は，初回手術時に膵尾部を合併切除する術式（Frey + DP），あるいは脾臓温存膵尾部切除（Frey + Spleen Preserving DP：Frey + SPDP）を行うことも考慮すべきである．

再燃しないように，膵を全摘してしまうという考え方もある．慢性膵炎の難治性疼痛に対して，膵全摘と自家膵島移植（total pancreatectomy and islet autotransplantation：TP-IAT）[9]がミネソタ大学を中心とした一部の施設においてとくに小児の慢性膵炎に対して積極的に行われているのも事実である．既存の術式では十分に痛みが取れない（再燃かどうかは不明）というのがその理由となっている．しかし，米国では慢性膵炎に対する鎮痛として比較的簡単に麻薬系鎮痛剤が使用されており，成人でモルヒネ 100 mg 相当量，さらに患者の10%はその2倍の麻薬系鎮痛剤を使用されている．鎮痛効果が客観的に確認できないまま副作用が懸念される[10]．さらに麻薬系鎮痛剤による痛覚過敏が発生することで，疼痛がいつまでも消失しない可能性がある．良性疾患である慢性膵炎に麻薬系鎮痛剤を投与し，その結果 TP-IAP をするのではなく，早期の適切な外科手術による疼痛除去を目指すべきである．

小児あるいは遺伝性膵炎に対する Frey 手術の経験はまだまだ集積されるべきであるが，成人の SPINK1 遺伝子に N34S 変異をもつ遺伝性膵炎に対する Frey 手術[11]は疼痛を完全に除去し，術後 15 年以上経過した現

在，再燃も残膵の膵癌発生もなく元気に過ごしている．特発性慢性膵炎のそもそも不明な原因を除去することは困難であるが，示唆に富むのが Frey 手術後に再手術で DP を行った1例（表1）である．この男性は，再手術後，臨床症状は落ち着いていても CRP，白血球と腫瘍マーカー CA19-9 は高い状態が続いており，再手術後3年目に中肝静脈血栓症のために多発性肝膿瘍をきたした．それを契機に抗凝固剤の内服を開始したところ炎症が沈静化し，術後 10 年経過した現在，無症状で過ごしている．特発性慢性膵炎の原因が図らずも除去された可能性があり，慢性膵炎の再燃は多角的な見方をすべきである．

II．Frey 手術後の発癌

Frey 手術により疼痛が緩和されるだけではなく，膵の慢性炎症が改善する．そのことが残膵からの発癌を予防することに寄与している．Ueda ら[12]は，難治性膵疾患研究班事業の一環として，我が国の 22 施設から2年以上の長期経過観察が可能で，かつ初回診断時から2年以内の膵癌発生例を除く慢性膵炎 506 例（うち外科手術症例 147 例（29%））における膵癌発生について検討した．慢性膵炎診断時の年齢中央値は 55 歳，68%がアルコール性，男女比は 423：83（約5：1），観察期間中央値は 5.6 年であった．506 例中 19 例で初回診断時から2年以上経過後に膵癌が発生し，17 例で組織学的確定診断が得られ，2例は臨床経過と画像から膵癌と診断されている．我が国の標準膵癌発生率（standardized incidence ratio：SIR）と比較した相対危険度は 11.8 で，初回診断時から 25 年から 40 年に及ぶ観察期間終了時の累積膵癌発生率は 14.0%だったとしている．慢性膵炎と膵癌の鑑別診断は必ずしも容易ではないことから，5年以上の長期経過観察が可能だった 289 例に絞ると，13 例（4.5%）の膵癌発生が観察され，25 年時点での累積膵癌発生率は 12.2%に達す

るとしている。内科的治療のみの352例からは18例
（5.1％）の膵癌が発生したのに対して，外科治療を受
けた147例のうち膵癌を発生したのはFrey手術後の
1例（0.7％）のみで，有意に外科手術例における膵癌
発生が少なかった（ハザード比0.11，$P=0.03$）。147例
の外科治療例のうち，Frey手術は53例（36％）でもっ
とも多く，次いで膵頭十二指腸切除術が38例（28％），
DPが28例（19％），膵管空腸側々吻合術のみを行う
Partington手術が18例（12％）で，上位4術式で95％
を占める。Frey手術は膵管ドレナージが主眼であり，
実質の切除は必ずしも多くないことから，Frey手術
とPartington手術を合わせた48％の残膵容量は術前
とほとんど変わらない。また，膵頭十二指腸切除や
DP後の残膵からも膵癌発生は少なかったと言うこと
ができる。さらに興味深いことに，アルコール摂取を
継続した192例と，断酒した183例を比較し，アルコー
ル継続による膵癌発生のリスクが有意に高い（ハザー
ド比5.07，$P=0.03$）ことを示している。他の因子で膵
癌発生と関連するものがなかったことから，断酒でき
ない慢性膵炎に対して保存的治療を長く続けるべきで
はない。

Lowenfelsら[13]は慢性膵炎が膵癌のリスク因子であ
ることをはじめて大規模な疫学調査で明らかにした。
欧米の6ヵ国で2,015例を集積し，初回診断時の年齢中
央値は46歳，観察期間平均値は7.4年という集団にお
いて，SIRは26.3だったとしている。最低2年，ある
いは最低5年経過観察できた症例におけるSIRは16.5
と14.4と低下しており，かつ10年後，20年後の累積
膵癌発生率はそれぞれ1.8％，4.0％なので，我が国の
大規模調査成績との整合性は高い。ところが，同じ研
究グループがこの集団における累積全生存率を10年
で70％，20年で40％と報告している。慢性膵炎によっ
てquality of lifeが大きく損なわれることが死因であ
り，かつ外科治療例と非外科治療例の間には生存率に
差がなかったとしている[14]。1987年にFrey術式が開
発され[5]，さらに低侵襲な術式に変遷し[6]，膵酵素補充
と糖尿病管理の進歩したことにより，慢性膵炎術後の
長期予後は劇的に改善した。だからこそ，残膵からの
膵癌発生を念頭においた長期的かつ，定期的なフォ
ローアップは重要である。Kudoら[15]は内科的に治療
された218例の慢性膵炎患者のうち，9例（4％）で膵
癌が発生し，膵癌と診断されるまでは平均9.6年だっ
たが，いずれも診断時には進行癌として発見されてい
るため，定期的な長期の観察を要するとしている。

Ⅲ．長期管理の要点

慢性膵炎に対するFrey手術，Frey＋DP（あるいは
SPDP）は周術期の成績も良好で，疼痛除去効果も高
い。Frey術後に継続的に鎮痛剤の投与を必要とする
ことはまずない。慢性膵炎による膵内外分泌機能障害
もFrey手術をすることで，悪化の予防が可能であ
る[7,8]。術後に限らず，慢性膵炎の長期管理には膵内外
分泌機能の補充が必須である。当科でFrey手術を施
行し1年以上の経過観察が可能であった57例の栄養評
価からは，コリンエステラーゼなどのrapid turnover
proteinがアルブミンとよく相関し，かつ早期に異常
を把握するのに有用であった[16]。Frey手術だけで栄
養状態が改善するとはいいがたく，膵酵素の補充を十
分に行ったうえで膵性糖尿病の評価を行うべきであ
り，潜在的な膵性糖尿病による低栄養，および低栄養
による糖尿病の潜在化を見逃してはならない。膵酵素
剤の服薬状況や食事摂取状況，飲酒状況などを確認し
ながら，定期的に腫瘍マーカー，CTなどにより，再
燃と膵癌発生の有無を評価し，可及的長期にフォロー
アップすべきである。

飲酒は慢性膵炎増悪因子だけではなく，他疾患の合
併および依存症としての問題もあるため，断酒をすす
める。Frey手術後に飲酒を継続している場合にはと
くに膵尾部の再燃が起きやすいことを十分に説明すべ
きである。アルコール依存状態にある患者に麻薬系の
鎮痛剤を投与することは，うつ状態，麻薬依存，麻薬
による痛覚過敏を増悪させる[10]ため行うべきではない。

喫煙は独立した膵癌および，慢性膵炎の増悪因子で
あり[2,3,13]，禁煙をすすめる。禁煙には心血管疾患および
他の喫煙関連癌を予防する利得もあることを説明する[2]。

おわりに

慢性膵炎の最大の成因はアルコールであり，生活習
慣病そのものである。また，遺伝性・特発性の場合も
膵に炎症を起こす機序は長年続くと考えるべきであ
る。したがって，Frey手術は短期的にも長期的にも非
常に効果的ではあるが，治療全体の一環をなすにすぎ
ない。慢性膵炎およびFrey手術の長期成績を劇的に
改善させているのは，膵内外分泌機能の補充である。
患者の生活全般とむかいあい，生活・食事指導を含め
た長いつきあいをすることが大切である。

参 考 文 献

1) 日本膵臓学会編：慢性膵炎臨床診断基準 2009. 膵臓 **24**：645-646, 2009.

2) 日本消化器病学会：慢性膵炎診療ガイドライン 2015（改訂第 2 版）. 下瀬川徹編集, 南江堂, 2015.

3) Hoffmeister A, Mayerle J, Beglinger C, et al.：English language version of the S3-consensus guidelines on chronic pancreatitis：Definition, aetiology, diagnostic examinations, medical, endoscopic and surgical management of chronic pancreatitis. Z Gastroenterol **53**：1447-1495, 2015.

4) Schnelldorfer T, Adams DB：Surgical treatment of alcohol-associated chronic pancreatitis：the challenges and pitfalls. Am Surg **74**：503-507, 2008.

5) Frey CF, Smith J：Description and rationale of a new operation for chronic pancreatitis. Pancreas **2**：701-707, 1987.

6) Egawa S, Motoi F, Sakata N, et al.：Assessment of Frey procedures：Japanese experience. J Hepatobiliary Pancreat Sci **17**：745-751, 2010.

7) Sakata N, Egawa S, Motoi F, et al.：How much of the pancreatic head should we resect in Frey's procedure? Surg Today **39**：120-127, 2009.

8) Sato H, Ishida M, Motoi F, et al.：Frey's procedure for chronic pancreatitis improves the nutritional status of these patients. Surg Today **48**：80-86, 2018.

9) Rafael E, Tibell A, Rydén M, et al.：Intramuscular autotransplantation of pancreatic islets in a 7-year-old child：a 2-year follow-up. Am J Transplant **8**：458-462, 2008.

10) Nusrat S, Yadav D, Bielefeldt K：Pain and opioid use in chronic pancreatitis. Pancreas **41**：264-270, 2012.

11) Masamune A, Mizutamari H, Kume K, et al.：Hereditary pancreatitis as the premalignant disease：a Japanese case of pancreatic cancer involving the SPINK1 gene mutation N34S. Pancreas **28**：305-310, 2004.

12) Ueda J, Tanaka M, Otsuka T, et al.：Surgery for chronic pancreatitis decreases the risk for pancreatic cancer. a multicenter retrospective analysis. Surgery **153**：357-364, 2013.

13) Lowenfels AB, Maisonneuve P, Cavallini G, et al.：Pancreatitis and the risk of pancreatic cancer. International Pancreatitis Study Group. N Engl J Med **328**：1433-1437, 1993.

14) Lowenfels AB, Maisonneuve P, Cavallini G, et al.：Prognosis of chronic pancreatitis：an international multicenter study. International Pancreatitis Study Group. Am J Gastroenterol **89**：1467-1471, 1994.

15) Kudo Y, Kamisawa T, Anjiki H, et al.：Incidence of and risk factors for developing pancreatic cancer in patients with chronic pancreatitis. Hepatogastroenterology **58**：609-611, 2011.

16) 江川新一, 佐々木宏之, 高舘達之, ほか：慢性膵炎の Frey 術後の栄養状態の変化. 胆と膵 **37**：185-189, 2016.

* * *

なるほど統計学と おどろき Excel® 統計処理

改訂第7版

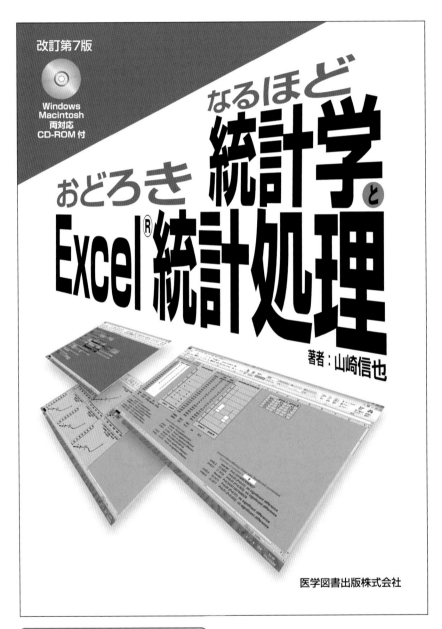

著者：山崎信也

Excel®統計処理用CD-ROM（ystat2013）付属
以下25種の統計処理法プログラム済み

1. 対応があるt検定（Paired t-test）
2. ウイルコクソン順位和検定
   （Wilcoxon t-test）
3. 対応がないt検定
   （Unpaired t-test）
4. マンホイットニー順位和検定
   （Mann-Whitney U-test）
5. 対応がある分散分析
   （Repeated measures ANOVA）
6. フリードマン順位検定
   （Friedman's $\chi 2r$-test）
7. 対応がない分散分析
   （Non-repeated measures ANOVA）
8. クリスカルウオーリス順位検定
   （Kruskal Wallis H-test）
9. ボンフェローニ検定
   （Bonferroni Correction）
10. ダネット検定（Dunnett's test）
11. SNK検定
    （SNK：Student-Newman-Keuls test）
12. ボンフェローニ補正ウイルコクソン検定
    （Wilcoxon t-test with Bonferroni correction）
13. ボンフェローニ補正マンホイットニー検定
    （Mann-Whitney U-test with Bonferroni correction）
14. カイ二乗検定（Chi-square test）
15. 2×2 カイ二乗検定
    （2×2 Chi-square test）
16. イエーツ補正2×2 カイ二乗検定
    （Yates 2×2 Chi-square test）
17. フィッシャー直接確率試験
    （Fisher exact probability）
18. m×n カイ二乗検定（m×n Chi-square test）
19. イエーツ補正m×n カイ二乗検定
    （Yates m×n Chi-square test）
20. F検定（F-test）
21. ヒストグラム（Histogram）
22. 直線回帰（Linear regression）
23. 非直線回帰（Non-linear regression）
24. 相関（Correlation）
25. スペアマン順位相関（Spearman's correlation）

定価　（本体4,500円＋税）

医学図書出版株式会社

〒113-0033　東京都文京区本郷 2-29-8（大田ビル）
TEL：03-3811-8210　FAX：03-3811-8236
URL：http://www.igakutosho.co.jp
E-mail：info@igakutosho.co.jp
郵便振替口座　00130-6-132204

2013.03

編集後記

　術後早期の合併症は40～70％発生することが知られており，これに対しては外科医の関心も高く，様々な防止策や対応策が発表されてきた。一方で，晩期障害に関する正確な発生率に関するデータは長期生存例が少なかったこともあり明確ではなかった。近年の外科手術手技や周術期化学療法の進歩により，胆膵領域疾患の術後長期生存例が増加するにつれ，術後5年～20年経過した遠隔期に手術に起因する障害をきたす症例が増えつつある。遠隔期の合併症の中には頻度は高くないもののQOLを著しく悪化させるものがあるため外科医は熟知している必要がある。また，そのような合併症はえてして外科医だけでは対処できないことが多く，放射線科医や消化器内科医の力を結集する必要がある。適切なリカバリー法を知らなければ折角長期生存した患者を失うことにもなりかねない。リカバリーショットを実行できそうもなければ実行できる病院に紹介する。これが鉄則である。

　小生は今までの外科医人生30年間に人並に術後合併症を経験してきたつもりだが，いまでも未経験の合併症に遭遇することがある。一例をあげると，20年以上前に膵頭十二指腸切除術と術中照射を受けた患者さんに門脈本幹狭窄が生じ，挙上空腸と肝門部門脈のあいだに側副血行が発達し挙上空腸静脈瘤からの出血をきたした症例を経験した。瘤が大きいため硬化療法は施行できず，外科治療を選択した。挙上空腸と門脈臍部間に内頸静脈を用いたRex shuntをおいた。側副血行を可及的に郭清しなければ再建静脈に十分な血流が流れず非常に神経をつかう手術であった。幸い無事退院していただくことができたが，多くの先輩方に助言を賜った。先達の教えは何年たっても重要であるとしみじみ感じた次第である。

　今回は小児外科で扱う疾患についても取り上げた。すなわち小児期に手術を受けて20～40年経過して成人として肝胆膵内科・外科を受診する患者が徐々に増加している。患者が20歳前後で成人になり進学，就職によって郷里を離れて小児外科のフォローアップが途切れることも大きな問題の一つである。患者が5歳のときに手術をしたとすると25年経過して30歳時に晩期の胆道合併症で受診しても執刀医は定年ですでに引退しており手術記事も廃棄されていることも稀ではない。当時，良かれと思って行った処置が長期観察すると患者を苦しめていると判明することもある。今後，小児外科～成人外科の枠組みや世代を越えた長い期間のフォローアップと症例集積が必須であろう。

　今回の特集では胆道・膵疾患術後の晩期障害について，比較的遭遇することが多いものから少ないものまで多岐にわたって執筆していただいた。長年医局に蓄積された経験に基づく貴重な論文ばかりである。合併症の発生頻度が減りつつある昨今，起こってしまったときの対応法は知らないと何もできない。本特集号を持っているか持っていないかで対処法に大きな差が生じるのではないだろうか。

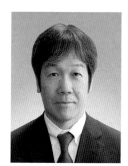

遠藤　格

● 広告掲載主一覧（五十音順）

アステラス製薬㈱……………中付	第一三共㈱／アストラゼネカ㈱…中付	ノバルティス ファーマ㈱………中付
ゼオンメディカル㈱…………目次下	大鵬薬品工業㈱………………表2	

編集委員長	田中　雅夫	
編集委員	乾　和郎・宮崎　勝・福嶋　敬宜・村上　康二・伊佐山浩通・糸井　隆夫・古瀬　純司	
	山口　武人・高折　恭一・伊藤　鉄英・遠藤　格・神澤　輝実・杉山　政則・海野　倫明	
	山上　裕機・清水　京子	
編集顧問	中村　耕三・細田　四郎・竹内　正・斎藤　洋一・鈴木　範美・中澤　三郎・藤田　力也	
	川原田嘉文・高崎　健・税所　宏光・大井　至・野田　愛司・渡辺伸一郎・有山　襄	
	跡見　裕・武田　和憲・安田　秀喜・高田　忠敬・竜　崇正・安藤　久實・白鳥　敬子	
	渡邊　五朗・天野　穂高	

胆と膵　Ⓒ2018

平成30年5月　Vol. 39／No. 5
（毎月1回15日発行）

定価（本体2,900円＋税）
臨時増刊特大号　定価（本体5,000円＋税）
年間購読料（本体39,800円＋税）
（年間13冊分）
ISBN 978-4-86517-270-6 C3047

発　行　日　平成30年5月15日
編集責任者　田中雅夫
発　行　者　鈴木文治
発　行　所　〒113-0033 東京都文京区本郷2-29-8　大田ビル
医学図書出版株式会社
電話（03）3811-8210（代）　FAX（03）3811-8236
E-mail : tantosui@igakutosho.co.jp
振替口座　00130-6-132204

・広告掲載のお申込みについては，出入りの代理店にお申付け下さい。
・Published by IGAKU TOSHO SHUPPAN Co. Ltd. 2-29-8 Ohta Bldg. Hongo Bunkyo-ku, Tokyo Ⓒ 2018, Printed in Japan.
・本誌に掲載された著作物の複写・転載およびデータベースへの取り込みおよび送信に関する許諾権は医学図書出版株式会社が保有しています。
・JCOPY〈（社）出版者著作権管理機構 委託出版物〉
・本誌の無断複写は著作権法上での例外を除き禁じられています。複写される場合は，その都度事前に（社）出版者著作権管理機構（電話03-3513-6969，e-mail : info@jcopy.or.jp）の許諾を得てください。

胆と膵

次号予告
Vol.39 No.6
（2018年6月15日発売予定）

特集 胆膵疾患と性差医学
（企画：神澤　輝実）

胆膵疾患と性差医学	白鳥　敬子
性差による臨床像の差違	
原発性胆汁性胆管炎（PBC）	橋本　悦子
先天性胆道拡張症，膵・胆管合流異常	神澤　輝実
粘液産生胆管腫瘍	窪田　敬一
胆石症	正田　純一
胆嚢癌	若井　俊文
慢性膵炎	阪上　順一
自己免疫性膵炎	清水　京子
膵粘液性嚢胞腫瘍（MCN）	杉山　政則
膵漿液性嚢胞腫瘍（SCN）	木村　理
Solid pseudopapillary neoplasm（SPN）	花田　敬士
妊娠・出産と胆膵疾患	大塚　英郎
アルコールと女性	正宗　淳
化学療法の有効性と副作用と性差	古瀬　純司
女性における放射線療法の留意点	唐澤　克之

◆ 今後の特集予定 ◆

Vol.39 No.7　　RO 切除を目指した胆管癌の術前・術中・術後における診断・治療の工夫
　　　　　　　（企画：宮崎　勝）

Vol.39 No.8　　胆管内乳頭状腫瘍（IPNB）の病態と診療の現状」（企画：乾　和郎）

胆と膵
バックナンバーのご案内

バックナンバーを御希望の際は，最寄りの医書店もしくは弊社営業部へご注文下さい。

●お申し込み

医学図書出版株式会社

〒113-0033

東京都文京区本郷 2-29-8　大田ビル

TEL：03-3811-8210

E-mail：info@igakutosho.co.jp（営業部）

URL：http://www.igakutosho.co.jp/

※掲載以前のものをお探しの場合は直接お問い合わせ下さい。

Vol.39 No.4　2018 年 4 月号

**特集：Precision medicine をめざした
　　　胆道・膵悪性腫瘍ゲノム医療の最前線**

企画：山口　武人

膵・胆道悪性腫瘍の分子診断から治療への動向
　　　　　　　　　　　　　　　　　　永瀬　浩喜

胆道癌のゲノム・遺伝子異常
　　　　　　　　　　　　　　　　　　柴田　龍弘

次世代シークエンサーを用いたがん関連遺伝子解析の課題
　　　　　　　　　　　　　　　　　　横井　左奈

膵癌・胆嚢癌におけるリキッドバイオプシーを用いた
　　がん遺伝子解析
　　　　　　　　　　　　　　　　西尾　和人ほか

血中マイクロ RNA 測定による膵癌・胆道癌の早期診断
　　　　　　　　　　　　　　　松﨑潤太郎ほか

EUS-FNA 検体を用いた膵癌ゲノム解析の現状と課題
　　　　　　　　　　　　　　　　須藤研太郎

ヒト膵癌オルガノイド培養を用いた薬剤感受性評価の展望
　　　　　　　　　　　　　　　　上野　康晴ほか

がん遺伝子パネル検査におけるクリニカルシーケンス
　　カンファレンスの役割―膵癌における免疫チェックポイント
　　阻害剤の可能性―
　　　　　　　　　　　　　　　　金井　雅史ほか

膵癌・胆道癌に対するクリニカルシーケンス
　　―SCRUM-Japan の取り組み―
　　　　　　　　　　　　　　　　大場　彬博ほか

網羅的がん遺伝子検査を用いた胆道・膵癌個別化医療の実践
　　　　　　　　　　　　　　　　林　秀幸

膵癌・胆道癌のリスク因子：環境要因と遺伝要因
　　　　　　　　　　　　　　　　岩崎　基

●症例
診断に難渋し EUS-FNA を施行した膵リンパ上皮嚢胞の 1 例
　　　　　　　　　　　　　　　　増田　智成ほか

●症例
術前 DIC-CT および術中胆道造影により副交通胆管枝を確認し
　安全に腹腔鏡下胆嚢摘出術を施行した胆嚢結石症の 1 例
　　　　　　　　　　　　　　　　荒井　啓輔ほか

●症例
主膵管全体に進展する intraductal papillary mucinous
　neoplasm に対し膵全摘術を施行した 1 例
　　　　　　　　　　　　　　　　鈴木　優美ほか

●症例
膵管不完全癒合の腹側膵管尾側端に発生した
　intraductal papillary-mucinous carcinoma（IPMC）の 1 例
　　　　　　　　　　　　　　　　佐藤　辰宣ほか

Vol.39 No.3　2018 年 3 月号

特集：胆嚢癌―術前診断に応じた治療を再考する―

企画：海野　倫明

はじめに―術前診断に応じた胆嚢癌治療―
　　　　　　　　　　　　　　　　海野　倫明ほか

胆嚢癌の疫学
　　　　　　　　　　　　　　　　松山　隆生ほか

胆嚢癌のリスクファクター
　　　　　　　　　　　　　　　　神澤　輝実ほか

胆嚢癌の病理形態学的特徴と画像診断
　　　　　　　　　　　　　　　　清野　浩子ほか

胆嚢癌の鑑別診断と深達度診断―超音波検査―
　　　　　　　　　　　　　　　　岡庭　信司ほか

胆嚢癌の鑑別診断と進展度診断―超音波内視鏡―
　　　　　　　　　　　　　　　　菅野　敦ほか

胆嚢癌の鑑別診断と進展度診断―CT―
　　　　　　　　　　　　　　　　松原　崇史ほか

MRI による胆嚢癌の鑑別診断と進展度診断
　　　　　　　　　　　　　　　　浦川　博史ほか

胆嚢癌の鑑別診断と深達度診断―PET 診断―
　　　　　　　　　　　　　　　　岩渕　雄ほか

胆嚢癌の術前診断に応じた治療方針―T1 胆嚢癌―
　　　　　　　　　　　　　　　　石原　慎ほか

胆嚢癌の術前診断に応じた治療方針―T2 胆嚢癌―
　　　　　　　　　　　　　　　　坂田　純ほか

胆嚢癌の術前診断に応じた治療方針―T3 胆嚢癌―
　　　　　　　　　　　　　　　　千田　嘉毅ほか

胆嚢癌の術前診断に応じた治療方針―T4 胆嚢癌―
　　　　　　　　　　　　　　　　土川　貴裕ほか

治療開始前にリンパ節転移陽性と診断した
　胆嚢癌に対する治療戦略
　　　　　　　　　　　　　　　　小林　省吾ほか

切除後に判明した偶発胆嚢癌
　　　　　　　　　　　　　　　　味木　徹夫ほか

胆嚢癌の術前診断に応じた治療方針
　　―コンバージョン切除―
　　　　　　　　　　　　　　　　久保木　知ほか

切除不能胆嚢癌に対する全身化学療法
　　　　　　　　　　　　　　　　小林　智ほか

Vol.39 No.2　2018年2月号

●連載
ちょっと気になる胆・膵画像—ティーチングファイルから—
第38回　膵神経内分泌腫瘍の診断
　—ソマトスタチン受容体シンチグラフィー，
　他モダリティーを用いた画像診断—
　　　　　　　　　　　　　　　　　　　　小山奈緒美ほか

特集：オートファジー〜胆膵疾患とのかかわりについて〜
　　　　　　　　　　　　　　　　　　企画：清水　京子
オートファジーと疾患とのかかわり
　　　　　　　　　　　　　　　　　　　　高橋　俊作ほか
オートファジーの制御機構と活性測定法
　　　　　　　　　　　　　　　　　　　　千野　遥ほか
選択的オートファジーとKeap1-Nrf2系の関連
　　　　　　　　　　　　　　　　　　　　濱田　晋ほか
発がん機構におけるオートファジーのかかわり
　　　　　　　　　　　　　　　　　　　　清水　重臣
急性膵炎におけるオートファジーとエンドサイトーシス
　　　　　　　　　　　　　　　　　　　　眞嶋　浩聡ほか
膵炎とオートファジー-リソソーム系
　　　　　　　　　　　　　　　　　　　　大村谷昌樹ほか
膵癌進展と膵星細胞のオートファジー
　　　　　　　　　　　　　　　　　　　　仲田　興平ほか
膵癌治療におけるオートファジー制御の意義
　　　　　　　　　　　　　　　　　　　　橋本　大輔ほか
胆道疾患におけるオートファジーの関与
　　　　　　　　　　　　　　　　　　　　佐々木素子
オートファジーと糖尿病
　　　　　　　　　　　　　　　　　　　　福中　彩子ほか

●研究
電気伝導方式ESWL機材を併用した内視鏡的膵石治療
　　　　　　　　　　　　　　　　　　　　佐貫　毅ほか

Vol.39 No.1　2018年1月号

●新春特別企画
—平成30年—　胆・膵領域はこう展開する
　　　　　　　　　　　　　　　　　　胆と膵編集委員会編
●連載
ちょっと気になる胆・膵画像—ティーチングファイルから—
第37回　胆管狭窄を合併したセロトニン陽性膵神経内分泌腫瘍
　の1例
　　　　　　　　　　　　　　　　　　　　松浦　智徳ほか

特集：これだけは知っておきたい膵外傷のマネージメント
　　　　　　　　　　　　　　　　　　企画：杉山　政則
膵外傷の機序と病態
　　　　　　　　　　　　　　　　　　　　加地　正人ほか
膵外傷の診療体系
　　　　　　　　　　　　　　　　　　　　船曳　知弘
膵損傷のCT診断
　　　　　　　　　　　　　　　　　　　　池田　慎平ほか
膵外傷のMRI/MRCP診断
　　　　　　　　　　　　　　　　　　　　小澤　瑞生ほか
膵外傷のERCP診断
　　　　　　　　　　　　　　　　　　　　栗栖　茂
膵外傷のEUS診断
　　　　　　　　　　　　　　　　　　　　杉山　政則ほか
膵外傷の治療体系
　　　　　　　　　　　　　　　　　　　　若狭　悠介ほか
膵外傷に対する膵縫合，ドレナージ術
　　　　　　　　　　　　　　　　　　　　安藤　恭久ほか
膵外傷に対する膵分節切除再建手術
　—Letton-Wilson法，Bracey法
　　　　　　　　　　　　　　　　　　　　村上　壮一ほか
膵外傷に対する膵切除術
　　　　　　　　　　　　　　　　　　　　小林慎二郎ほか
膵外傷に対する内視鏡治療
　　　　　　　　　　　　　　　　　　　　松波　幸寿ほか
膵損傷に対するIVR
　　　　　　　　　　　　　　　　　　　　三浦　剛史ほか
ダメージコントロールサージェリー
　　　　　　　　　　　　　　　　　　　　久志本成樹ほか

●話題
胆膵疾患の内視鏡治療—歴史編—
　　　　　　　　　　　　　　　　　　　　藤田　力也
胆膵疾患の内視鏡治療—現状と将来—
　　　　　　　　　　　　　　　　　　　　河本　博文

Vol.38 No.12　2017年12月号

特集：膵神経内分泌腫瘍診療の最前線
　　　　　　　　　　　　　　　　　　企画：伊藤　鉄英
膵神経内分泌腫瘍の新たな病理組織分類　WHO 2017
　　　　　　　　　　　　　　　　　　　　笹野　公伸ほか
膵神経内分泌腫瘍（PanNEN）における予後・治療効果予測
　—TNM分類を含めて—
　　　　　　　　　　　　　　　　　　　　長村　義之
コラム①：膵神経内分泌腫瘍の全ゲノム解析
　　　　　　　　　　　　　　　　　　　　河邉　顕
新規がん抑制遺伝子PHLDA3は膵神経内分泌腫瘍攻略における
　もっとも重要な分子の一つである
　　　　　　　　　　　　　　　　　　　　友杉　充宏ほか
膵神経内分泌腫瘍と遺伝性疾患
　　　　　　　　　　　　　　　　　　　　櫻井　晃洋
機能性膵神経内分泌腫瘍の存在診断・局在診断
　　　　　　　　　　　　　　　　　　　　植田圭二郎ほか
膵神経内分泌腫瘍に対する^{111}Inペンテトレオチドを用いた
　ソマトスタチン受容体シンチグラフィー（SRS）の有用性と
　今後の展開
　　　　　　　　　　　　　　　　　　　　小林　規俊ほか
膵神経内分泌腫瘍に対する^{68}Ga DOTATOCの有用性と
　今後の展開
　　　　　　　　　　　　　　　　　　　　中本　隆介ほか
膵神経内分泌腫瘍に対する外科治療
　　　　　　　　　　　　　　　　　　　　中島　陽平ほか
進行性膵神経内分泌腫瘍に対するランレオチドの有用性
　　　　　　　　　　　　　　　　　　　　伊藤　鉄英ほか
切除不能高分化型膵神経内分泌腫瘍（NET G1/G2/G3）
　に対する薬物療法—新しいWHO分類2017をふまえて—
　　　　　　　　　　　　　　　　　　　　森実　千種ほか
切除不能低分化型膵神経内分泌癌（panNEC-G3）の
　特徴と薬物療法
　　　　　　　　　　　　　　　　　　　　栗田　裕介ほか
膵神経内分泌腫瘍に対するPeptide Receptor Radionuclide
　Therapy（PRRT）
　　　　　　　　　　　　　　　　　　　　絹谷　清剛
コラム②：膵神経内分泌腫瘍と国際神経内分泌腫瘍連盟
　（International Neuroendocrine Cancer Alliance：INCA）
　　　　　　　　　　　　　　　　　　　　眞嶋　喜幸
コラム③：Global ReGISTry NETworkの構築と今後の展望
　　　　　　　　　　　　　　　　　　　　阪峯　基広

●連載
その「世界」の描き方＜第11回＞
　早期の癌に挑む—髙木　國夫先生—
　　　　　　　　　　　　　　　　　　　　福嶋　敬宜
●症例
残胃血流評価として術中ICG蛍光造影が有用であった
　幽門側胃切除術後膵体尾部切除の1例
　　　　　　　　　　　　　　　　　　　　市川　洋平ほか

Vol.38 No.11　2017年11月号

特集：局所進行膵癌の治療限界に挑む
　　　　　　　　　　　　　　　　　　企画：山上　裕機
序文
　　　　　　　　　　　　　　　　　　　　山上　裕機
膵癌取扱い規約第7版における切除可能性分類
　　　　　　　　　　　　　　　　　　　　加藤　弘幸ほか
局所進行切除不能膵癌のconversion surgeryへのタイミング
　　　　　　　　　　　　　　　　　　　　里井　壮平ほか
局所進行膵癌の術前治療後の画像診断
　　　　　　　　　　　　　　　　　　　　小川　浩ほか
局所進行膵癌に対する術前化学療法の組織学的効果判定
　　　　　　　　　　　　　　　　　　　　全　陽
局所進行膵癌に対する門脈合併切除
　　　　　　　　　　　　　　　　　　　　祐川　健太ほか
局所進行膵癌に対するmesenteric approach
　　　　　　　　　　　　　　　　　　　　廣野　誠子ほか
局所進行膵癌に対する肝動脈合併膵切除の治療成績
　　　　　　　　　　　　　　　　　　　　天野　良亮ほか
局所進行膵体部癌に対する腹腔動脈合併尾側膵切除の治療成績
　　　　　　　　　　　　　　　　　　　　中村　透ほか
腹腔動脈合併膵体尾部切除術の合併症対策
　　　　　　　　　　　　　　　　　　　　岡田　健一ほか
局所進行切除不能膵癌に対する化学療法
　　　　　　　　　　　　　　　　　　　　古瀬　純司
局所進行切除不能膵癌に対する化学放射線療法
　　　　　　　　　　　　　　　　　　　　井岡　達也ほか
局所進行切除不能膵癌に対する強度変調放射線療法（IMRT）を
　用いた化学放射線治療
　　　　　　　　　　　　　　　　　　　　後藤　容子ほか
局所進行膵癌に対する重粒子線治療
　　　　　　　　　　　　　　　　　　　　山田　滋ほか
局所進行切除不能膵癌に対するナノナイフ治療
　　　　　　　　　　　　　　　　　　　　森安　史典ほか

●症例
超音波内視鏡により乳頭括約筋機能障害が疑われた
　胆嚢摘出後症候群の1例
　　　　　　　　　　　　　　　　　　　　福岡　英志ほか
●症例
膵頭十二指腸切除後の難治性腹腔内出血に対する
　一期的膵吻合再建の経験
　　　　　　　　　　　　　　　　　　　　梁　英樹ほか

Vol.38 臨時増刊特大号　2017年10月号増刊

特集：胆膵 EUS を極める
―私ならこうする（There is always a better way）―
　　　　　　　　　　　　　　　　　　　企画：糸井　隆夫
序文：胆膵 EUS を極める―There is always a better way―
　　　　　　　　　　　　　　　　　　　　　　糸井　隆夫
診　断
ラジアル型 EUS 標準描出法
　　　　　　　　　　　　　　　　　　　　萬代晃一朗ほか
コンベックス走査型 EUS による標準描出法
　　　　　　　　　　　　　　　　　　　　　佐藤　　愛ほか
超音波内視鏡の進歩　直視コンベックス型 EUS 標準描出法
　　　　　　　　　　　　　　　　　　　　　岩井　知久ほか
造影 EUS
　　　　　　　　　　　　　　　　　　　　　今津　博雄ほか
EUS エラストグラフィ
　　　　　　　　　　　　　　　　　　　　大野栄三郎ほか
胆膵疾患に対する EUS-FNA―われわれはこうしている―
　　　　　　　　　　　　　　　　　　　　　石田　祐介ほか
EUS-FNA 私はこうする
　　　　　　　　　　　　　　　　　　　　　花田　敬士ほか
EUS-FNA―私はこうする―
　　　　　　　　　　　　　　　　　　　　　蘆田　玲子ほか
EUS-FNA―私はこうする―
　　　　　　　　　　　　　　　　　　　　　良沢　昭銘ほか
EUS-FNA―私はこうする―
　　　　　　　　　　　　　　　　　　　　　菅野　　敦ほか
EUS-FNA―パターン別　穿刺困難例を克服―
　　　　　　　　　　　　　　　　　　　　　佐藤　高光ほか
EUS-FNA 私ならこうする
　　―確実で臨床に即した組織細胞診をめざして―
　　　　　　　　　　　　　　　　　　　　　深見　悟生ほか
治　療
膵炎に伴う膵および膵周囲液体貯留に対するドレナージ術
　　（含　ネクロセクトミー）―私はこうする―
　　　　　　　　　　　　　　　　　　　　　入澤　篤志ほか
膵周囲液体貯留（PFC）ドレナージ（含むネクロセクトミー）
　　―私はこうする―
　　　　　　　　　　　　　　　　　　　　　金　　俊文ほか

膵周囲液体貯留（PFC）ドレナージ（含ネクロセクトミー）
　　―私ならこうする―
　　　　　　　　　　　　　　　　　　　　向井俊太郎ほか
術後再建腸管症例に対する肝内胆管ドレナージ術 (HGS, HJS)
　　―私はこうする―
　　　　　　　　　　　　　　　　　　　　　塩見　英之ほか
肝内胆管ドレナージ（HGS，HJS）―私はこうする―
　　　　　　　　　　　　　　　　　　　　伊佐山浩通ほか
肝内胆管ドレナージ（HGS，HJS）―私はこうする―
　　　　　　　　　　　　　　　　　　　　　小倉　　健ほか
EUS ガイド下肝外胆管ドレナージ（EUS-guided
　　choledochoduodenostomy：EUS?CDS）―私はこうする―
　　　　　　　　　　　　　　　　　　　　　原　　和生ほか
遠位胆管狭窄に対する EUS-CDS―われわれはこうする―
　　　　　　　　　　　　　　　　　　　　　伊藤　　啓ほか
EUS ガイド下順行性ステンティング
　　　　　　　　　　　　　　　　　　　　　田中　麗奈ほか
胆管ランデブー
　　　　　　　　　　　　　　　　　　　　　岩下　拓司ほか
胆管結石除去術
　　　　　　　　　　　　　　　　　　　　　土屋　貴愛ほか
胆嚢ドレナージ―私はこうする―
　　　　　　　　　　　　　　　　　　　　　三長　孝輔ほか
胆嚢ドレナージ―私はこうする―
　　　　　　　　　　　　　　　　　　　　　辻　修二郎ほか
EUS ガイド下膵管ドレナージ―私はこうする―
　　　　　　　　　　　　　　　　　　　　　原　　和生ほか
EUS ガイド下膵管ドレナージ
　　　　　　　　　　　　　　　　　　　　　糸井　隆夫ほか
膵管ランデブー
　　　　　　　　　　　　　　　　　　　　　矢根　　圭ほか
EUS ガイド下腹腔神経叢ブロック―私はこうする―
　　　　　　　　　　　　　　　　　　　　　安田　一朗ほか
癌性疼痛に対する腹腔神経叢ブロック―私はこうする―
　　　　　　　　　　　　　　　　　　　　　石渡　裕俊ほか

●座談会
EUS を極める―教育法と今後の動向―
　　　　　　糸井　隆夫（司会），入澤　篤志，安田　一朗，
　　　　　　良沢　昭銘，潟沼　朗生，土屋　貴愛

Vol.38 No.10　2017年10月号

●連載
ちょっと気になる胆・膵画像―ティーチングファイルから―
　第 36 回　主膵管内腫瘍栓を呈した腺房細胞癌の 1 例
　　　　　　　　　　　　　　　　　　　　　小川　　浩ほか
特集：急性胆嚢炎に対する最新のマネージメント
　　　　　　　　　　　　　　　　　　企画：伊佐山浩通
序文：治療戦略と胆嚢ドレナージ法の概要
急性胆嚢炎の発症機序と鑑別診断のコツ
　　　　　　　　　　　　　　　　　　　　　竹中　　完ほか
ガイドラインからみた急性胆嚢炎のマネージメント
　　―内科の立場から―
　　　　　　　　　　　　　　　　　　　　　露口　利夫ほか
ガイドラインから見た急性胆嚢炎のマネージメント
　　―外科の立場から―
　　　　　　　　　　　　　　　　　　　　　三浦　文彦ほか
急性胆嚢炎に対する経乳頭的胆嚢ドレナージ術の適応とテクニック
　　　　　　　　　　　　　　　　　　　　　河上　　洋ほか
超音波内視鏡ガイド下胆嚢ドレナージ術の適応とテクニック
　　　　　　　　　　　　　　　　　　　　　松原　三郎ほか
急性胆嚢炎に対する経皮的アプローチの適応とテクニック
　　　　　　　　　　　　　　　　　　　　　伊藤　　啓ほか
ドレナージ後の胆嚢摘出術：蛍光ナビゲーションと
　　超音波内視鏡ガイド下ドレナージ
　　　　　　　　　　　　　　　　　　　　　河口　義邦ほか
蛍光イメージング下胆嚢摘出術の実際とコツ
　　　　　　　　　　　　　　　　　　　　　石沢　武彰ほか
穿孔を起こした急性胆嚢炎の外科的マネージメント
　　　　　　　　　　　　　　　　　　　　　澁谷　　誠ほか
穿孔を起こした急性胆嚢炎の内科的マネージメント
　　　　　　　　　　　　　　　　　　　　　斉藤　紘昭ほか
急性胆嚢炎切除不能例のマネージメント
　　　　　　　　　　　　　　　　　　　　　田村　　崇ほか
Mirizzi 症候群の内視鏡的マネージメント
　　　　　　　　　　　　　　　　　　　　　松波　幸寿ほか
無石胆嚢炎のマネージメント
　　　　　　　　　　　　　　　　　　　　　塩見　英之ほか
急性胆嚢炎胆管結石合併例のマネージメント
　　　　　　　　　　　　　　　　　　　　　細野　邦広ほか
胆嚢癌合併例のマネージメント
　　　　　　　　　　　　　　　　　　　　　中西　喜嗣ほか

Vol.38 No.9　2017年9月号

膵臓・膵島移植 Up-to-Date
　　　　　　　　　　　　　　　　　　企画：高折　恭一
膵臓・膵島移植の最前線
　　　　　　　　　　　　　　　　　　　　　穴澤　貴行ほか
膵臓移植の現況
　　　　　　　　　　　　　　　　　　　　　浅岡　忠史ほか
膵臓移植の手術手技 Up-to-Date
　　　　　　　　　　　　　　　　　　　　　伊藤　泰平ほか
生体膵臓移植 Up-to-Date
　　　　　　　　　　　　　　　　　　　　　剣持　　敬ほか
膵臓移植の免疫制御療法 Up-to-Date
　　　　　　　　　　　　　　　　　　　　　大段　秀樹
1 型糖尿病に対する islet replacement therapy としての
　　膵臓移植の効果
　　　　　　　　　　　　　　　　　　　　馬場園哲也ほか
膵島移植の現況
　　　　　　　　　　　　　　　　　　　　　穴澤　貴行ほか
膵島分離・移植におけるイノベーション
　　　　　　　　　　　　　　　　　　　　　後藤　昌史
膵島移植の免疫抑制法 Up-to-Date
　　　　　　　　　　　　　　　　　　　　　野口　洋文ほか
膵島移植における新たな移植方法
　　　　　　　　　　　　　　　　　　　　　角　昭一郎
自家膵島移植 Up-to-Date
　　　　　　　　　　　　　　　　　　　　　丸山　通広ほか
異種膵島移植の展望
　　　　　　　　　　　　　　　　　　　　　霜田　雅之
膵臓・膵島再生研究の現状と展望
　　　　　　　　　　　　　　　　　　　　　伊藤　　遼ほか
●症例
短期間で急速に増大した膵管内乳頭粘液性腫瘍を伴わない
　　膵粘液癌の 1 切除例
　　　　　　　　　　　　　　　　　　　　　中橋　剛一ほか
成人男性に発症し横行結腸間膜への浸潤を認めた
　　膵 solid-pseudopapillary neoplasm の 1 例
　　　　　　　　　　　　　　　　　　　　佐久間　淳ほか

Vol.38 No.8　2017年8月号

●連載
ちょっと気になる胆・膵画像―ティーチングファイルから―
第35回　破裂による腹膜炎を契機に発見された
膵粘液性嚢胞腫瘍の1例
　　　　　　　　　　　　　　　　　　　　　　清永　麻紀ほか

特集：膵癌治療の最前線―諸問題の解決にむけた取り組み―
　　　　　　　　　　　　　　　　　　　　企画：古瀬　純司
家族性膵癌の治療
　　　　　　　　　　　　　　　　　　　　　　松林　宏行ほか
浸潤性膵管癌に対する合成セクレチンを用いた
膵液細胞診の診断能
　　　　　　　　　　　　　　　　　　　　　　武田　洋平ほか
Borderline resectable 膵癌に対する gemcitabine 併用術前
化学放射線療法―Oncological な視点から見た Resectability
の問題点について―
　　　　　　　　　　　　　　　　　　　　　　髙橋　秀典ほか
T4膵癌に対する手術を前提とした化学放射線療法の治療成績
　　　　　　　　　　　　　　　　　　　　　　岸和田昌之ほか
MRI 拡散強調画像による
Borderline resectable 膵癌術前治療効果判定の取り組み
　　　　　　　　　　　　　　　　　　　　　　岡田　健一ほか
切除不能膵癌に対する FOLFIRINOX 療法とゲムシタビン＋
ナブパクリタキセル療法の現状―Conversion rate と治療成績―
　　　　　　　　　　　　　　　　　　　　　　夏目　誠治ほか
局所進行膵癌における治療奏効例に対する治療戦略
―Conversion surgery の適応についての考察―
　　　　　　　　　　　　　　　　　　　　　　須藤研太郎ほか
切除不能膵癌に対する化学療法―FOLFIRINOX 療法と
ゲムシタビン＋ナブパクリタキセル療法をどう使い分けるか？
　　　　　　　　　　　　　　　　　　　　　　尾阪　将人
高齢者膵癌に対する手術適応についての多施設共同研究
　　　　　　　　　　　　　　　　　　　　　　庄　雅之ほか
高齢者膵癌に対する化学療法―包括的高齢者機能評価と治療選択―
　　　　　　　　　　　　　　　　　　　　　　小林　智
膵癌に対する免疫療法：治療開発の趨勢
　　　　　　　　　　　　　　　　　　　　　　石井　浩
膵癌の癌性疼痛に対する
EUS ガイド下神経叢ブロック（融解）術の有用性
　　　　　　　　　　　　　　　　　　　　　　宮田　剛ほか

Vol.38 No.7　2017年7月号

特集：十二指腸乳頭部癌―現状の問題点と今後の展望―
　　　　　　　　　　　　　　　　　　　　企画：宮崎　勝
十二指腸乳頭部の腫瘍性病変の病理
　　　　　　　　　　　　　　　　　　　　　　羽賀　敏博ほか
内視鏡時に肉眼的に癌を疑うべき病変はどのようなものか？
　　　　　　　　　　　　　　　　　　　　　　本定　三季ほか
In situ の乳頭部癌はどの程度正確に診断可能か？
　　　　　　　　　　　　　　　　　　　　　　松原　三郎ほか
十二指腸乳頭部癌の組織学的亜型と臨床的意義
　　　　　　　　　　　　　　　　　　　　　　岡野　圭一ほか
十二指腸乳頭部腫瘍における生検病理診断と胆汁細胞診を
どう判断するか―臨床側の立場から―
　　　　　　　　　　　　　　　　　　　　　　山本　慶郎ほか
胆道癌取扱い規約第6版からみた乳頭部癌進展度分類の問題点
　　　　　　　　　　　　　　　　　　　　　　大塚　将之ほか
十二指腸乳頭部腫瘍の十二指腸壁浸潤はどこまで診断可能か？
　　　　　　　　　　　　　　　　　　　　　　伊藤　啓ほか
乳頭部癌の膵実質浸潤診断はどこまで可能か？
　　　　　　　　　　　　　　　　　　　　　　太和田勝之ほか
十二指腸乳頭部腫瘍の胆管内および膵管内進展は
どこまで診断可能か？―EUS・IDUS を中心に―
　　　　　　　　　　　　　　　　　　　　　　小松　直広ほか
乳頭部癌の術前リンパ節転移診断
　　　　　　　　　　　　　　　　　　　　　　伊関　雅裕ほか
ガイドラインからみた乳頭部癌の治療方針の妥当性
　　　　　　　　　　　　　　　　　　　　　　森　泰寿ほか
内視鏡的乳頭切除術の手技とその適応は？
　　　　　　　　　　　　　　　　　　　　　　川嶋　啓揮ほか
経十二指腸的乳頭部切除の手技とその適応は？
　　　　　　　　　　　　　　　　　　　　　　今村　直哉ほか
膵頭十二指腸切除は乳頭部癌すべてに適応すべきか？
　　　　　　　　　　　　　　　　　　　　　　北畑　裕司ほか
膵温存十二指腸切除は安全に施行可能なオプションか？
　　　　　　　　　　　　　　　　　　　　　　後藤　晃紀ほか
乳頭部癌に対する腹腔鏡下膵頭十二指腸切除の適応
　　　　　　　　　　　　　　　　　　　　　　永川　裕一ほか
●研究
肝外胆管癌切除例における胆管断端陽性例の予後
　　　　　　　　　　　　　　　　　　　　　　志摩　泰生ほか
●症例
膵・胆管合流異常を伴わない広義の先天性胆道拡張症の2例
　　　　　　　　　　　　　　　　　　　　　　三宅　啓ほか

Vol.38 No.6　2017年6月号

特集：硬化性胆管炎の診療における最近の進歩
　　　　　　　　　　　　　　　　　　　　企画：乾　和郎
硬化性胆管炎診療の歴史的変遷
　　　　　　　　　　　　　　　　　　　　　　滝川　一
本邦における原発性硬化性胆管炎と IgG4 関連硬化性胆管炎の現状
―硬化性胆管炎の診療ガイドライン作成にむけて―
　　　　　　　　　　　　　　　　　　　　　　田妻　進
原発性硬化性胆管炎と IgG4 関連硬化性胆管炎の病理
　　　　　　　　　　　　　　　　　　　　　　能登原憲司
好中球性上皮障害（GEL）を示す硬化性胆管炎の病理
　　　　　　　　　　　　　　　　　　　　　　全　陽ほか
原発性硬化性胆管炎の診断基準の提唱
　　　　　　　　　　　　　　　　　　　　　　中沢　貴宏ほか
硬化性胆管炎の鑑別診断における EUS の位置付け
　　　　　　　　　　　　　　　　　　　　　　南　智之ほか
原発性硬化性胆管炎に合併する胆管癌の診断
　　　　　　　　　　　　　　　　　　　　　　熊谷純一郎ほか
続発性硬化性胆管炎の診断
　　　　　　　　　　　　　　　　　　　　　　熊木　天児ほか
腸管病変を合併する原発性硬化性胆管炎に対する治療戦略
　　　　　　　　　　　　　　　　　　　　　　中本　伸宏ほか
原発性硬化性胆管炎の予後予測因子としての経過中血清 ALP 値
　　　　　　　　　　　　　　　　　　　　　　田中　篤
原発性硬化性胆管炎の予後因子の解析
　　　　　　　　　　　　　　　　　　　　　　渡邉　健雄ほか
原発性硬化性胆管炎の肝移植後再発と長期予後
　　　　　　　　　　　　　　　　　　　　　　上田　佳秀
●症例
膵腺扁平上皮癌の2手術例
　　　　　　　　　　　　　　　　　　　　　　唐澤　幸彦ほか
●症例
術前診断に難渋し10年の長期経過後に切除し得た
胆管癌の1例
　　　　　　　　　　　　　　　　　　　　　　松本　浩次ほか
●症例
短期間に胆管狭窄が進展した IgG4 関連硬化性胆管炎の1例
　　　　　　　　　　　　　　　　　　　　　　蘆田　良ほか

Vol.38 No.5　2017年5月号

特集：胆膵腫瘍に対する術前治療と切除前後の効果判定法
　　　　　　　　　　　　　　　　　　　　企画：遠藤　格
序文：胆膵疾患の術前治療と効果判定法の問題点
　　　　　　　　　　　　　　　　　　　　　　遠藤　格ほか
膵癌の術前治療の画像診断による効果判定
　　　　　　　　　　　　　　　　　　　　　　米田　憲秀ほか
胆道癌に対する術前治療後の病理組織学的効果判定法
　　　　　　　　　　　　　　　　　　　　　　内田　克典ほか
切除不能胆道癌の治療成績と conversion surgery
　　　　　　　　　　　　　　　　　　　　　　古瀬　純司
肝内胆管癌に対する術前治療と効果判定法
　　　　　　　　　　　　　　　　　　　　　　加藤　厚ほか
当初非切除とされた胆嚢癌に対する conversion surgery
　　　　　　　　　　　　　　　　　　　　　　野路　武寛ほか
肝外胆管癌に対する術前治療と効果判定法
　　　　　　　　　　　　　　　　　　　　　　中川　圭ほか
膵癌に対する術前治療後の病理組織学的効果判定法
　　　　　　　　　　　　　　　　　　　　　　石田　和之ほか
切除不能膵癌の治療成績と外科へのコンサルトのタイミング
　　　　　　　　　　　　　　　　　　　　　　上野　秀樹ほか
切除企図膵癌に対する術前治療と効果判定・有効性評価
　　　　　　　　　　　　　　　　　　　　　　元井　冬彦ほか
切除可能境界膵癌に対する術前治療と効果判定法
―画像診断と腫瘍マーカーを中心に―
　　　　　　　　　　　　　　　　　　　　　　岡田　健一ほか
局所進行膵癌に対する化学放射線治療の効果判定
―組織学的効果判定と膵間質内 Tenascin-C 発現について―
　　　　　　　　　　　　　　　　　　　　　　早﨑　碧泉ほか
局所進行切除不能膵癌に対する術前治療と効果判定法
　　　　　　　　　　　　　　　　　　　　　　森　隆太郎ほか
腹膜転移膵癌に対する新規治療法と conversion surgery の役割
　　　　　　　　　　　　　　　　　　　　　　里井　壮平ほか
膵神経内分泌腫瘍に対する術前治療後の
病理組織学的効果判定について
　　　　　　　　　　　　　　　　　　　　　　大池　信之ほか
切除不能膵神経内分泌腫瘍の治療成績と切除のタイミング
　　　　　　　　　　　　　　　　　　　　　　五十嵐久人ほか
膵神経内分泌腫瘍に対する術前治療と効果判定法
　　　　　　　　　　　　　　　　　　　　　　工藤　篤ほか
●話題
膵の語源について（13）
　　　　　　　　　　　　　　　　　　　　　　土屋　涼一

Vol.38 No.4　2017 年 4 月号

特集：先天性胆道拡張症の最前線

企画：神澤　輝実

序文：先天性胆道拡張症の概念の変遷
神澤　輝実

先天性胆道拡張症の発生論
細村　直弘ほか

先天性胆道拡張症の診断基準の制定をめぐって
濵田　吉則

先天性胆道拡張症の診療ガイドライン（簡易版）
石橋　広樹ほか

先天性胆道拡張症における用語と定義に関する問題
金子健一朗ほか

先天性胆道拡張症の画像診断
齋藤　武ほか

先天性胆道拡張症における胆道癌の発癌機序
森　大樹ほか

先天性胆道拡張症に胆道癌を合併した 20 歳以下症例の検討：
日本膵・胆管合流異常研究会登録委員会報告
窪田　正幸ほか

先天性胆道拡張症に合併する膵・胆管の形成異常
漆原　直人ほか

先天性胆道拡張症に対する腹腔鏡手術（小児例）
村上　寛ほか

先天性胆道拡張症に対する腹腔鏡下手術（成人例）
森　泰寿ほか

術後発癌からみた先天性胆道拡張症に対する外科治療の課題
安藤　久實

先天性胆道拡張症における内視鏡的治療の役割
山本健治郎ほか

先天性胆道拡張症に対する分流手術後の遺残胆管癌
大橋　拓ほか

先天性胆道拡張症術後の肝内結石
大塚　英郎ほか

小児期発症の希少難治性肝胆膵疾患における
先天性胆道拡張症の位置付け
佐々木英之ほか

●研究
市中病院における胆道感染症の現状：
　胆汁細菌検査の結果より
門倉　信ほか

Vol.38 No.3　2017 年 3 月号

特集：超高齢者（80 歳以上）の胆膵疾患診療を考える

企画：海野　倫明

序文：超高齢者時代の胆膵疾患診療を考える
海野　倫明

高齢者総合機能評価を用いた高齢者肝胆膵外科治療方針の提案
松島　英之ほか

消化器手術（胆膵）における術後せん妄の予測、対策、
治療について
堀内　哲也ほか

超高齢者に対する ERCP 関連手技の留意点
枡　かおりほか

超高齢者の胆石性胆管炎（胆石性膵炎も含めて）の内視鏡治療
宅間　健介ほか

超高齢者の急性胆囊炎に対する内視鏡治療
辻　修二郎ほか

超高齢者の総胆管結石における胆管ステント長期留置術
鈴木　安曇ほか

超高齢者総胆管結石症における内視鏡的乳頭切開術
本多　五奉ほか

超高齢者（80 歳以上）に対する腹腔鏡下胆囊摘出術
村上　昌裕ほか

超高齢者に対する胆囊・総胆管結石症の治療方針
総胆管結石治療後の胆囊摘出術は必要か？
安井　隆晴ほか

高齢者膵癌に対する外科治療戦略
元井　冬彦ほか

超高齢者胆道癌の外科治療
落合登志哉

超高齢者に対する胆道癌肝切除の留意点
菅原　元ほか

超高齢者に対する膵頭十二指腸切除の留意点
杉本　元一ほか

超高齢者胆・膵癌に対する抗癌剤治療
庄　雅之ほか

●症例
特徴的な肝転移再発所見を呈した胆囊粘液癌の 1 例
寺田　卓郎ほか

Vol.38 No.2　2017 年 2 月号

慢性膵炎内視鏡治療の現状と展望

企画：山口　武人

序文・慢性膵炎内視鏡治療の現況
乾　和郎

膵石症に対する内視鏡的膵管口切開，バスケット結石除去
伊藤　謙ほか

膵石に対する経口膵管鏡・レーザー砕石
三方林太郎ほか

膵石に対する ESWL との併用治療
山本　智支ほか

膵疾患に対する内視鏡的膵管バルーン拡張術（EPDBD）の
有用性・安全性について
―膵石症・仮性囊胞・非癒合症治療例を中心に―
辻　忠男ほか

膵管狭窄に対するステント治療―プラスチックステント―
川口　義明ほか

膵管狭窄に対するステント治療―金属ステント―
齋藤　倫寛ほか

膵管狭窄に対する EUS-PD rendezvous 法を用いた
膵管ステント留置術
向井俊太郎ほか

慢性膵炎に伴う仮性囊胞の治療―経乳頭，経消化管アプローチ―
平山　敦ほか

胆管狭窄に対するステント治療―チューブステント―
佐藤　達也ほか

胆管狭窄に対するステント治療―金属ステント―
笹平　直樹ほか

自己免疫性膵炎に合併する胆管狭窄の内視鏡治療の位置づけ
神澤　輝実ほか

外科医からみた内視鏡治療困難症例への対応
―手術のタイミングと成績―
佐田　尚宏ほか

難治性慢性膵炎疼痛に対する EUS 下腹腔神経叢ブロック/破壊術
（EUS-CPB/CPN）
阿部　洋子ほか

Pancreas Divisum に対する内視鏡治療
濱野　徹也ほか

Vol.38 No.1　2017 年 1 月号

●特別企画
―平成 29 年―　胆・膵領域はこう展開する
胆と膵編集委員会編

特集：Mesopancreas を攻める

企画：杉山　政則

序文：Mesopancreas とは何か？
杉山　政則

いわゆる mesopancreas の発生と臨床解剖
永井　秀雄

膵癌取扱い規約における膵外神経叢の解剖学的定義
　―「膵頭神経叢」と「mesopancreas」について―
村田　泰洋ほか

画像から見た mesopancreas
小坂　一斗ほか

膵頭部血管の解剖
堀口　明彦ほか

膵頭神経叢の解剖
永川　裕一ほか

膵頭部のリンパ組織解剖
牧野　勇ほか

Artery first アプローチにおける Treitz 靭帯の有用性
伴　大輔ほか

総論：Mesopancreas の切除
穴澤　貴行ほか

従来法による mesopancreas の切除
羽鳥　隆ほか

第一空腸静脈を指標とする膵間膜切除術
大塚　隆生ほか

膵癌における mesenteric approach による
　total mesopancreas excision
山田　豪ほか

No-touch isolation technique による
　total mesopancreas excision（no-touch TMPE）
廣田　昌彦ほか

腸回転解除法を用いた膵頭十二指腸切除術
杉山　政則ほか

イメージガイド型ナビゲーションシステムを用いた
　inferior pancreaticoduodenal artery の確認
岡本　友好ほか

内視鏡手術における mesopancreas の切除―腹腔鏡下に
　膵頭神経叢を適切に把握するための術野展開法について―
中村　慶春ほか

●連載
その「世界」の描き方＜第 10 回＞
消化器外科の本道を極める―今泉　俊秀先生
福嶋　敬宜

Vol.37 No.12　2016年12月号

特集：膵疾患の疼痛治療の up-to-date
　―疼痛の発生メカニズムから疾患別治療まで―
　　　　　　　　　　　　　　　　　企画：清水　京子

膵炎における疼痛の神経伝達路
　　　　　　　　　　　　　　　　　池浦　　司ほか
膵炎の疼痛発生メカニズムにおける生理活性物質の役割
　　　　　　　　　　　　　　　　　徳山　尚吾
膵炎の疼痛における侵害受容体の関与と治療への展望
　　　　　　　　　　　　　　　　　坪田　真帆ほか
生理活性物質が膵癌の痛みを制御する
　　―作用メカニズムの最新トピックス―
　　　　　　　　　　　　　　　　　上園　保仁
急性膵炎の疼痛に対する薬物療法
　　　　　　　　　　　　　　　　　廣田　衛久ほか
慢性膵炎疼痛管理における栄養療法
　　―高力価消化酵素薬も含めて―
　　　　　　　　　　　　　　　　　片岡　慶正ほか
慢性膵炎の疼痛治療：
　　Small intestinal bacterial overgrowth の診断と治療
　　　　　　　　　　　　　　　　　阪上　順一ほか
慢性膵炎の疼痛治療：内視鏡治療・ESWL
　　　　　　　　　　　　　　　　　宮川　宏之ほか
慢性膵炎の疼痛治療：経皮的神経ブロック
　　　　　　　　　　　　　　　　　水野　　樹ほか
慢性膵炎の疼痛治療：外科的治療
　　　　　　　　　　　　　　　　　佐田　尚宏ほか
慢性膵炎の疼痛治療：膵全摘＋自家膵島移植
　　　　　　　　　　　　　　　　　霜田　雅之
小児の慢性膵炎の診断および疼痛治療
　　　　　　　　　　　　　　　　　齋藤　暢知ほか
膵癌の疼痛治療：薬物療法
　　　　　　　　　　　　　　　　　中西　京子
膵臓癌・胆嚢癌におけるがん疼痛治療戦略
　　　　　　　　　　　　　　　　　伊東　俊雅
膵癌の緩和的放射線治療
　　　　　　　　　　　　　　　　　永倉　久泰
膵癌の疼痛治療：経皮的神経ブロック
　　　　　　　　　　　　　　　　　服部　政治ほか
膵癌の疼痛治療：超音波内視鏡下腹腔神経叢ブロック術
　　　　　　　　　　　　　　　　　関根　一智ほか
緩和ケア研修会のマネージメントの実際
　　　　　　　　　　　　　　　　　高山　敬子
●症例
急性胆嚢炎で発症した胆嚢悪性リンパ腫の1例
　　　　　　　　　　　　　　　　　後藤　　崇ほか

Vol.37 No.11　2016年11月号

特集：IPMN の診断と治療はどう変わったか？
　　　　　　　　　　　　　　　　　企画：山上　裕機

IPMN の病理診断の変遷と現在のコンセンサス
　　　　　　　　　　　　　　　　　古川　　徹
疫学：とくに IPMN 併存膵癌について
　　　　　　　　　　　　　　　　　花田　敬士ほか
他臓器癌の合併について
　　　　　　　　　　　　　　　　　多田　　稔ほか
国際診療ガイドラインの概要と課題
　　　　　　　　　　　　　　　　　田中　雅夫
AGA ガイドラインの解説とその問題点
　　　　　　　　　　　　　　　　　高折　恭一
IPMN の型分類
　　　　　　　　　　　　　　　　　真口　宏介ほか
診断：US，CT，MRI 診断の有用性と限界は？
　　　　　　　　　　　　　　　　　石神　康生ほか
診断：IPMN 診療における EUS の位置付け
　　～有用性とこれからの課題～
　　　　　　　　　　　　　　　　　竹中　　完ほか
診断：ERCP，経口膵管鏡 (POPS) による診断
　　　　　　　　　　　　　　　　　喜多絵美里ほか
非切除例のフォローアップをどのように行うか？
　　　　　　　　　　　　　　　　　伊達健治朗ほか
外科治療：標準手術について
　　―とくに腹腔鏡下手術の適応は？
　　　　　　　　　　　　　　　　　千田　嘉毅ほか
外科治療：縮小手術は可能か？
　　　　　　　　　　　　　　　　　浅野　賢道ほか
膵管内乳頭粘液性腫瘍：術後再発をどのように発見するか？
　　　　　　　　　　　　　　　　　廣野　誠子ほか
●症例
膵退形成癌の3切除例
　　　　　　　　　　　　　　　　　山城　直嗣ほか
画像所見と組織像との対比が可能であった細胆管細胞癌
　　（cholangiolocellular carcinoma：CoCC）の1例
　　　　　　　　　　　　　　　　　齊藤　宏和ほか

Vol.37 臨時増刊特大号　2016年11月号増刊

特集　胆膵内視鏡自由自在～基本手技を学び応用力をつける集中講座～
巻頭言：胆膵内視鏡治療をいかに学ぶか，教えるか
　　　　　　　　　　　　　　　　　伊佐山浩通

Ⅰ．内視鏡システムと内視鏡操作に関する基本知識
十二指腸鏡の基本構造と手技の関係
　　　　　　　　　　　　　　　　　松本　和也ほか
超音波内視鏡 A to Z
　　　　　　　　　　　　　　　　　塩見　英之ほか
ERCP におけるスコープの挿入方法と困難例への対処方法
　　　　　　　　　　　　　　　　　田村　　崇ほか
術後再建腸管に対するバルーン内視鏡挿入操作の基本と挿入のコツ
　　　　　　　　　　　　　　　　　堤　康一郎ほか

Ⅱ．ERCP 関連手技編
◆胆管選択的カニュレーション
カニュレーション手技の種類と使い分け
　　　　　　　　　　　　　　　　　安田　一朗ほか
VTR でみせるカニュレーションの基本とコツ
　　（Contrast and Wire?guided）【動画付】
　　　　　　　　　　　　　　　　　杉山　晴俊
VTR でみせる術後再建腸管に対するダブルバルーン内視鏡を用いた
　　胆管カニュレーションのコツ【動画付】
　　　　　　　　　　　　　　　　　島谷　昌明ほか
膵管ガイドワイヤー・ステント留置下カニュレーションの実際とコツ
　　　　　　　　　　　　　　　　　白田龍之介ほか
VTR でみせる私のカニュレーション戦略とテクニック【動画付】
　　　　　　　　　　　　　　　　　今津　博雄
Precut の種類と使い分け
　　　　　　　　　　　　　　　　　後藤　大輔ほか
VTR でみせる Precut の実技とコツ【動画付】
　　　　　　　　　　　　　　　　　窪田　賢輔ほか
コラム①：膵癌早期診断プロジェクト
　　　　　　　　　　　　　　　　　花田　敬士ほか
◆乳頭処置
EST の基本事項を押さえる
　　　　　　　　　　　　　　　　　田中　聖人ほか
EST VTR でみせる私のこだわり（1）【動画付】
　　　　　　　　　　　　　　　　　川嶋　啓揮ほか
EST VTR でみせる私のこだわり（2）【動画付】
　　　　　　　　　　　　　　　　　潟沼　朗生ほか
VTR でみせる EST 困難例への対応【動画付】
　　　　　　　　　　　　　　　　　良沢　昭銘ほか
EPBD ～ VTR でみせる EPBD 後の結石除去手技のコツ～【動画付】
　　　　　　　　　　　　　　　　　辻野　　武ほか
内視鏡的乳頭大径バルーン拡張術（EPLBD）の適応と偶発症予防
　　　　　　　　　　　　　　　　　川畑　修平ほか
◆結石除去
結石除去・破砕用デバイスの種類と使い分け
　　　　　　　　　　　　　　　　　伊藤由紀子ほか
総胆管結石除去のコツ【動画付】
　　　　　　　　　　　　　　　　　嘉数　雅也ほか
結石破砕と破砕具使用のコツ，トラブルシューティング
　　　　　　　　　　　　　　　　　土井　晋平ほか
◆胆道ドレナージ術
閉塞性黄疸の病態と病態に応じた治療戦略
　　　　　　　　　　　　　　　　　中井　陽介ほか
ステントの種類と使い分け
　　　　　　　　　　　　　　　　　権　　勉成ほか

VTR でみせる Metallic stent の上手な入れ方【動画付】
　　　　　　　　　　　　　　　　　向井　　強ほか
Bridge to Surgery：遠位胆道閉塞
　　　　　　　　　　　　　　　　　辻本　彰子ほか
非切除悪性遠位胆道閉塞に対するドレナージ戦略
　　　　　　　　　　　　　　　　　小川　貴央ほか
Bridge to Surgery：悪性肝門部領域胆管閉塞
　　　　　　　　　　　　　　　　　河上　　洋ほか
非切除例悪性肝門部胆管閉塞に対するドレナージ戦略
　　　　　　　　　　　　　　　　　内藤　　格ほか
コラム②：ステント開発よもやま話
　　　　　　　　　　　　　　　　　伊佐山浩通
◆トラブルシューティング
ERCP 後膵炎への対処と予防
　　　　　　　　　　　　　　　　　川口　義明ほか
ステント迷入への対処
　　　　　　　　　　　　　　　　　石垣　和祥ほか
EST 後出血への対処と予防
　　　　　　　　　　　　　　　　　田中　聖人ほか
穿孔への対処と予防
　　　　　　　　　　　　　　　　　沼尾　規且ほか
◆膵管 Intervention
膵石に対する内視鏡治療
　　　　　　　　　　　　　　　　　山本　智支ほか
膵管ドレナージの適応と手技
　　　　　　　　　　　　　　　　　笹平　直樹ほか
膵管狭窄困難例への対処
　　　　　　　　　　　　　　　　　菅野　　敦ほか

Ⅲ．EUS 関連手技編
膵領域におけるラジアル式および
　　コンベックス式 EUS の標準描出法
　　　　　　　　　　　　　　　　　蘆田　玲子ほか
胆道系の観察　ラジアル型とコンベックス型の描出法と使い分け
　　　　　　　　　　　　　　　　　林　　毅
胆・膵領域における造影 EUS
　　　　　　　　　　　　　　　　　糸永　昌弘ほか
EUS?FNA の基本的手技と検体処理
　　　　　　　　　　　　　　　　　荒川　典之ほか
コラム③：EUS?FNA の本邦導入の経緯
　　　　　　　　　　　　　　　　　山雄　健次

Ⅳ．Interventional EUS
VTR でみせる EUS?BD の基本手技とコツ【動画付】
　　　　　　　　　　　　　　　　　小倉　健己ほか
EUS?BD を安全に行うために
　　　　　　　　　　　　　　　　　原　　和生ほか
VTR でみせる胆道疾患に対する EUS?Rendezvous technique と
　　Antegrade technique【動画付】
　　　　　　　　　　　　　　　　　岩下　拓司ほか
VTR でみせる EUS?GBD の適応と手技のコツ【動画付】
　　　　　　　　　　　　　　　　　松原　三郎ほか
VTR でみせる EUS?PD and Pancreatic Rendezvous
　　Cannulation【動画付】
　　　　　　　　　　　　　　　　　土屋　貴愛ほか
膵仮性?胞・WON の病態と治療戦略
　　―診断，治療法選択，タイミング―
　　　　　　　　　　　　　　　　　木田　光広ほか
Endoscopic necrosectomy の基本と手技の工夫
　　　　　　　　　　　　　　　　　向井俊太郎ほか
コラム④：自由自在な胆膵内視鏡のために必要なことは？
　　　　　　　　　　　　　　　　　糸井　隆夫

Vol.37 No.10　2016年10月号

特集：膵神経内分泌腫瘍の最新の話題

企画：伊藤　鉄英

日本における膵神経内分泌腫瘍の疫学と今後の展開
伊藤　鉄英ほか

WHO2010分類の妥当性と今後の病理診断の展望
笠島　敦子ほか

機能性膵神経内分泌腫瘍における機能的診断
インスリノーマ
植田圭二郎ほか

ガストリノーマ
河本　泉ほか

機能性神経内分泌腫瘍の診断
（インスリノーマ，ガストリノーマ以外）
高野　幸路

コラム①：Noninsulinoma pancreatogenous hypoglycemia
syndrome（nesidioblastosis in adults）の疾患概念
今村　正之ほか

膵神経内分泌腫瘍の画像診断：鑑別を要する疾患
岩屋　博道ほか

新たに日本で保険収載された [111]In オクトレオチドシンチの有用性
―FDG-PET との比較について―
窪田　和雄

膵神経内分泌腫瘍と遺伝性疾患（MEN1, von Hippel-Lindau 病など）
五十嵐久人ほか

本邦の膵神経内分泌腫瘍におけるストレプトゾシン療法の現状と展望
池田　公史ほか

新規分子標的薬の登場による切除不能膵神経内分泌腫瘍の予後の変遷
李　倫學ほか

膵神経内分泌腫瘍における術式選択
宮坂　義浩ほか

Reduction surgery の臨床的意義と適応
青木　琢ほか

コラム②：第13回 ENETS（欧州神経内分泌腫瘍学会）
からの話題提供
奥坂　拓志

コラム③：JNETS（日本神経内分泌腫瘍研究会）における
悉皆登録制度とその現況
増井　俊彦ほか

Vol.37 No.9　2016年9月号

**特集：膵癌分子診断研究の最前線：リキッドバイオプシーから
次世代 DNA シークエンシングまで**

企画：高折　恭一

序文
高折　恭一

テロメア G テール長と体液中マイクロ RNA を用いた
膵癌の予防，バイオマーカー開発と治療戦略
田原　栄俊

網羅的癌関連遺伝子変異検査（OncoPrime™）による
膵癌ゲノム異常解析と治療への応用
金井　雅史ほか

血漿中遊離アミノ酸濃度を用いた
膵癌スクリーニング法の開発
福武　伸康ほか

膵癌におけるマイクロサテライト不安定性（MSI）解析
堀井　明

最新の変異解析技術を用いた膵臓癌の分子診断法
谷内田真一

体液中マイクロ RNA を用いた膵癌診断の現状と展望
仲田　興平ほか

プロテオミクス解析を応用した膵癌分子診断研究の現状
高舘　達之ほか

IPMN から膵癌への分子バイオマーカー診断
古川　徹

膵癌組織に発現する腫瘍関連抗原の臨床応用：
免疫療法への応用をめざして
今井　克憲ほか

膵癌患者における Circulating tumor cell の解析
本定　三季ほか

膵癌診断におけるリキッドバイオプシーの可能性
衣笠　秀明ほか

Vol.37 No.8　2016年8月号

特集：胆膵疾患内視鏡診療の New Horizon

企画：糸井　隆夫

序文
糸井　隆夫

共焦点レーザーを用いた胆膵内視鏡診断
大宮久美子ほか

超音波内視鏡を用いた肝疾患の診断・治療
中井　陽介ほか

新型デジタル胆道鏡 SpyGlass™DS を用いた
胆膵診断と治療
田中　麗奈ほか

胆道疾患に対する ERCP ガイド下ラジオ波焼灼療法
伊藤　啓ほか

EUS ガイド下ラジオ波焼灼療法
藤澤真理子ほか

EUS ガイド下順行性胆管結石除去術
岩下　拓司ほか

Lumen-apposing metal stent（AXIOS™, Hot-AXIOS™）
を用いた EUS-guided intervention therapy
殿塚　亮祐ほか

術後再建症例における新型 short type ダブルバルーン内視鏡を
用いた ERCP
島谷　昌明ほか

新型ショートシングルバルーン小腸内視鏡を用いた ERCP
矢根　圭ほか

●研究
連続411例に行った単孔式腹腔鏡下胆嚢摘出術
（USIDT，臍部2トロカー法）における手術成績の検討
渡邊　五朗ほか

●症例
膵リンパ上皮嚢胞の一例
佐久間　淳ほか

Vol.37 No.7　2016年7月号

●連載
ちょっと気になる胆・膵画像―ティーチングファイルから―
＜第34回＞多血性膵腫瘤と鑑別を要した横行膵動脈瘤の1例
相馬　崇宏ほか

**特集：膵癌血管浸潤例の外科切除適応と治療ストラテジー：
Up to date 2016**

企画：宮崎　勝

腫瘍内科医からみた局所進行膵癌の外科切除適応
古瀬　純司

NCCN（Version 1. 2016）と本邦ガイドライン（2013年版）
からみた血管浸潤の診断と切除適応
山口　幸二

術前画像診断からわかる膵癌血管浸潤の診断能と限界
今関　洋ほか

NAC/NACRT 治療後の画像診断：膵癌血管浸潤の診断能と限界
増井　俊彦ほか

門脈完全閉塞例（上腸間膜静脈浸潤例も含めて）に対する
外科切除の適応
川井　学ほか

腹腔動脈浸潤を示す膵体尾部癌の外科切除術式
中村　透ほか

肝動脈浸潤を示す膵頭部癌の外科切除術式
天野　良亮ほか

門脈・動脈同時浸潤を占める外科切除術式
杉浦　禎一ほか

上腸間膜動脈浸潤例の外科切除適応およびその術式
田島　秀浩ほか

門脈浸潤例に対する術前 Neoadjuvant 療法を用いた
外科切除戦略とその意義
村田　泰洋ほか

動脈浸潤を伴う膵癌に対する集学的治療法の意義
吉富　秀幸ほか

門脈浸潤例に対する門脈合併切除例の生存成績・吻合部開存成績
藤井　努ほか

膵癌に対する腹腔動脈合併膵体尾部切除成績
元井　冬彦ほか

上腸間膜動脈浸潤例に対する上腸間膜動脈合併切除の治療成績
松山　隆生ほか

門脈・動脈同時浸潤例に対する同時合併切除成績
和田　慶太ほか

切除不能局所進行膵癌の切除への conversion をめざした化学療法
中井　陽介ほか

●症例
重複胆管を伴った主膵管型 Intraductal Papillary Mucinous Neoplasm
に対し膵頭十二指腸切除術を施行した1例
栃本　昌孝ほか

Vol.37 No.6　2016 年 6 月号

特集：膵・胆道癌の治療戦略：こんなときどうするか？
―ガイドラインにないエキスパートオピニオン―

企画：古瀬　純司

序文：膵・胆道癌治療とエキスパートオピニオン
　　　　　　　　　　　　　　　　　　古瀬　純司

十二指腸狭窄を伴う局所進行膵癌に対する治療選択
　　　　　　　　　　　　　　　　　　川井　　学ほか

Borderline resectable 膵癌に対する術前治療
　　　　　　　　　　　　　　　　　　森　隆太郎ほか

肝内胆管癌で腹腔内リンパ節はどこまで切除するか？
　　　　　　　　　　　　　　　　　　益田　邦洋ほか

十二指腸狭窄に伴う閉塞性黄疸に対する適切な減黄処置
　　―悪性胆管・十二指腸狭窄に対する内視鏡的ダブルステンティング―
　　　　　　　　　　　　　　　　　　殿塚　亮祐ほか

FOLFIRINOX 療法の使い方：original か modified か？
　　　　　　　　　　　　　　　　　　上野　秀樹ほか

FOLFIRINOX 療法耐性後の治療選択
　　　　　　　　　　　　　　　　　　池田　公史ほか

ゲムシタビン＋ナブパクリタキセル療法耐性後の治療選択
　　　　　　　　　　　　　　　　　　須藤研太郎ほか

ゲムシタビン＋エルロチニブ併用療法をどう使うか？
　　　　　　　　　　　　　　　　　　尾阪　将人

ゲムシタビン＋S-1 併用療法をどう使うか？
　　　　　　　　　　　　　　　　　　石井　　浩

FOLFIRINOX・ナブパクリタキセルによる末梢神経障害への対応
　　　　　　　　　　　　　　　　　　成毛　大輔ほか

FOLFIRINOX 療法における G-CSF の使い方（持続型 G-CSF を含めて）
　　　　　　　　　　　　　　　　　　清水　　怜

高度黄疸・肝機能障害を伴う胆道癌の化学療法―減黄はどこまで行うか？―
　　　　　　　　　　　　　　　　　　上野　　誠ほか

切除不能胆道癌に対するゲムシタビン＋シスプラチン併用療法
　　―いつまで行うか？ 耐性後の治療選択は？―
　　　　　　　　　　　　　　　　　　高原　楠昊ほか

膵神経内分泌腫瘍の治療戦略における EUS-FNA の有用性とその限界
　　　　　　　　　　　　　　　　　　渋谷　　仁ほか

肝転移のある膵神経内分泌腫瘍に対する集学的治療
　　―切除・TAE/TACE・薬物療法の使い分け―
　　　　　　　　　　　　　　　　　　伊藤　鉄英ほか

●研究
新規マイクロ波手術支援機器と市販エネルギー機器との
　動物実験による機能比較
　　　　　　　　　　　　　　　　　　谷　　徹ほか

●症例
敗血症と DIC を合併した感染性膵壊死に対して後腹膜鏡補助下の
　ネクロセクトミーが有用であった 1 例
　　　　　　　　　　　　　　　　　　谷口健次郎ほか

Vol.37 No.5　2016 年 5 月号

●連載
ちょっと気になる胆・膵画像―ティーチングファイルから―
＜第 33 回＞胆嚢原発の混合型腺神経内分泌癌（MANEC）の 1 例
　　　　　　　　　　　　　　　　　　三上和歌子ほか

特集：胆膵疾患における血管系 IVR

企画：天野　穂高

総論：胆膵疾患における血管系 IVR
　　　　　　　　　　　　　　　　　　鈴木耕次郎ほか

膵切除時の血流改変―手技を中心に
　　　　　　　　　　　　　　　　　　阿保　大介ほか

化学放射線治療後の血流改変を伴う膵切除
　　　　　　　　　　　　　　　　　　天野　良亮ほか

術前肝動脈コイル塞栓による血流改変後膵切除
　　　　　　　　　　　　　　　　　　吉留　博之ほか

門脈塞栓術―手技を中心に
　　　　　　　　　　　　　　　　　　小林　　聡ほか

門脈塞栓術―適応と成績―
　　　　　　　　　　　　　　　　　　夏目　誠治ほか

術後動脈出血―TAE による止血
　　　　　　　　　　　　　　　　　　外山　博近ほか

膵頭十二指腸切除術後の仮性動脈瘤出血に対する
　Stent-assisted coiling
　　　　　　　　　　　　　　　　　　仲野　哲矢ほか

膵切除術後仮性動脈瘤出血
　　―covered stent による止血術―
　　　　　　　　　　　　　　　　　　渡邉　　学ほか

術後の門脈狭窄に対するステント留置
　　　　　　　　　　　　　　　　　　平井　一郎ほか

悪性門脈狭窄に対するステント留置
　　　　　　　　　　　　　　　　　　塚本　忠司ほか

●症例
胆管分枝 B5b が胆嚢管へ合流するまれな合流形態の
　胆石症に対する腹腔鏡下胆嚢摘出術
　　　　　　　　　　　　　　　　　　平松　聖史ほか

Vol.37 No.4　2016 年 4 月号

特集：早期慢性膵炎をめぐって

企画：乾　和郎

―総論―早期慢性膵炎の概念導入の経緯と今後の展望
　　　　　　　　　　　　　　　　　　下瀬川　徹

早期慢性膵炎の診断基準と臨床的意義
　　　　　　　　　　　　　　　　　　竹中　　完ほか

早期慢性膵炎の実態―全国調査から―
　　　　　　　　　　　　　　　　　　正宗　　淳ほか

早期慢性膵炎の前向き予後調査
　　　　　　　　　　　　　　　　　　肱岡　真之ほか

早期慢性膵炎の臨床像について
　　―EUS 所見との関連性も含めて―
　　　　　　　　　　　　　　　　　　山部　茜子ほか

EUS-elastography を用いた早期慢性膵炎の診断
　　　　　　　　　　　　　　　　　　桑原　崇通

急性膵炎治療後の EUS 所見からみた早期慢性膵炎の診断
　　　　　　　　　　　　　　　　　　景岡　正信ほか

膵管内乳頭粘液性腫瘍（IPMN）と慢性膵炎の関連性
　　―IPMN における早期慢性膵炎の EUS 所見も含めて―
　　　　　　　　　　　　　　　　　　藤田　基和ほか

早期慢性膵炎の EUS 所見を有する無症状・
　膵酵素値正常例の位置付け
　　　　　　　　　　　　　　　　　　石井　康隆ほか

治療介入による早期慢性膵炎の EUS 所見と臨床像の変化
　　　　　　　　　　　　　　　　　　山本　智支ほか

早期慢性膵炎における膵酵素補助療法の治療効果
　　　　　　　　　　　　　　　　　　稲富　　理ほか

非アルコール性早期慢性膵炎における臨床像
　　―画像所見と治療経過を中心に―
　　　　　　　　　　　　　　　　　　大坪公士郎ほか

早期慢性膵炎の長期経過観察からみた
　膵癌発生の可能性について
　　　　　　　　　　　　　　　　　　岡崎　彰仁ほか

●症例
腹腔動脈起始部狭窄および腹腔動脈瘤を伴った下部胆管癌に対し
　膵頭十二指腸切除術を施行した 1 症例
　　　　　　　　　　　　　　　　　　竜口　崇明ほか

Vol.37 No.3　2016 年 3 月号

●連載
ちょっと気になる胆・膵画像―ティーチングファイルから―
＜第 32 回＞膵神経内分泌腫瘍，多発肝転移術後再発に対し
　ソマトスタチン受容体シンチグラフィーが施行された 1 例
　　　　　　　　　　　　　　　　　　丹内　啓允ほか

特集：イラストでみる最新の胆・膵消化管吻合術

企画：遠藤　格

肝内胆管空腸吻合―肝門部領域胆管癌―
　　　　　　　　　　　　　　　　　　駒屋　憲一ほか

肝管空腸吻合―先天性胆道拡張症，戸谷分類Ⅳ－Ａ型―
　　　　　　　　　　　　　　　　　　矢田　圭吾ほか

胆管胆管吻合法―生体肝移植術における胆道再建―
　　　　　　　　　　　　　　　　　　小寺　由人ほか

胆管空腸吻合―胆管損傷 Bismuth 分類Ⅲ～Ⅳ型―
　　　　　　　　　　　　　　　　　　松山　隆生ほか

膵空腸吻合―柿田法―
　　　　　　　　　　　　　　　　　　柿田　徹也ほか

膵空腸吻合―2 列吻合法―
　　　　　　　　　　　　　　　　　　賀川　真吾ほか

膵空腸吻合―Blumgart 変法（Nagoya method）―
　　　　　　　　　　　　　　　　　　藤井　　努ほか

膵空腸吻合―二期再建―
　　　　　　　　　　　　　　　　　　大道　清彦ほか

膵胃吻合―膵管胃粘膜吻合―
　　　　　　　　　　　　　　　　　　近藤　　成ほか

膵胃吻合―膵貫通外列 1 列吻合＆膵管胃粘膜吻合―
　　　　　　　　　　　　　　　　　　新地　洋之ほか

膵体尾部切除術における膵断端処理
　　―膵尾側断端膵管胃粘膜吻合法の実際と治療成績―
　　　　　　　　　　　　　　　　　　里井　壯平ほか

膵体尾部切除における膵断端空腸吻合
　　　　　　　　　　　　　　　　　　川井　　学ほか

慢性膵炎の膵空腸吻合
　　　　　　　　　　　　　　　　　　尭天　一亨ほか

鏡視下膵消化管吻合―腹腔鏡下 DuVal 変法膵空腸吻合術―
　　　　　　　　　　　　　　　　　　大塚　隆生ほか

腹腔鏡下膵切除術における胆道消化管吻合，膵消化管吻合
　　　　　　　　　　　　　　　　　　中村　慶春ほか

ロボット支援膵切除術における胆管空腸吻合，膵管空腸吻合
　　　　　　　　　　　　　　　　　　堀口　明彦ほか

●連載
その「世界」の描き方＜第 9 回＞
　NET との "緩みのない" 闘い方―今村　正之先生
　　　　　　　　　　　　　　　　　　福嶋　敬宜

●技術の工夫
吸収性縫合補強材としてのポリグリコール酸シートを
　使用した自動縫合器による尾側膵切除法における
　術後膵液瘻予防の工夫
　　　　　　　　　　　　　　　　　　林部　　章ほか

Vol.37 No.2

特集：膵外分泌機能不全と膵酵素補充療法の進歩
企画：神澤　輝実

膵外分泌機能不全の診断法の進歩と膵酵素補充療法の問題点
中村　光男ほか

本邦と欧米での膵外分泌機能不全の考え方の違い
阪上　順一ほか

膵外分泌機能不全の臨床所見と血液生化学検査所見
丹藤　雄介ほか

安定同位体を用いる膵外分泌機能不全の診断：
^{13}C-Trioctanoin 呼気試験からみた
膵頭切除術後の膵外分泌機能の検討
堀口　明彦ほか

安定同位体を用いる膵外分泌機能不全の診断：
^{13}C-labeled mixed triglyceride 呼気試験を用いた
膵頭十二指腸切除術後の膵外分泌機能評価
廣野　誠子ほか

^{13}C-dipeptide 呼気試験と BT-PABA 試験との比較
松本　敦史ほか

膵外分泌機能不全に対する食事療法，
膵酵素補充療法とインスリンの使い方
清水　京子

本邦と欧米での消化酵素消化力測定法の違いと
消化酵素製剤の違い
洪　　繁ほか

Conventional enzyme と高力価膵酵素薬
伊藤　鉄英ほか

膵頭十二指腸切除（PD）後の脂肪肝発生の危険因子と
膵酵素補充療法の有用性
飯澤　祐介ほか

慢性膵炎の Frey 術後の栄養状態の変化
江川　新一ほか

膵全摘術後の栄養管理
竹山　宜典

小児における膵外分泌機能不全の診断と治療
―嚢胞性線維症を中心に―
石黒　洋ほか

Vol.37 No.1　2016 年 1 月号

●連載
ちょっと気になる胆・膵画像―ティーチングファイルから―
＜第31回＞SACI テストが有用であった膵インスリノーマの 1 例
小林　正周ほか

●特別企画
―平成 28 年―　胆・膵領域はこう展開する
胆と膵編集委員会編

特集：新たに定義された"肝門部領域胆管癌"の診断と治療
企画：海野　倫明

肝門部"領域"胆管癌について
梛野　正人ほか

肝門部胆管癌と肝内大型胆管癌（肝門型肝内胆管癌）
中沼　安二ほか

治療方針決定のための CT および MRI
片寄　友ほか

治療方針決定のための診断法
―EUS・IDUS を用いた肝門部領域胆管癌の診断―
菅野　敦ほか

―POCS による診断―
河上　洋ほか

―生検，細胞診による診断―
吉田　司ほか

術前胆道ドレナージ
―内視鏡的胆道ドレナージ―
真口　宏介ほか

―経皮経肝胆道ドレナージ―
藤井　義郎ほか

外科治療と内科治療
―右葉尾状葉切除・左葉尾状葉切除―
田本　英司ほか

―左三区域切除・右三区域切除―
杉浦　禎一ほか

―肝動脈・門脈合併切除再建を伴う肝切除―
江畑　智希ほか

―肝門部領域胆管癌．リンパ節郭清―
廣川　文鋭ほか

―術前術後補助療法―
中川　圭ほか

―非切除例に対するメタリックステント―
外川　修ほか

―非切除例に対する癌化学療法―
井岡　達也ほか

―非切除例に対する放射線治療―
山崎　秀哉

●症例
膵管癒合不全に合併した膵管内乳頭粘液性腫瘍に対し
腹腔鏡下膵体尾部切除術を施行した一例
石井賢二郎ほか

Vol.36 No.12　2015 年 12 月号

特集：病理像から読みとる膵・胆道画像診断のコツ
企画：山口　武人

◆病理像を画像診断に反映させるために
画像診断との対比のための病理標本の取り扱い
―とくに切り出しについて―
大池　信之ほか

病理像のバリエーションはどのように
画像に反映するか
三登久美子ほか

画像診断医から病理医への要望
野田　裕ほか

◆病理像をイメージした膵・胆道画像診断の実際
―病理像と画像診断との対比―
多血性膵腫瘍の画像診断
須藤研太郎ほか

膵乏血性腫瘍の画像診断
本定　三季ほか

膵上皮内癌は画像診断で捉えられるか？
山雄健太郎ほか

嚢胞壁，嚢胞液性状からみた膵嚢胞性疾患の
画像診断
片桐　真理ほか

腫瘍内部に嚢胞を形成する充実性膵腫瘍の
画像診断
松原　三郎ほか

腫瘤形成性膵炎の画像診断
中島　陽平ほか

胆管狭窄の鑑別診断
金　俊文ほか

胆管癌の進展度診断
加藤　厚ほか

胆管由来の肝腫瘍を診断する
松原　崇史ほか

胆嚢隆起性病変の画像診断と病理像
三好　広尚ほか

乳頭部腫瘍性病変の鑑別診断
森　隆太郎ほか

Vol.36 No.11　2015 年 11 月号

●連載
ちょっと気になる胆・膵画像―ティーチングファイルから―
＜第30回＞糖尿病による gallbladder hypomotility が原因と
考えられた巨大胆嚢の 1 例
服部　真也ほか

特集：副乳頭と副膵管の知られざる魅力
企画：杉山　政則

副膵管・副乳頭の発生と解剖
栗原　克己ほか

膵管癒合不全と輪状膵
西野　隆義ほか

副乳頭機能
神澤　輝実ほか

副乳頭・副膵管領域発生腫瘍の病理像
野呂瀬朋子ほか

Groove pancreatitis
三方林太郎ほか

副膵管領域癌（Groove 膵癌）の臨床的，画像的，
病理学的特徴
蒲田　敏文ほか

副膵管開存膵頭部癌
杉山　政則ほか

副膵管領域 IPMN に対する膵頭切除術
中郡　聡夫ほか

副乳頭腫瘍の臨床
長谷部　修ほか

副乳頭カニュレーションおよび造影
宅間　健介ほか

内視鏡的副乳頭切開・切除
土屋　貴愛ほか

副乳頭からの内視鏡治療
山本　智支ほか

Vol.36 臨時増刊特大号　2015年10月号増刊

特集：ERCPマスターへのロードマップ
序文：ERCPマスター，マイスター，マエストロ
　　　　　　　　　　　　　　　　　糸井　隆夫

◆処置具の最新情報
診療報酬からみた胆膵内視鏡手技と
　ERCP関連手技処置具のup-to-date
　　　　　　　　　　　　　　　　　祖父尼　淳ほか

◆基本編
主乳頭に対するカニュレーションの基本―スタンダード法，
　Wire-guided Cannulation法，膵管ガイドワイヤー法―
　　　　　　　　　　　　　　　　　入澤　篤志ほか
副乳頭へのカニュレーション Cannulation of the Minor Papilla
　　　　　　　　　　　　　　　　　越田　真介ほか
内視鏡的乳頭括約筋切開下切石術
(Endoscopic Sphincterotomized Lithotomy：EST-L)
　　　　　　　　　　　　　　　　　宮田　正年ほか
EPBD（＋EST）＋胆管結石除去
　　　　　　　　　　　　　　　　　今津　博雄ほか
EPLBD（＋EST）＋胆管結石除去
　　　　　　　　　　　　　　　　　糸川　文英ほか
経乳頭的胆管・膵管生検　細胞診
　　　　　　　　　　　　　　　　　菅野　敦ほか
膵石除去・膵管ドレナージ
　　　　　　　　　　　　　　　　　三好　広尚ほか
胆管ドレナージ（良悪性）（ENBD，PS）
　　　　　　　　　　　　　　　　　岩野　博俊ほか
胆管ドレナージ（MS）
　　　　　　　　　　　　　　　　　北野　雅之ほか
急性胆嚢炎に対する経乳頭的胆嚢ドレナージ
　　　　　　　　　　　　　　　　　伊島　正志ほか

◆応用編
スコープ挿入困難例に対する対処法
　　　　　　　　　　　　　　　　　潟沼　朗生ほか
プレカット
　　　　　　　　　　　　　　　　　糸井　隆夫ほか
電子スコープを用いた経口胆道鏡検査
　　　　　　　　　　　　　　　　　石井　康隆ほか
POCS（SpyGlass）（診断・治療）
　　　　　　　　　　　　　　　　　土井　晋平ほか
経口膵管鏡（電子スコープ，SpyGlass）
　　　　　　　　　　　　　　　　　喜多絵美里ほか
内視鏡的乳頭切除術
　　　　　　　　　　　　　　　　　辻　修二郎ほか
十二指腸ステンティング（ダブルステンティングも含めて）
　　　　　　　　　　　　　　　　　大牟田繁文ほか
Roux-en-Y再建術を中心とした，術後腸管再建症例に対する
　シングルバルーン内視鏡を用いたERCP
　　　　　　　　　　　　　　　　　殿塚　亮祐ほか
術後腸管の胆膵疾患に対するダブルバルーン内視鏡治療
　　　　　　　　　　　　　　　　　畑中　恒ほか

◆トラブルシューティング編
スコープ操作に伴う消化管穿孔
　　　　　　　　　　　　　　　　　中路　聡ほか
デバイス操作に伴う後腹膜穿孔―下部胆管の局所解剖も含めて―
　　　　　　　　　　　　　　　　　片倉　芳樹ほか
EST後合併症（出血，穿孔）
　　　　　　　　　　　　　　　　　田中　麗奈ほか
胆管，膵管閉塞困難例（SSR，Rendez-vous法）
　　　　　　　　　　　　　　　　　窪田　賢輔ほか
胆管内迷入ステントの回収法
　　　　　　　　　　　　　　　　　岡部　義信ほか
胆管メタルステント閉塞（トリミング，抜去）
　―十二指腸ステントとあわせて―
　　　　　　　　　　　　　　　　　濱田　毅ほか
膵管プラスチックステント迷入に対する内視鏡的回収法
　　　　　　　　　　　　　　　　　松本　和幸ほか
胆管結石嵌頓
　　　　　　　　　　　　　　　　　露口　利夫ほか
膵管結石嵌頓―膵管結石除去時のバスケット嵌頓に対する
　トラブルシューティング―
　　　　　　　　　　　　　　　　　三村　享彦ほか

●座談会
ERCPマスターへのロードマップをこれまでどう描いてきたか，
　これからどう描いていくのか？
　　糸井　隆夫（司会），入澤　篤志，潟沼　朗生，
　　石田　祐介，岩崎　栄典

Vol.36 No.10　2015年10月号

特集：膵癌の浸潤・転移に関する基礎研究の最前線
　　　　―臨床応用に向けて―
　　　　　　　　　　　　　　　　企画：清水　京子
膵癌の浸潤・転移研究のup-to-date
　　　　　　　　　　　　　　　　　佐藤　賢一
膵癌におけるmiRNA発現と上皮間葉転換
　　　　　　　　　　　　　　　　　仲田　興平ほか
癌幹細胞と上皮間葉転換
　　　　　　　　　　　　　　　　　石渡　俊行
オートファジーと膵癌
　　　　　　　　　　　　　　　　　今中　応亘ほか
ミエロイド細胞による膵発癌活性メカニズム
　　　　　　　　　　　　　　　　　地主　将久
膵癌組織における免疫学的微小環境と予後との関係
　　　　　　　　　　　　　　　　　平岡　伸介
膵癌の発癌，進展におけるインターフェロンシグナル経路の役割
　　　　　　　　　　　　　　　　　眞嶋　浩聡
膵癌における骨髄由来単核球の役割
　　　　　　　　　　　　　　　　　桝屋　正浩
膵癌細胞におけるmRNA輸送システム
　　　　　　　　　　　　　　　　　谷内　恵介
低酸素環境と膵癌―形態形成シグナル経路の関与―
　　　　　　　　　　　　　　　　　大西　秀哉ほか
ビタミンDと膵癌
　　　　　　　　　　　　　　　　　正宗　淳ほか
膵癌の浸潤・転移における癌微小環境の新たな役割
　　　　　　　　　　　　　　　　　大内田研宙ほか
ドラッグデリバリーシステムを用いた膵癌治療
　　　　　　　　　　　　　　　　　西山　伸宏ほか

●話題
膵の語源について（12）
　　　　　　　　　　　　　　　　　土屋　凉一

Vol.36 No.9　2015年9月号

●連載
ちょっと気になる胆・膵画像―ティーチングファイルから―
＜第29回＞ガリウムシンチグラフィとSPECT/CTが
　多臓器病変の検出に有用だったIgG4関連自己免疫性膵炎の1例
　　　　　　　　　　　　　　　　　松坂　陽至ほか

特集：膵癌診療ガイドライン
　　　　―グローバル・スタンダードへの潮流―
　　　　　　　　　　　　　　　　企画：高折　恭一
序文
　　　　　　　　　　　　　　　　　高折　恭一
科学的根拠に基づく膵癌診療ガイドライン
　　―国際化の観点からみた次回改訂の展望―
　　　　　　　　　　　　　　　　　山口　幸二ほか
膵癌のバイオマーカー
　　　　　　　　　　　　　　　　　濱田　晋ほか
膵癌におけるワークアップ
　　　　　　　　　　　　　　　　　赤尾　潤一ほか
膵癌の外科治療：術式選択と周術期管理のエビデンス
　　　　　　　　　　　　　　　　　川井　学ほか
Borderline resectable膵癌：定義と治療戦略
　　　　　　　　　　　　　　　　　尭天　一亨ほか
膵癌に対する腹腔動脈合併切除（DP-CAR）の意義：
　ガイドラインを超える治療は意義があるか？
　　　　　　　　　　　　　　　　　野路　武寛ほか
膵癌に対する門脈合併切除
　　　　　　　　　　　　　　　　　山田　豪ほか
膵癌に対する腹腔鏡下膵切除術
　　　　　　　　　　　　　　　　　中島　洋ほか
膵癌の術前術後補助療法
　　　　　　　　　　　　　　　　　元井　冬彦ほか
切除不能膵癌に対する化学療法
　　　　　　　　　　　　　　　　　古瀬　純司ほか
膵癌に対する化学放射線療法
　　　　　　　　　　　　　　　　　中村　晶
膵癌における胆道ドレナージ
　　　　　　　　　　　　　　　　　池内　信人ほか
膵癌における十二指腸狭窄に対する治療
　　　　　　　　　　　　　　　　　高原　楠昊ほか

●症例
著明な高トリグリセライド血症による重症急性膵炎を
　繰り返し発症した1例
　　　　　　　　　　　　　　　　　吉岡　直輝ほか

Vol.36 No.8　2015 年 8 月号

特集：EUS 下胆道ドレナージ
〜 EUS-BD の安全な導入へ向けて〜
企画：伊佐山浩通

序文：EUS-BD の現状と展望〜 4 学会合同の提言を踏まえて〜
伊佐山浩通

EUS-BD 開発の歴史と種類
藤田　直孝

EUS 下胆管十二指腸吻合（EUS-CDS：EUS-guided choledochoduodenostomy）の適応と手技の実際
原　和生ほか

EUS-CDS の偶発症〜対処・予防方法〜
菅野　良秀

EUS-HGS の適応と手技の実際
土屋　貴愛ほか

Endoscopic ultrasound-guided hepaticogastrostomy（EUS-HGS）の偶発症と対処・予防方法
河上　洋ほか

EUS-BD における使用デバイスの選択
〜超音波内視鏡，穿刺針，ガイドワイヤー，ダイレーター〜
加藤　博也ほか

非切除悪性胆道閉塞に対する EUS-BD におけるステント選択
中井　陽介ほか

EUS-BD の教育方法
良沢　昭銘ほか

EUS-BD 〜 antegrade technique の適応と手技の実際〜
岩下　拓司ほか

EUS-guided rendezvous technique の適応と手技の実際
川久保和道ほか

金属ステント留置後急性胆嚢炎に対する
EUS 下ガイド下胆嚢ドレナージ術の有用性
今井　元ほか

EUS-guided gallbladder drainage の適応と手技の実際
〜胆嚢結石症による急性胆嚢炎〜
松原　三郎ほか

●症例
磁石圧迫吻合術によって開通した肝管空腸吻合部閉塞の 1 例
近藤　崇之ほか

Vol.36 No.7　2015 年 7 月号

●連載
ちょっと気になる胆・膵画像―ティーチングファイルから―
＜第 28 回＞腎細胞癌の膵転移に対し膵全摘を行った 1 例
野田　佳史ほか

特集：膵における超音波検査を今見直す
企画：渡邊　五朗

ルーチン検査に応用する膵臓の超音波走査法
鶴岡　尚志ほか

体外式膵超音波走査法の工夫（膵精密エコー法）
蘆田　玲子ほか

膵 EUS 走査法のコツと描出限界について
花田　敬士ほか

超音波による膵癌検診―腹部超音波検診判定マニュアル―
岡庭　信司ほか

人間ドック超音波検査でみられる膵病変とそのフォローアップ
―当院での現状―
小山里香子ほか

膵嚢胞に対する超音波検査の意義と経過観察基準
大野栄三郎ほか

EUS による IPMN 手術適応基準と経過観察フローの実際
松原　三郎ほか

「膵癌超音波診断基準」の役割と今後の展望
河合　学ほか

急性膵炎における超音波検査の意義と限界
阪上　順一ほか

慢性膵炎診療における体外式超音波検査の意義
星　恒輝ほか

自己免疫性膵炎と膵癌の超音波鑑別診断の実際
関口　隆三ほか

膵腫瘍性病変における造影 US（体外式）による鑑別診断
大本　俊介ほか

膵腫瘍性病変における造影 EUS による鑑別診断
菅野　敦ほか

膵病変に対する EUS-elastography の実際と展望
殿塚　亮祐ほか

体外式 US 下膵生検の現状
山口　武人ほか

膵癌に対する EUS-FNA：成績（診断能・適応）と精度確保のための条件
稗田　信弘ほか

Vol.36 No.6　2015 年 6 月号

特集：膵内分泌腫瘍の診断・治療の新展開
企画：伊藤　鉄英

巻頭言：日本における膵内分泌腫瘍の新たな展開
伊藤　鉄英

Akt 抑制遺伝子である *PHLDA3* は膵神経内分泌腫瘍の新規癌抑制遺伝子である
陳　妤ほか

膵内分泌腫瘍における遺伝子変異とゲノム研究の成果
谷内田真一

膵内分泌腫瘍における EUS-FNA の役割と遺伝子変異診断
吉田　司ほか

細胞増殖能の高い NET―G3―高分化型神経内分泌腫瘍（いわゆる NET G3）と低分化型神経内分泌癌（PDNEC）―
笠島　敦子ほか

膵内分泌腫瘍における血中クロモグラニン A の有用性とピットフォール
肬岡　真之ほか

膵内分泌腫瘍における標識オクトレオチドを用いた核医学診断
窪田　和雄

切除不能膵内分泌腫瘍（NET G1/G2）および膵内分泌癌（NEC）治療の今後の展望〜国内外で進行中の治験の動向を含めて〜
森実　千種

切除不能膵内分泌腫瘍に対するペプチド受容体放射線核種療法（PRRT）
小林　規俊ほか

膵内分泌腫瘍に対するリンパ節郭清の意義
木村　英世ほか

膵内分泌腫瘍における鏡視下手術の現状と適応
工藤　篤ほか

膵内分泌腫瘍の肝転移に対する外科切除の現状
青木　琢ほか

膵内分泌腫瘍の肝転移に対する血管内治療の有用性
増井　俊彦ほか

日本神経内分泌腫瘍研究会（JNETS）の発足と NET 登録の開始
今村　正之

●連載
その「世界」の描き方＜第 8 回＞―山雄　健次先生
福嶋　敬宜

●症例
腹腔鏡下胆嚢摘出後に敗血症による門脈血栓症を認めた 1 例
熊野健二郎ほか

術前 DIC-CT で副肝管の存在を診断し安全に腹腔鏡下胆嚢摘出術が施行された 1 症例
久光　和則ほか

Vol.36 No.5　2015 年 5 月号

●連載
ちょっと気になる胆・膵画像―ティーチングファイルから―
＜第 27 回＞膵破骨細胞型巨細胞癌の 1 例
金親　克彦ほか

特集：Borderline resectable 膵癌の最前線
―診断・治療法はどう変わったか―
企画：山上　裕機

疾患概念：Borderline resectable（BR）膵癌とは何か？
高山　敬子ほか

BR 膵癌の CT 画像診断
戸島　史仁ほか

BR 膵癌の切除可能性をどのように決定するか？
元井　冬彦ほか

BR 膵癌に対する術前補助化学療法
井岡　達也

BR 膵癌に対する術前化学放射線療法の意義
江口　英利ほか

術前化学療法・化学放射線療法の病理学的効果判定をめぐって（R0 判定をめぐって）
古川　徹ほか

BR 膵癌に対する IMRT
中村　晶ほか

Borderline resectable 膵癌に対する重粒子線治療の有用性
山田　滋ほか

BR 膵癌に対する膵頭十二指腸切除術―門脈合併切除をめぐって―
村田　泰洋ほか

肝動脈合併切除・再建を伴う膵切除術の意義
天野　良亮ほか

BR 膵体尾部癌の手術―腹腔動脈合併切除の意義―
岡田　健一ほか

Borderline resectable 膵癌の術後補助療法をどうするか？　切除可能膵癌との違いは？
古瀬　純司

●連載
その「世界」の描き方＜第 7 回＞―白鳥　敬子先生
福嶋　敬宜

●総説
家族性膵癌と遺伝性膵癌症候群：ハイリスク個人に対するスクリーニングについて
橋本　直樹

Vol.36 No.4　2015 年 4 月号

特集：胆膵 EUS-FNA のエビデンス 2015―この 5 年間の進歩―
企画：糸井　隆夫

序文
糸井　隆夫

EUS-FNA 関連手技の機器と処置具の進歩
岡部　義信ほか

膵実質性腫瘍診断
宇野　耕治ほか

EUS-FNA による膵嚢胞性腫瘍診断
鎌田　研ほか

胆道疾患に対する EUS-FNA 2015
肱岡　範ほか

転移巣（肝，副腎，リンパ節など）に対する EUS-FNA
田場久美子ほか

EUS-FNA 検体を用いた分子生物学解析
末吉　弘尚ほか

膵炎に合併した膵周囲液体貯留に対する EUS ガイド下ドレナージ術
山部　茜子ほか

膵管ドレナージ
潟沼　朗生ほか

胆管ドレナージおよびランデブー法
土屋　貴愛ほか

急性胆嚢炎に対する EUS 下胆嚢ドレナージ術
伊藤　啓ほか

腹腔神経叢/神経節ブロック
土井　晋平ほか

血管内治療
岩井　知久ほか

Intereventional EUS の手技を用いた抗腫瘍療法
大野栄三郎ほか

EUS ガイド下胃空腸吻合術
糸井　隆夫ほか

●座談会
胆膵 EUS-FNA のエビデンス 2015―この 5 年間の進歩―
糸井　隆夫，山雄　健次，真口　宏介，入澤　篤志
●症例
画像所見から胆嚢癌を疑った黄色肉芽腫性胆嚢炎の 1 例
岩谷　慶照ほか
胆管炎を契機に発見された膵 solid-pseudopapillary neoplasm の 1 例
徳丸　哲平ほか

Vol.36 No.3　2015 年 3 月号

●連載
ちょっと気になる胆・膵画像―ティーチングファイルから―
＜第 26 回＞総胆管内腫瘍栓を伴った膵神経内分泌癌の 1 例
芝本健太郎ほか

特集：進行膵・胆道癌における血管合併切除の諸問題
企画：宮崎　勝

序文
宮崎　勝

肝内胆管癌の下大静脈浸潤に対する合併切除
有泉　俊一ほか

肝内胆管癌の肝静脈合併切除
阪本　良弘ほか

肝門部領域胆管癌における門脈浸潤例の切除戦略
益田　邦洋ほか

肝門部領域胆管癌における肝動脈浸潤例の切除戦略
杉浦　禎一ほか

肝門部領域癌における門脈・肝動脈浸潤例の切除戦略
水野　隆史ほか

胆嚢癌における右肝動脈浸潤例の切除戦略
島田　和明ほか

胆嚢癌・遠位胆管癌における門脈浸潤例の切除戦略
三浦　文彦ほか

膵癌における高度門脈浸潤例の切除戦略
藤井　努ほか

膵癌における腹腔動脈幹周囲浸潤例の切除戦略
市之川正臣ほか

膵癌における総肝動脈浸潤例の治療戦略
菱沼　正一ほか

膵癌における上腸間膜動脈浸潤例の治療戦略
田島　秀浩ほか

膵頭十二指腸切除時の replaced 右肝動脈に対する戦略
吉富　秀幸ほか

動脈の解剖学的特徴に基づく腹腔動脈合併膵体尾部切除術
岡田　健一ほか

腹腔動脈根部の高度狭窄・閉塞例における膵頭十二指腸切除術の治療戦略
山田　大輔ほか

●症例
膵粘液性嚢胞腫瘍との鑑別が困難であった膵リンパ上皮嚢胞の 1 例
寺田　卓郎ほか
膵貯留性嚢胞に合併した脂肪酸カルシウム石の 1 例
鈴木　範明ほか

Vol.36 No.2　2015 年 2 月号

特集：膵・胆道癌診療の新時代へ―診断と治療の新たな展開―
企画：古瀬　純司

膵癌の新しい腫瘍マーカーによる早期診断
山田　哲司

セルフチェック可能な膵癌診断法の開発―メタボローム解析を用いた膵癌へのアプローチ―
砂村　眞琴ほか

何故，牛蒡子か？
池田　公史ほか

膵癌に対する標的化腫瘍溶解ウイルス療法の開発
青木　一教ほか

膵癌における IL-6 の発現と治療応用
光永　修一ほか

膵癌に対する新しい免疫療法の展望
大熊（住吉）ひとみほか

次世代シークエンサーを用いた膵癌遺伝子プロファイリング
林　秀幸ほか

胆管癌における FGFR2 融合遺伝子発現の臨床的意義
柴田　龍弘ほか

胆道癌における増殖シグナル伝達因子の発現と遺伝子変異の多様性―KRAS 変異，HER2 過剰発現の胆道癌バイオマーカーとしての可能性―
横山　政明ほか

胆管癌に血管新生阻害薬あるいは EGFR 阻害薬は有効か―前臨床試験からの可能性―
高橋　裕之ほか

胆道癌に血管新生阻害薬は有効か―臨床試験からの可能性―
古瀬　純司

癌免疫学の進歩と膵・胆道癌に対する癌免疫療法の展望
西田　純幸

●症例
CA19-9 高値を契機に EUS-FNAB にて確定診断の得られた TS-1 膵癌の 1 例
野村　佳克ほか
下部胆管 mixed adenoneuroendocrine carcinoma の 1 例
和久　利彦ほか
まれな成人発症 nesidioblastosis の 1 例
石川　忠則ほか

Vol.36 No.1　2015 年 1 月号

●連載
ちょっと気になる胆・膵画像―ティーチングファイルから―
＜第 25 回＞膵神経鞘腫の 1 例
一条　祐輔ほか

●特別企画
―平成 27 年―　胆・膵領域はこう展開する
胆と膵編集委員会編

特集：進展度に応じた胆嚢癌の治療戦略
企画：天野　穂高

胆道癌全国登録データより見た胆嚢癌の動向
石原　慎ほか

進行度から見た胆嚢癌の病理学的特徴
鬼島　宏ほか

US，EUS による胆嚢癌進展度診断
菅野　良秀ほか

MDCT, MRI による胆嚢癌進展度診断
蒲田　敏文ほか

FDG-PET による胆嚢癌進展度診断
小林　省吾ほか

胆嚢癌に対する腹腔鏡下胆嚢全層切除―剥離層の組織学的検討―
本田　五郎ほか

pT2 胆嚢癌に対する至適術式の検討―肝切除範囲，胆管切除―
堀口　明彦ほか

リンパ節転移からみた胆嚢癌の治療成績
坂田　純ほか

進行胆嚢癌に対する肝葉切除の適応と限界
江畑　智希ほか

進行胆嚢癌に対する膵頭十二指腸切除の適応と限界
樋口　亮太ほか

コンバージョン手術が可能であった局所進行切除不能胆嚢癌の検討
加藤　厚ほか

胆嚢癌術後化学療法の現状と展望
中山　雄介ほか

●症例
膵頭十二指腸切除後の膵空腸吻合部狭窄に対して膵管空腸側々吻合を行った 1 例
鹿股　宏之ほか
主膵管と交通した膵漿液性嚢胞腫瘍の 1 例
岩本　明美ほか

投 稿 規 定

本誌は原則として胆道,膵臓,消化管ホルモンに関する論文で,他誌に発表されていないものを掲載します。

A. 研究論文

1. 原稿は,400字詰原稿用紙25枚以内におまとめ願います。

   文献,図(写真含む),表もこの枚数に含まれます。写真は手札以上の大きさにプリントした鮮明なものに限ります。図,表が入る際は,大,小について下記のごとく25枚より差し引いて下さい。

   図,表は1枚につき大は原稿用紙1枚
   〃 小は 〃 半枚

2. 原稿には表題の英訳,著者全員の氏名およびローマ字名,所属,主著者の連絡先(〒,住所,電話,e-mail)を記入して下さい。また,Key words(4語以内,和・洋語は問いません)をつけて下さい。

3. 形式は緒言,対象および方法,結果,考察,結語,参考文献の順序にして下さい。

4. ワードプロセッサーを使用する場合は,20字×20行に印字して下さい。

5. 原稿は楷書,横書,新かなづかいとし,欧文文字はタイプするか,活字体で書いて下さい。

   欧文の書き方は,普通名詞については文頭は大文字,文中は小文字,固有名詞については大文字でお願いします。

   薬品名は一般名を原則とします。

   なお,用語やかなづかいは編集の際に訂正することもあります。

6. 図,表は文中および欄外に挿入箇所を明記して下さい。図表の説明は和文で別紙にまとめて記載して下さい。写真はすべてモノクロとしカラー写真は原則として挿入しません。とくに掲載希望の場合は実費をいただきます。

7. 参考文献は,文中に引用順に肩付き番号をつけ,本文の末尾に番号順におまとめ下さい。

   複数の著者名の場合は3名までを記載し,ほかあるいは et al. とすること。

〈雑誌の場合〉

著者名:題名.雑誌名 巻:頁(始め―終わり),発行年.

例1)乾 和郎,中澤三郎,芳野純治,ほか:十二指腸乳頭炎の診断.胆と膵 21:109-113, 2000.

例2)Hunter JG:Avoidance of bile duct injury during laparoscopic cholecystectomy. Am J Surg 162:71-76, 1991.

〈書籍・単行本の場合〉

著者名:題名.書名,編集者名,版,頁(始め―終わり),発行所,発行地(外国のみ),発行年.

例1)小川 薫,有山 襄:胆嚢癌の早期診断―X線検査法を中心に―.早期胆嚢癌,中澤三郎,乾和郎編集,68-79,医学図書出版,1990.

例2)Berk JE, Zinberg SS:Emphysematous cholecystitis. Bockus Gastroenterology, (Berk JK), 4th ed., 3610-3612, WB Saunders Company, Philadelphia, 1985.

8. 著者校正は初校のみと致します。

9. 原稿の採否および掲載号は編集委員会におまかせ願います。

10. 掲載原稿には,掲載誌1部と別冊30部を贈呈します。別冊30部以上は実費をいただきます。必要別冊部数を校正時にお知らせ下さい。

11. 投稿原稿には,必ずコピーを1通とデータ(CD-R等)をつけること。

12. 上記の規格内のものは無料掲載致します。

B. 特集,総説,話題,症例,技術の工夫,手術のコツ,文献紹介,学会印象記,見聞記,ニュース(地方会日程など),質疑応答,読者の声

1. 総説,話題論文も投稿規定に準ずる。

2. 症例,技術の工夫,手術のコツは400字詰原稿用紙20枚以内(図,表を含む)におまとめ下さい。

   原稿には表題の英訳,著者全員の氏名およびローマ字名,所属,主著者の連絡先(〒,住所,電話,e-mail)を記入して下さい。また,Key words(4語以内,和・洋語は問いません)をつけて下さい。

3. ニュース,質疑応答,または読者の声は2枚以内(図,表なし)におまとめ下さい。採否は編集委員会の議を経て決定します。なお,投稿者の主旨を曲げることなく文章を変更することもありますのでご了承下さい。

◆研究・症例・総説・話題・技術の工夫は具体的に内容がわかるような要約を400字以内で必ずお書き下さい。

〈原稿送付先〉 医学図書出版株式会社「胆と膵」編集部
〒113-0033 東京都文京区本郷 2-27-18 本郷 BN ビル 2F
TEL. 03-3811-8210㈹　　FAX. 03-3811-8236
E-mail:tantosui@igakutosho.co.jp